运动恢复

[法] 克里斯托弗·豪斯沃斯

[西] 伊尼戈·姆吉卡 主编

安江红　裴怡然　译

人民体育出版社

图书在版编目（CIP）数据

运动恢复 / (法) 克里斯托弗·豪斯沃斯, (西) 伊尼戈·姆吉卡主编；安江红，裴怡然译. -- 北京：人民体育出版社，2019（2021.5重印）
书名原文：Recovery for Performance in Sport
ISBN 978-7-5009-5639-6

Ⅰ.①运… Ⅱ.①克… ②伊… ③安… ④裴… Ⅲ.①过度训练(运动医学)—恢复(运动生理) Ⅳ.①R872.7

中国版本图书馆CIP数据核字(2019)第185790号

*
人 民 体 育 出 版 社 出 版 发 行
环球东方（北京）印务有限公司印刷
新 华 书 店 经 销
*
787×1092　16开本　21.5印张　415千字
2019年9月第1版　2021年5月第2次印刷
印数：3,001—4,500册
*
ISBN 978-7-5009-5639-6
定价：68.00元

社址：北京市东城区体育馆路8号（天坛公园东门）
电话：67151482（发行部）　　邮编：100061
传真：67151483　　　　　　　邮购：67118491
网址：www.sportspublish.cn
（购买本社图书，如遇有缺损页可与邮购部联系）

编写成员

弗朗索瓦·比耶赞（François Bieuzen）博士
法国国家体育运动学院（INSEP）研究部
法国巴黎

安托万·库蒂里耶（Antoine Couturier）博士
法国国家体育运动学院（INSEP）研究部
法国巴黎

安妮·德莱克斯特拉（Anne Delextrat）博士
牛津布鲁克斯大学（Oxford Brookes University）体育与健康科学系
英国牛津

凯文·德·波夫（Kevin De Pauw）硕士
布鲁塞尔大学（University of Brussels）人体生理与运动医学系
比利时布鲁塞尔

西尔万·多雷尔（Sylvain Dorel）博士
法国国家体育运动学院（INSEP）研究部
法国巴黎

罗布·达菲尔德（Rob Duffield）博士
查尔斯特大学（Charles Sturt University）人类运动研究学院
澳大利亚巴瑟斯特

琼·富尼耶（Jean Fournier）博士
法国国家体育运动学院（INSEP）研究部
法国巴黎

查尔斯-扬妮克·盖泽内克（Charles-Yannick Guézennec）博士
佩皮尼昂大学（University of Perpignan Via Domitia）运动能力、健康与高原训练实验室
法国丰罗默（罗姆峰）

克里斯托弗·豪斯沃斯（Christophe Hausswirth）博士
法国国家体育运动学院（INSEP）研究部
法国巴黎

迈克尔·兰伯特（Michael Lambert）博士
南非体育科学研究所MRC/UCT运动科学与医学研究中心
南非纽兰德

扬·勒·默尔（Yann Le Meur）博士
法国国家体育运动学院（INSEP）研究部
法国巴黎

尼古拉斯·勒米尔（Nicolas Lemyre）博士
挪威运动科学学院运动训练与心理系
挪威奥斯陆

弗兰克·E·马里诺（Frank E. Marino）博士
查尔斯特大学人类运动研究学院
澳大利亚巴瑟斯特

罗曼·缪森（Romain Meeusen）博士
布鲁塞尔大学人体生理与运动医学系
比利时布鲁塞尔

伊尼戈·姆吉卡（Iñigo Mujika）博士
西班牙国立巴斯克大学生理系
西班牙莱奥阿

朱塞佩·拉比塔（Giuseppe Rabita）博士
法国国家体育运动学院（INSEP）研究部
法国巴黎

梅丽莎·斯凯恩（Melissa Skein）博士
查尔斯特大学人类运动研究学院
澳大利亚巴瑟斯特

序

　　运动训练需要运动员长期承受高于常人的运动负荷，使机体相关功能产生显著改变，从而提升运动能力。然而，对于长期承受大负荷训练的高水平运动员而言，接近极限的训练负荷并不一定总能带来运动成绩的提升。事实上，大负荷训练课后可能出现一系列复杂的中枢和外周反应，导致运动能力下降。只有当运动员得到充分恢复时，其运动能力的降低才能得以逆转。如果恢复时间不足或者训练安排不当，运动员的疲劳程度可能逐步加深，严重时甚至可能使运动员不得不停训休息。

　　在运动训练过程中，需要及时识别运动员的急性或慢性疲劳状态，分析引起疲劳的可能原因，并结合训练负荷和疲劳程度制订适宜的恢复方案，采取行之有效的促恢复手段。因此，必须对运动性疲劳进行连续监测并作出早期诊断，从而更好地帮助运动员进行恢复。这对于保障训练效果、提升运动成绩和实现运动员可持续发展至关重要。

本书对于运动训练能够提供怎样的帮助

　　大部分运动员、教练员和体育科研人员都知道恢复对于提高训练和比赛表现具有重要作用，但在结合运动员的具体需求制定恢复策略时，要确定究竟怎样的恢复方案最为合理并非易事。运动恢复常由教练员、物理治疗师和运动员自己进行管理，在尝试建立有效、合理的每日恢复计划时常会遇到困难。恢复应该什么时候开始？需要持续多长时间？运动员是否应该每天采用同样的方式和时间进行恢复？要为这些问题找到答案并不简单，设计和建立有效的恢复方案常常需要根据经验不断尝试和探索。运动员及其支持团队通常需要尝试多种恢复手段，以达到提升和保持运动成绩并避免过度训练的目的。不过对于高水平运动员而言，为备战重大比赛而制订恢复方案时，最高效的方式是选择经过科学验证的恢复手段。

本书开创性地汇集了有关运动恢复的已知科学证据。书中介绍了各种恢复手段的生理学和心理学效应，以及这些效应与基本运动能力及运动表现的关系。同时还介绍了国际范围内顶级运动恢复专家的实践经验以及当前常用的恢复方法。本书的一大特点是为运动科研人员、学生、医生、物理治疗师、高水平运动员和国家队教练及所有想要提升运动表现、预防运动损伤和避免过度训练的运动员和教练员共同关心的问题提供了解决方案。我们通过书中17个章节的内容提供了大量以科学研究为基础的信息。在这些科学研究信息之外，我们还加入了与运动专项和训练实践相关的内容，让对科学细节不感兴趣的人也可以理解运动训练中各种实际问题的理论依据。这部分内容由高水平竞技训练领域的教练员或科研专家编写的案例研究组成。

本书的第一部分和第二部分介绍了科学合理的运动训练的生理学基础、如何避免过度训练，以及如何实现最佳运动表现。第三部分主要介绍实现最佳运动恢复的多种促恢复手段，并分别介绍了各种促恢复手段的应用方法。第四部分讨论了运动恢复的若干特殊议题。每个部分都详细介绍了相关的科研成果，以文字、图片和表格等多种方式进行呈现。文中涉及的所有研究都提供了参考文献，以便读者能够查找文献来源，获取原始研究的更多细节。此外，本书还提供了大量实用的案例分析，使非科研人员也完全可以充分理解和掌握相关知识。

本书的内容结构

《运动恢复》分为四个部分，每个部分均基于最新的研究文献介绍了相关的科学知识、实际应用和案例研究。

第一部分"疲劳与恢复的理论基础"包含2个章节，讨论了有关把握训练和恢复之间的平衡以实现最佳训练适应的科学观点。之前的前言介绍了疲劳和恢复的基本概念，并对相关的研究成果进行了简要的历史回顾。第1章主要介绍超量负荷与训练适应的生理学、运动训练的基本原则，以及把握训练和恢复之间的平衡的意义。第2章介绍过度训练综合征，以及从理想训练到过度疲劳和过度训练的演变，并且提供了有关训练和恢复之间的平衡、功能性和非功能性过度疲劳及过度训练综合征的预防和诊断的相关信息。

第二部分"训练周期与恢复管理"包含3个章节。第3章主要讨论如何通过合理制订运动训练计划，预防过度疲劳和过度训练。为达到这一目的，文中介绍了训练周期理论及各种训练周期模型，以及如何监测运动员对训练的承受能力、体能水平和疲劳状况。这一章对与过度训练有关的议题进行了全面讨论，以帮助读者更好地理解过度训练综合征的原因和诊断方法。在这一章的最后，列举了训练过程中可能导致不良后果的常见错误，并为教练员提供了贴近训练实际的应用建议。

第4章展示了高强度或长时间训练后积极恢复的益处的最新相关数据。积极恢复通常安排在训练课后或训练中进行。文中以表格的形式总结了积极恢复手段对各种运动模式的有效性，并选取了若干重点研究的相关图表进行说明。第5章介绍了恢复与心理相关的内容，讨论了各种有关恢复的心理问卷和量表，为对恢复进行心理学评估提供了工具。

第三部分"促进恢复的方法和手段"包含9个章节，总结了促进恢复的实用方法和手段。读者可从中了解到各种常用的恢复方法，这些方法并不局限于特殊的技术手段，而是涵盖了运动员日常训练中各种与恢复相关的内容。其中第6章介绍拉伸方法及其与运动表现的直接和间接关系。本章结合这一领域的最新研究成果介绍了不同的拉伸方法，并专门分析了离心运动后的拉伸问题。第7和第8章介绍了恢复过程中的水分和营养补充，重点讨论如何根据体液损失有效补充水分，以及训练后及时补充蛋白质和碳水化合物的必要性，并根据最新的研究成果介绍了各种营养和补水方法的效果。文中认为运动后营养素的摄入时间是运动恢复的关键因素。第9章讨论了睡眠议题，介绍了睡眠的不同时相，并分析了特定因素如何改善或扰乱睡眠。其中一节专门介绍了午睡的益处，午睡是高水平运动员日程安排中不可或缺的一部分。

第10章介绍了运动按摩技术及其对运动表现的影响。同时还介绍了其他物理治疗方法，如加压疗法、电刺激和光照疗法，并呈现了它们可能为运动表现带来的显著改善。第11章综述了压力服的有效性，介绍了它们在运动中和运动后的效果。第12章介绍了局部冷疗和热疗对肌肉损伤修复和运动后肌肉功能的影响。其中介绍了一种近来日益流行的运动后冷却手段——降温背心。第13章介绍了全身性冷疗和热疗，包括桑拿或蒸气浴及全身性超低温冷疗等新技术对增进运动员恢复的作用。第14章主要介绍各种温度下进行的水疗。

第四部分"恢复的特殊议题"讨论与恢复相关的若干特殊因素，如性别、气候和海拔。第15章详细介绍了男性和女性运动后恢复的差异。第16章介绍了有关体温调节反应、运动适应和热应激的最新科学观点。还讨论了可用于缓解热应激的干预手段，分析了高温运动后常用促恢复手段的局限性。第17章讨论了影响恢复的另一个环境应激源——海拔。本章分析了人体对不同海拔的生理反应及其对运动表现和恢复的影响，并提供了有关改善高原训练适应和恢复的实用性建议。

本书的主要目的是通过广泛汇集相关科学证据和个案研究的经验总结，分析各种恢复方法对生理、心理和运动表现的作用。目标是增进运动员、教练员、体育科研人员和物理治疗师对恢复议题的认识，明晰恢复应成为科学训练计划的关键组成部分。从而使教练员和运动员在增加训练负荷时能够更有信心和安全感，知道如何使训练取得良好效果，并且避免过度疲劳。《运动恢复》成书的目的并不是穷尽有关恢复和训练的所有问题，不过我们非常希望可以为读者提供丰富的科学知识和可用于指导运动实践的恢复策略。

前言

克里斯托弗·豪斯沃斯博士和伊尼戈·姆吉卡博士

　　要通过运动训练有效提高身体能力和运动成绩，训练计划中必须包含高强度、可产生疲劳的训练内容。疲劳是生理和心理应激造成的身体或精神表现降低的状态。长期以来，疲劳是通过其结果来获得识别的，如工作能力下降。运动员所关心的主要是急性疲劳，这种类型的疲劳通常被认为是一种正常反应，它一般发生在健康人身上，并具有可被确定的原因。例如，急性肌肉疲劳以短时发作为特点，扮演保护性角色：通过迫使运动员降低运动能力，乃至暂停训练和进行休息，来防止其生物学参数过度偏离内环境稳态。运动对身体生物学参数的扰动作用会触发适应性反应，以对抗新陈代谢的变化和修复训练导致的组织损伤。

　　运动后的恢复期是机体进行适应性合成代谢反应的时期，其目的是完全修复运动导致的各种形式的损伤，因此恢复期的时间和质量都必须得到充分保证。大部分有关运动训练和运动表现的研究都把关注点放在训练方法上，而忽视了训练所希望得到的适应性变化实际上是在恢复期发生的。尽管对于专业运动员而言，需要用于恢复的时间往往比训练时间还要长，但恢复却是运动–适应循环中我们了解最少而且研究最为欠缺的部分。从实践角度出发，我们将恢复定义为运动员通过一系列再生过程达到或超过此前的运动表现。此外，恢复期也可定义为各种受到运动训练影响的生理参数回到静息值所需的时间。

　　运动恢复的重要性怎样强调都不为过。如果运动员的恢复需求没有得到充分满足，可能导致疲劳过度积累，不仅会使其运动负荷承受能力和运动成绩降低，而且可使受伤风险增加，以及出现认知和情绪紊乱（易怒、注意力难以集中、睡眠质量差），从而有可能导致过度训练状态。教练员和运动员必须对生理和心理过度疲劳的早期症状保持高度警惕，以避免出现过度训练。一旦运动员出现过度训练，往往需要经历长时间的完全休息才能彻底恢复并重返训练场，这将给训练和比赛造成很大损失。

肌肉运动在多种生理因素的作用下可促使身体产生适应性变化——提高运动能力，获得更好的运动表现。运动训练使身体承受比常规情况下更高的运动负荷，从而使与运动任务相关的各项工作能力得到提高。但是高水平运动员由于往往需要承受非常高的训练强度，因此其运动表现与训练量之间的关系较为复杂。运动员对训练负荷的承受能力实际上是存在限度的。此外，运动员在经历高强度训练期后，在复杂的外周和中枢效应的共同作用下，其运动表现可能在随后的几天至几周内出现显著降低。如果长期存在训练负荷过大并且恢复不足，可能导致持续的疲劳状态，需要通过数周休息才能得到改善。

营养摄入和水分补充是运动恢复进程中的首要因素。高水平运动员进行大运动量训练时会导致营养和水的需要量大幅增加。及时满足运动员对能量、宏量营养素和水的个性化需求对于恢复而言至关重要，但有时却存在复杂之处。当运动员需要每天进行多次训练或比赛时应特别加以注意，因为在多次训练课或比赛之间实现充足的营养补充可能存在挑战性，需要相关保障人员深入细致地了解运动员需求，并制订全面的营养补充方案。适时恢复水和电解质平衡并及时补充糖原储备（辅以蛋白质的摄取）有助于有效启动恢复进程，增强运动员对连续训练或比赛的承受能力。

充分的恢复对保持运动员的心理健康也非常必要。良好的心理状态是运动员长期承受高强度运动训练和在比赛中取得理想成绩的另一个关键因素。要使运动员在心理上从艰苦的训练和比赛中得到充分恢复，必须为其提供足够的休息时间。运动员的恢复时间（或恢复质量）不足的显著表现包括情绪和态度的异常改变，如焦虑和易怒性增加、难以集中注意力、情绪状态趋于消极，以及缺少能量和积极性。为了避免过度疲劳或过度训练引发严重后果，必须尽早识别这些迹象，并且对训练和恢复周期进行相应的调整。

随着训练和比赛安排愈加繁忙，恢复问题变得更加复杂：各种恢复手段需要何时及如何使用？需要安排多长时间进行休息和睡眠？需要什么样的饮食、什么时间摄入及摄入多少？首先，由于受到各种条件限制，运动员和教练员可能会难以把握如何使恢复质量达到最优水平。尽管每名运动员都需要个性化的恢复方法，但是需要首先掌握各种恢复手段的基本原理和操作模式。其次，教练员还需要知道如何选择适宜的恢复方法，以及何时应用。在此基础上，通过提高恢复质量，运动员的运动成绩将有可能得到进一步提升。教练员的注意力往往集中于如何为运动员制订个性化的训练计划和运动负荷，如果能够更进一步，将兼具实用性和科学性的恢复方案纳入训练计划，那么将更有可能在运动员的运动能力和成绩的提升上得到丰厚回报，并且使伤病风险大大降低。

从生理角度来看，训练能够提高和优化运动员的身体能力。适当的训练适应需要首先对运动员的生理平衡状态产生破坏。事实上，骨骼肌细胞的生长需要内环境稳态的改变，即不断地受到外界刺激并引发恢复阶段的相对不应期。在这一过程中适应和再生才得以发生。对于运动员而言，这样的过程意味着重建。因此，身体训练与疲劳状态总是相伴而生，这是日常训练所固有的正常生理模式。但是，疲劳状态在训练过程中必须得到及时的识别和分析，并且需要根据训练负荷确定足够的恢复时间和有效的恢复措施。因此，疲劳迹象必须得到识别和诊断，以尽早采取相应的恢复措施。运动员必须得到有效的恢复，才能实现运动成绩的提高和保持。

由于克劳德·伯纳德（Claude Bernard）在运动生理学领域作出的开创性贡献，我们了解到运动恢复通常伴随着机能指标的全面恢复，而且这一过程与机能状态相关。训练活动往往伴随着机体相关组织的受损和重建。如果说高水平运动训练的核心是训练计划和负荷设置，那么运动恢复实际上是对各种训练手段的适应过程。在训练周期循环中，运动员必须在应对疲劳状态时采取积极的自我保护，以使大脑在身体机能出现严重紊乱或失调前先表现出疲劳状态。

本书还从肌肉水平对恢复进行了详尽探讨。运动恢复的方法和手段中大部分直接作用于肌肉。肌肉的恢复过程经常涉及营养补充方法（及其对糖原填充的作用）、通过电刺激改善静脉回心血量，以及水浴疗法（其对肌肉损伤标记物的改善作用已得到证实）。

如果考虑到肌肉分泌的因子能够通过激素或神经通路将肌肉的代谢状态传递给大脑，从而对运动员的行为产生影响，那么针对肌肉所采取的恢复措施可能具有更大的意义。

要更好地理解运动恢复，必须首先理解为什么恢复是运动训练中不可或缺的一部分。要提高运动表现，我们必须首先采取各种促恢复手段改善恢复进程。

合理的运动恢复必须至少达到4个主要目标：

1. 提升对运动负荷的适应能力。

2. 降低过度训练的风险。

3. 降低运动损伤的风险。

4. 提高运动表现的可重复性：赢得欧洲锦标赛当然很好，但是如果还能赢得世界或奥运冠军那就更好了！

自从科学界开始关注运动能力的限制因素，人们对运动恢复生理学的好奇心与日俱增。与此同时，临床证据表明确实存在对运动或训练不耐受的情况，使得人们对运动恢复的关注度迅速提高。每名高水平运动员在每一天的训练中都必须面对过度疲劳或过度训练的潜在风险，这为从生理学或病理生理学角度研究高水平运动员承受长期训练时的运动恢复机制提供了基础。

准确测量和评定每次训练的负荷可使我们更好地掌握机体的适应状况，从而更好地为运动员制订恢复计划，而教练员则可以为运动员制订相应的训练计划。训练计划和恢复计划双管齐下，有助于更好地指导运动员实现运动成绩的提升。

运动恢复过程需要制定适宜的策略，并且需要兼具结构性、组织性和有效性的实施，才能更好地满足最高水平运动训练的目标、需求及突破其制约因素。运动恢复领域的科学发现必须能够实际应用于日常训练，并有效增进运动员对训练的适应性。此外，虽然必须考虑运动员的个体差异，但仍然需要超越这种差异，建立适用于大多数人的标准。训练水平越高，运动恢复的重要性就越大。

《运动恢复》涵盖多种改善恢复进程的方法和手段，能够使运动员从中获益，并使训练时间得到优化。本书汇集了当前与运动恢复有关的科学知识和实践。在进行本书编撰的一年时间中，相关的研究人员、物理治疗师、医生和教练员汇编了众多文献资料，从中提取了详尽的信息，涵盖了各种高水平运动员使用的恢复手段。书中以广阔的视野对各种恢复方法进行了深入讨论。无论哪种恢复方法，要通过改善恢复过程提高运动表现，都必须与运动训练的实际情况相结合，制订合理的恢复计划。本书作为相关研究人员、物理治疗师、医生和教练员共同合作的成果，更凸显了恢复在当今运动训练领域的重要性。

所有参编者都为本书提供了中肯而真诚的答案和思考。再次强调，我们最重要的目标是形成并传达这样一种共识：充分的、个性化的和合理的恢复对于提高运动表现来说是不可或缺的。

本书的读者对象是广大的运动训练和体育健身人群。通过广泛汇集有关运动恢复机制和各种促恢复手段的研究成果，本书将为研究人员和学者提供与恢复的生理学、代谢学和心理学基础密切相关的详尽资讯；对于体育教育学或人体运动学的学生，本书是方便获取且覆盖全面的学习资源，可作为以运动训练方法和理论为核心的常规学习内容的有益补充；最后，对于队医、治疗师、教练员和运动员来说，本书可提供与运动实践紧密结合的实用信息。本书的最终目标是从科学的角度推动和促进各种恢复方法在运动训练中的合理和有效应用，以帮助运动员提高对长期大负荷训练的承受能力，实现其高水平运动能力的可持续发展。

目　录

第三部分　促进恢复的方法和手段

第四部分　恢复的特殊议题

第一部分

疲劳与恢复的
理论基础

第1章   运动训练的生理学基础

迈克尔·兰伯特（Michael I. Lambert）博士和伊尼戈·姆吉卡（Iñigo Mujika）博士

  通过运动训练提升运动表现的理念并非当代所独有。从古代开始，运动防护师和教练员就开始指导运动员。最初，运动训练所遵循的原则在很大程度上以直觉和民俗为基础。成功的教练员通常需要具备对运动的敏锐感觉，有能力控制运动员的负荷，使其足以引起变化并且提高运动表现。

  然而，自20世纪初期开始，生理学家逐步将生理学和生物化学研究技术应用于运动训练和运动适应领域。随着相关科学知识的逐步积累，人们得以了解肌肉的收缩、分解与再生、疲劳，以及运动控制背后的科学原理。相关科学知识日渐普及，开始在不同的社会领域产生影响。例如，通过更好地了解矿工对高温环境的耐受能力和热习服特性，其生产力和健康水平得到了提升（Wyndham，1974）。很多关于高温环境运动的现代观点来源于采矿公司下属实验室的相关工作。另一个例子是与宇航员相关的科学研究。研究发现，宇航员在太空轨道中活动时需要进行一定的负重训练，从而避免在失重环境中的肌肉和骨骼流失（White，Berry & Hessberg，1972）。临床医生和健康专家也已经了解到，规律的身体活动引起的适应性变化能够降低多种非传染性疾病的风险，如高血压和糖尿病。缺乏体育活动已被确认为冠状动脉疾病的风险因素（ACSM，1998）。全球性的"运动是良医"（Exercise Is Medicine）计划于2007年在美国启动，旨在宣传推广运动的益处（www.exerciseismedicine.org）。运动生理学在运动训练领域的应用始于20世纪70年代末，以提高运动表现为目标（Tipton，1997），这成为运动训练领域引入科学研究方法的开端。

  随着科学研究方法在运动训练领域的应用日渐成为主流，教练员们开始认识到理解和应用生物学原理尤其是量效原理（principle of dose and response）的重要性。"量"（dose）即运动负荷，代表一次训练课的刺激程度；"效"（response）即该训练课的训练效果。事实表明，当教练员能够更好地理解和应用量效原理时，其所训练的运动员会较竞争对手更具优势。运动训练领域的科学研究使得间歇训练、循环训练、耐力训练、周期训练等训练方法应运而生。另一些有助提高运动表现的，如基于营养学、生物力学和心理学原理的科学方法，也开始应用于运动训练，以帮助运动员获取更佳的运动成绩。

超量负荷生理学

在应用于运动训练和竞技表现领域的生物学原理中，最重要的可能是超量负荷原理（The Principle Of Overload）。对超量负荷原理最早的系统性研究出现于半个多世纪以前（Hellenbrandt & Houtz，1956）。人们对于超量负荷原理的认识从那时起得以不断发展，奠定了现代运动训练的理论基础。随着科学研究进一步揭示了人体重复承受运动压力后适应过程的生理学和分子生物学机制，超量负荷原理得以更加精确地指导训练计划的制订。

掌握超量负荷原理对于教练员和运动防护师而言至关重要。通过应用超量负荷原理，有助于使运动员的巅峰竞技状态的出现与重大比赛实现同步。对于教练员或运动防护师来说，无需掌握超量负荷和适应原理背后所涉及的生物学变化的详尽细节，但应掌握整体概念，以使其训练工作具备更好的科学基础。

急性刺激

一堂训练课所引发的变化可以用生理应激来解释。运动应激与各种形式的生理应激一样，会对肌细胞的内环境稳态产生干扰。机体在这种情况下会进行内环境稳态的自我调整，以在运动过程中保持内环境的相对稳定。运动过程中机体作出的常见快速适应性调整包括心率和呼吸加快、血流重新分配、体温升高，以及新陈代谢速率改变等。

在训练课结束后，机体的上述快速适应性变化会恢复至运动前的静息状态。但在恢复期这些生理变化的时间进程存在差异。其具体情况取决于运动持续时间、强度和方式。例如，心率、血乳酸和体温恢复到运动前水平可能需要若干分钟，而氧耗水平和认知功能的恢复则可能需要几个小时。如果训练形式为长时间运动，那么肌糖原可能需要几天时间才能恢复到训练前水平。如果训练产生了肌肉微细损伤，那么血液中肌酸激酶的升高和肌肉酸痛可能需要经过数天时间才能消除。肌肉功能和神经肌肉协调能力可能需要数周时间才能完全恢复，肌纤维的完全再生则可能需要几个月的时间（图1.1）。

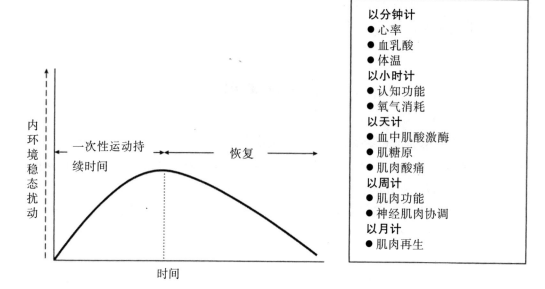

图1.1   一次性运动对内环境稳态的扰动

注：在恢复阶段，不同的生理学指标需要几分钟到几个月才能恢复，具体情况取决于运动持续时间、强度和方式。

运动训练刺激

当机体反复处于生理应激状态时，会产生适应性变化以应对该刺激。长期训练产生的适应性变化源于每次运动产生的累积效应（Coffey & Hawley，2007）。运动引起何种适应性变化取决于运动刺激的类型。运动性适应可表现为形态学、新陈代谢和神经肌肉功能的变化（图1.2）。此类适应（也称为训练性适应）使身体能够更好地应对下一次生理应激或下一次运动。

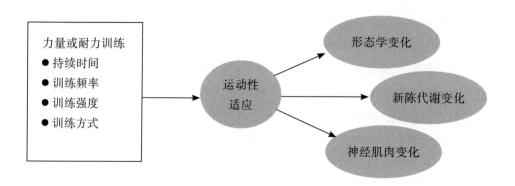

图1.2   运动引起的适应性变化由刺激类型决定，并受运动持续时间、频率、强度和方式影响。运动性适应相关的变化可分为形态学、新陈代谢和神经肌肉变化

从生物学角度而言，在进行同等负荷的一次性运动时，有长期运动训练经历者的内环境稳态受到的影响会小于无运动训练经历者。

力量训练和耐力训练会触发不同的适应机制，不同类型的训练模式会激活或抑制特定的基因子序列和细胞信号通路（Hawley，2009）。不同类型的训练刺激可能在一定程度上与肌肉内部的温度上升存在关联，因为研究显示在每次训练课后进行冷疗与不进行冷疗相比，肌肉适应性变化的速度存在差异（Yamane，2006）。

上文所介绍的主要是运动训练在身体层面所产生的应激效应。除此之外，运动员还需要面对训练以外的压力，如睡眠剥夺、情感压力、焦虑和健康状况不佳等因素均有可能对内环境稳态产生影响。运动员的常见做法是在比赛前尽可能降低这些外部压力因素的影响，而把精力集中于吃、睡和训练。在不同的训练阶段对运动员进行定期监测有助于评估各种压力反应，并且有助于发现哪些运动员容易出现过度应激或过度疲劳（Lambert & Borresen，2006；Meeusen，2006）。

在训练实践的层面，决定训练刺激的因素包括运动时间、频率和强度；而在细胞层面，决定训练刺激的主要因素是肌肉负荷、代谢压力和钙离子流（Baar，2009）。

肌肉负荷

肌肉收缩类型（即肌肉工作时是伸长还是缩短）会影响训练负荷。增肌通常发生在训练负荷增加之后。这是通过激活蛋白质合成和抑制蛋白质降解实现的。这一过程相对缓慢，可能需要几周时间，因为蛋白质合成必须持续超过蛋白质降解较长的时间才能实现肌原纤维蛋白的净增长（Baar，2009）。

代谢压力

代谢压力产生的刺激程度取决于运动类型、强度和肌细胞的营养状态（即肌糖原含量）。代谢压力与高速率的ATP消耗相关，并受肌细胞中代谢底物供应情况的影响（Baar，2009）。肌糖原储备较低和肌糖原储备良好时相比，训练对肌细胞代谢产生的刺激存在差异，因为在这两种情况下的代谢底物和内分泌反应是不同的。当反复进行ATP高速消耗的运动时，会促使细胞线粒体含量和氧化酶活性增加，进而导致机体在进行亚极量运动时糖原消耗降低、脂肪氧化供能增加，从而使抗疲劳能力增加，耐力表现提高。

钙离子流

钙离子流（Calcium Flux）是与肌浆中的钙浓度相关的刺激。肌肉进行一次性收缩时，肌浆中的钙会出现一过性增加。肌浆中的钙与肌钙蛋白C结合，触发肌肉收缩。肌肉收缩速率越高，肌浆钙浓度的水平就越高。钙离子代谢状态会通过特定的信号通路激活线粒体生物合成，并会导致葡萄糖转运载体（GLUT4）增加（Ojuka，2003）。

不同运动专项的特异性变化

运动训练可宽泛地分为耐力训练和抗阻训练两种基本类型。每种训练类型所可能引发的运动能力变化是不同的。形态学、新陈代谢和神经肌肉适应的变化都与运动能力的提高相关。而运动训练的类型会决定增加的是肌肉做功能力、抗疲劳能力还是神经—肌肉募集能力。

在进行耐力训练时，负荷强度较低，代谢压力较高，而钙离子流则处于较长时间段内以较短的间歇反复爆发的状态。这样的训练刺激会使线粒体质量增加、氧化酶活性上升。与此相反，在抗阻训练中，负荷强度高，代谢压力中等，钙离子流水平高。这样的训练刺激会增加蛋白质合成，使肌纤维体积增大（Baar 2009）。

神经肌肉适应会在开始抗阻训练后出现，特别是在刚开始进行抗阻训练的几周。因此这一阶段往往会在肌肉尚未开始显著增加的情况下，出现力量的快速增加。与力量增加有关的常见神经适应包括运动单位激发速度和募集程度提高。本体感受器（如高尔基腱器）也可能发生适应性改变，导致肌肉收缩过程中去抑制程度和力量产生增加。另一种常见的神经肌肉适应是肌肉收缩过程中拮抗肌的激活程度下降（Gabriel，Kamen & Frost，2006）。

超量负荷训练变量

尽管教练员和运动员普遍认同训练对运动表现的提升作用（Foster，1996），但是对于如何使竞技状态达到巅峰并没有达成广泛共识。难以形成一致意见的原因可能是由于不同运动员的训练目的和目标、训练方式及运动适应能力存在个体差异。此外，在打造竞技状态巅峰的过程中，体能训练和技战术训练各自所起的作用可能很难截然分开（Bompa，1999）。运动员还需要进行有专项针对性的心理训练。在集体项目中，运动员需要建立良好的沟通和理解机制，以保证团队的内部和谐。由于运动训练涵盖上述多个方面，因此在训练取得成功时，很难单就某一个训练环节的效果进行孤立分析；而当运动员在比赛中表现不佳时，要弄清楚问题究竟出在哪个环节，也存在一定的困难。

要实现超量负荷可以采用若干种不同的方式。常见的方式是控制训练课的频率、持续时间和强度，以及训练课之间的恢复时间。这些训练变量是在制订训练计划和运动处方时最常用的训练指标。

频率

训练频率描述的是在一定的时间段内进行训练的次数。例如，高水平运动员的训练频率可能为每周5~14次，具体的数字取决于运动项目和训练阶段（Smith，2003）。

持续时间

持续时间是指一堂训练课所用的时间。国际级水平的运动员每年的总训练时间通常为1000小时左右（Bompa，1999）。

强度

运动强度与输出功率有关，它决定了一堂训练课的难度。训练强度可通过摄氧量（Daniels，1985）、心率（Lambert，Mbambo & St Clair Gibson，1998）、血乳酸（Swart & Jennings，2004）、力量训练时完成的重量（Sweet，2004）和主观体力感觉（Foster，2001）等指标进行监测。运动强度最低活动的是休息，最高的是超最大强度运动（supramaximal exercise），其他各种运动的强度则居于二者之间。休息时的能量代谢通常处于基础代谢水平。超最大强度运动指采用超过最大摄氧量强度的短时间、高强度运动。运动员应在有一定训练基础后再将高强度训练纳入训练计划（Laursen & Jenkins，2002）。如果过早、过多进行高强度训练，会增加过度疲劳和过度训练的风险（Meeusen，2006）。

对于耐力训练，要调整超量负荷刺激的大小，训练课的持续时间和强度是主要的可控训练变量。一些超长耐力运动员还会通过降低特定训练课前的肌糖原储备来产生额外的训练压力。其目的在于模拟长距离跑结束阶段的代谢状态，此时肌肉处于疲劳状态并且肌糖原水平较低。对于抗阻训练，要调整超量负荷刺激的大小，可选择的方式则更多。

要通过系统训练提高运动表现，必须小心执行和增加超量负荷。根据训练周期化理论，赛季不同阶段需要采用不同的训练量。

要调整超量负荷刺激的大小，可通过改变以下训练变量来实现：

耐力训练	抗阻训练
训练课持续时间	重复次数
训练课强度	使用的重量
训练课之间的休息时间	每次运动重复次数
间歇训练的间歇时间	练习类型
改变营养状态	练习顺序
	组间歇时间
	训练课之间的休息时间

如果训练刺激保持不变，运动员将很快达到运动适应的平台期。运动成绩出现停滞，而且运动员可能出现倦怠感。这种情况可通过施加超量负荷刺激来解决。通过超量负荷刺激，使生理应激发生改变，从而可以产生更高层次的适应（图1.3）。

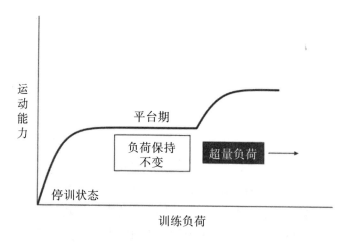

图1.3　当训练负荷保持不变时，运动成绩会进入平台期，采用超量负荷则可突破这种状态

赛前调整期

减少训练和赛前调整是形成竞技巅峰状态的关键。训练频率、持续时间和强度可以决定训练刺激的大小，因此在赛前调整期可对这些训练变量进行控制，从而引起所需的变化。在赛前调整期，运动员的最终目标是保持前期训练所产生的适应性变化，并且使前期训练累积的疲劳得到消除。如果赛前调整期太长，训练引起的适应性变化则可能发生退行。这会对竞技状态产生负面影响。接受训练的运动员在运用适当的赛前调整计划后，竞技表现的提升幅度可为0~6%不等（Mujika & Padilla，2003）。赛前调整的关键要素是其持续时间、训练量降低幅度及赛前调整阶段与前一阶段训练的相互作用（Pyne，Mujika，& Reilly，2009）。

赛前调整的一般性原则包括以下几个方面（Pyne，Mujika & Reilly，2009）：

- 在2~3周的跨度中采用非线性的方式逐步降低训练量（40%~60%）。
- 训练强度保持不变。
- 如有必要，可适度降低训练频率（约20%）。

训练和恢复

当训练和恢复出现失衡时，疲劳症状就会逐步显现，运动表现随之出现下降。这种情况称为过度疲劳（Meeusen，2006）。过度疲劳（Overreaching）可根据运动表现下降的持续时间和症状的严重程度分为功能性过度疲劳（Functional Overreaching，FOR）和非功能性过度疲劳（Nonfunctional Overreaching，NFOR）。在功能性过度疲劳中，完全恢复几天后即可出现运动表现的反弹和提高（见第2章），这称为超量恢复，在备战重大赛事时常会采用这种方法提升竞技表现（Halson & Jeukendrup，2004）。超量恢复原理是有计划地促使运动员出现功能性过度疲劳，随后通过恢复，使运动表现得到提升（Kentta & Hassmen，1998）。非功能性过度疲劳是一种更严重的情况，运动表现持续降低几周至几个月（Meeusen，2006）。

如图1.1所示，在运动员结束一次性运动后，内环境稳态扰动会逐步平复。不同的生理系统所需的恢复时间不同。运动结束后的这段恢复期看似被动，却对运动适应有着至关重要的作用。例如，若干氧化酶的mRNA表达在一次性运动后24小时上调（Leick，2010）。这说明，与训练适应相关的重要变化会在运动的即刻效应消失后的较长一段时间中继续发生。训练课之间的恢复如果不够充分，将导致适应不良，随之可能出现相关疲劳症状，以及肌肉功能减退。

当运动员没有获得充分恢复时，将难以在下一次训练课中完成要求的训练强度或负荷。为了促进恢复过程，运动员经常在训练后采用积极的恢复策略，如按摩、超低温冷疗、浸泡在温差较大的水中、加压疗法和牵拉放松（Barnett，2006）。这些措施能够使"应激-恢复"平衡向着有利于恢复的方向转变，从而有助于运动员承受更高的运动负荷，并且使运动负荷的积极效应有可能得到增强（参见第三部分）。

实际应用

　　成功的训练计划应当通过充分控制训练单元之内和之间的训练频率、持续时间、强度和恢复循序渐进地增加训练负荷。超量负荷原理既适用于耐力训练，也适用于力量训练。充分恢复应当纳入训练计划，从而保证训练刺激和恢复之间的平衡，并避免非功能性过度疲劳。为了实现超量恢复和最佳竞技状态，教练员和运动员应当考虑在重大比赛前安排2～3周的赛前调整训练，训练量降低40%～60%，同时保持高训练强度和频率。

小结

　　训练是使运动员承受重复刺激以引起运动性适应的过程。与运动性适应相关的变化与特定的功能对应，如延迟疲劳、增加功率输出、提高运动协调能力或降低运动损伤风险。训练的结果取决于训练刺激的类型。教练员和运动防护师应了解训练的量效反应之间的因果关系，以便合理地制订训练计划。

第2章　过度训练综合征

罗曼·缪森（Romain Meeusen）博士和凯文·德·波夫（Kevin De Pauw）硕士

　　竞技运动员所接受的训练负荷应该能够有效提高其运动表现。运动员在一个赛季的周期性训练中可能经历若干种训练状态。运动员的训练状态可能从赛季间歇期、主动恢复期或赛前调整期的训练不足（Undertraining）状态，发展到大负荷训练期的过度疲劳（Overreaching，OR）状态乃至过度训练（Overtraining，OT）状态，后者往往伴随着适应不良和竞技状态下降（Meeusen，2013a，b）。当训练时间过长且合并其他压力源，加上恢复时间不足，可能出现运动表现下降及慢性适应不良，从而导致过度训练综合征（Overtraining Syndrome，OTS）。

　　良好恢复的重要性必须得到足够的强调。教练员和研究人员的共识是，通过促进恢复，可以提高运动员对训练的承受能力，从而使其体能、技术和动作经济性得到整体改善（Kellmann，2010）。为了帮助运动员更快恢复和实现更好的运动表现，教练员们和研究人员探索了各种恢复方法和手段，如主动恢复、加压疗法、按摩、超低温冷疗、水浴疗法和综合恢复干预。

　　关于过度训练一词的定义和使用在现有的研究文献中存在一定的混乱。本章将介绍过度训练综合征目前已有的知识和研究成果，并重点介绍OTS（过度训练综合征）的发生率和诊断方法。

　　近年来，尽管对有关过度训练综合征中枢机制的了解显著增加，但早期诊断过度训练的相关手段仍亟待解决。OTS以运动表现降低为特征，常伴随持续疲劳和情绪紊乱（Urhausen & Kindermann，2002；Meeusen，2013a，b；Armstrong & Van Heest，2002；Halson & Jeukendrup，2004）。过度训练时的运动表现降低可能持续几周或几个月，即使长时间休息也难以改变这一趋势。由于缺乏诊断OTS的有效方法，因此只能通过排除影响运动员竞技表现和情绪变化的所有其他可能因素来进行诊断。换言之，如果对于所观察到的上述变化找不到其他解释，那么就可诊断为OTS。要对OTS进行早期和明确的诊断几乎是不可能的，因为该综合征的唯一迹象是比赛或训练期间运动表现降低。OTS的最终诊断总是需要排除器质性疾病（如甲状腺或肾上腺疾患或糖尿病）、缺铁性贫血或感染性疾病（Meeusen，2013a，b），也应当排除其他常见功能失调或饮食失调，如神经性厌食症和贪食症。然而，非功能性过度疲劳（Nonfunctional Overreaching，NFOR）和OTS的许多内分泌、临床表现与其他疾病存在相似之处，因此，全面性诊断和过度诊断之间的界限非常难以判断（Meeusen，2013a，b）。

运动疲劳的发展进程

　　成功的运动训练必须合理设定运动强度或超量负荷，从而达到超量恢复，实现积极的运动适应或使运动表现得到提升。此外还必须避免过度训练和恢复不充分。如果运动强度太低，运动员难以提高运动成绩（de Graaf-Roelfsema；2007）。要提升运动表现，运动员通常需要进行高强度训练。而在经历高强度训练期（或者仅在经历对体力消耗很大的单次训练课后），他们可能会出现急性疲劳和运动表现降低。如果随后进行充分休息，则有可能产生超量恢复。这一过程是有效训练计划的基础（图2.1）。然而，当运动员的适应能力由于恢复不充分而出现不足时，则可能出现难以适应训练的反应。

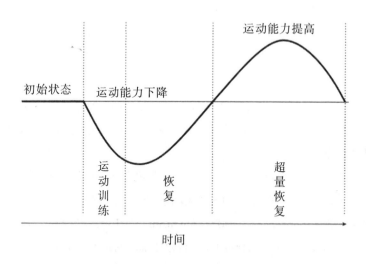

图2.1　运动训练、恢复和超量恢复的身体反应

　　过度训练综合征的诊断较为困难，因为它是一种复杂的情况，而且相关研究中对过度训练早期症状的界定缺乏一致性。这就使得为OTS早期诊断选择可靠的监测指标变得更为复杂。

　　部分研究者认为过度训练是正常训练的必然结果，以OR（过度疲劳）开始，最终以OTS（过度训练综合征）结束。由于OR和OTS具有不同的界定特征，因此对于过度训练的发展过程可能很难以简单的线性发展的模式进行描述。OTS不仅可能由训练不当造成，还有可能与其他压力源有关（Meeusen，2013a，b）。不过，欧洲运动科学学会（the European College of Sport Science）和美国运动医学会（the American College of Sports Medicine）的联合共识声明认为（Meeusen，2006，2013a，b），基于过度疲劳和过度训练的定义，可以认为二者之间的区别在于恢复运动表现水平所需的时间，而不是训练压力的类型或持续时间，也不是运动表现的降低程度。过度疲劳和过度训练的定义中缺少心理学指标，这可能也是造成OTS不易被早期诊断的原因之一。由于OR可能在两周内复原（Lehmann & Foster，1999；Halson，2002；Jeukendrup，1992；Kreider 1998；Steinacker，2000），因此也可以将其视为训练过程中相对正常和无害的阶段。然而，一旦运动员出现OTS，则可能需要几个月甚至几年才能够从中完全恢复。

大负荷训练可导致运动表现出现短期下降。但如果给予足够的恢复时间，运动表现有可能出现上升，甚至超出基线水平。这种情况的常见例子是当运动员参加短期训练营时，一般会首先出现功能性过度疲劳，随后产生超量恢复。相关研究通常会对运动员在大负荷训练期（训练量或强度增加）和随后的恢复期的情况进行追踪。通常运动员会出现一过性的运动表现降低，并在随后的调整期后消失。在这种情况下，训练造成的压力通过生理上的适应性变化做出了应对（Steinacker，2004）。

如果这样的大负荷训练一直持续而未进行调整，运动员可能发展到极端过度疲劳或非功能性过度疲劳状态，导致运动表现停滞或降低，将可能在几周至几个月的时间中都无法恢复到以前的水平。

功能性和非功能性过度疲劳的运动员都可以在充分休息后完全恢复。非功能性过度疲劳的发展程度可通过定量（即通过训练量大小）和定性（如出现心理或内分泌紊乱症状）的方式确定。近来的一些有关运动与神经内分泌的研究成果证明了这一点（Urhausen，Gabriel & Kindermann 1998；Urhausen，1998；Meeusen，2004，2010）。

尽管运动员可能在两周内从短期的功能性过度疲劳中复原，但是非功能性过度疲劳所需的恢复时间尚不确定。这有可能是因为很少有研究会对严重过度疲劳（需要几周甚至几个月才能复原）和过度训练综合征（可能需要几个月甚至几年才能复原）之间的细微差异进行区分（Meeusen，2013a，b）。即使是高水平运动员，一旦出现OTS，也往往由于所需的恢复时间较长而不得不结束其职业运动生涯。此外，OTS定义中"综合征"（Syndrome）的概念强调多种因素综合作用，也就是说运动（训练）并不一定是OTS的唯一原因。

本章中使用的定义以欧洲运动科学学会和美国运动医学会发布的联合共识声明为基础（Meeusen，2006，2013a，b）。表2.1展示了导致OTS的不同训练阶段。

表2.1 导致过度疲劳（OR）和过度训练综合征（OTS）的不同训练阶段

过程	训练（超量负荷）	大负荷训练		
结果	急性疲劳	功能性（短期）过度疲劳	非功能性（严重）过度疲劳	过度训练综合征（OTS）
恢复	数天	数天至数周	数周至数月	数月至数年
表现	提高	一过性运动表现降低（如训练营）	阶段性降低	降低

注：根据缪森《过度训练综合征的预防、诊断和治疗：欧洲运动科学学会和美国运动医学会发布的联合共识声明》（Meeusen，2006，2013，"Prevention, diagnosis, and treatment of the overtraining syndrome: joint consensus statement of the European College of Sport Science and the American College of Sports Medicine." Medicine & Science in Sports & Exercise）。

过度训练发生率

关于运动员发生OTS的研究报告大部分是个案分析。因为关于OTS的研究涉及伦理问题，对运动员人为施加高负荷训练并增加其他压力源不仅是不道德的，而且是不可能的，更何况OTS的症状具有非常大的个体差异性。关于患有OTS的运动员的研究被引用最多是巴龙等（Barron，1985）的论文。研究者们在其中分析了4名长跑运动员显著的内分泌紊乱状况。他们采用了胰岛素低血糖激发试验，以评估过度训练运动员及对照组受试者的下丘脑—垂体轴功能。在这一研究中，没有对运动表现进行评估。该研究中的运动员在4周后内分泌功能恢复。这可能说明这些运动员处于非功能性过度疲劳状态，而不是患有OTS。罗博顿等（Rowbottom，1995）报告了过度训练运动员谷氨酰胺水平的差异。只是该研究对于运动表现的降低也缺乏清晰的记录。

赫德林等（Hedelin，2000）研究了1名越野滑雪运动员在经历了几个月的大负荷训练（20小时/周）后疲劳程度增加、运动表现降低且心理量表评分发生变化的情况。在排除其他疾病后，这名运动员确诊为OTS。研究者测试了运动员的心率变异性，以研究自主神经系统的变化。该研究发现运动员OTS时心率变异性增加，尤其是高频，且安静心率降低。这说明该OTS运动员存在自主神经失调，副交感神经活动增强。根据该研究报告，这名运动员从OTS中复原用了8周时间，但作者并未说明运动表现的变化是如何测定的。

缪森等（Meeusen，2004）研究了正常训练状态和功能性过度疲劳（训练营后）

的区别，并比较了1名出现OTS的运动员进行重复运动测试时的内分泌指标。运动员接受的重复运动测试是以4小时的间隔进行两次力竭运动测试，从而评估其恢复能力。运动表现指标采用自主运动达到力竭所需的时间。研究者比较了前后两次运动测试，以观察运动员是否可以保持相同的运动表现。研究发现训练营使运动员的运动能力出现了降低。运动员正常训练状态下（参加训练营前）两次重复力竭运动测试的运动表现降低了3%，功能性过度疲劳状态下（参加训练营后）运动表现降低了6%。而OTS运动员的力竭时间则减少了11%，并伴随显著的心理和内分泌紊乱。

乌西塔洛等（Uusitalo，2004）报告1例过度训练运动员血清素再摄取异常。这一病例报告记录良好，但也没有提供运动员从OTS中复原所用的时间。

追求最佳运动表现与出现OTS并造成运动表现受损之间的界限十分微妙。对于运动员的生理和生化指标监测而言更是如此。运动员显著的个体差异使得有关OTS的研究结果变得更加复杂。研究中涉及的过度训练相关指标往往是非特异性的，缺乏大样本研究，而且涉及的指标数量很多。

也许是由于相关研究对于过度训练的定义存在差异，使得有关运动员过度训练发生率的数据非常不一致。从目前的研究结果看，高达60%的长跑运动员在其职业生涯中表现出过度训练迹象，而游泳运动员过度训练的发生率为3%至30%（Morgan，1987；Lehmann，Foster & Keul，1993；Hooper，Mackinnon & Hanrahan，1997；O'Connor，1989；Raglin & Morgan，1994）。如果使用本书前文所述的OTS定义，那么发生率数字可能降低。我们建议在相关研究中应对非功能性过度疲劳（NFOR）和OTS加以区分。只有在通过临床检查排除其他可能疾患并确定具备过度训练症状的情况下，运动员才能被认定为OTS。

由于OTS诊断较为困难，所以它的预防尤为重要（Foster，1988；Kuipers，1996；Uusitalo，2001）。此外，由于OTS主要是由于训练-恢复比例失衡（训练太多，比赛太多，恢复时间太少），所以运动员应该经常性地使用回顾性调查问卷、训练日记、生理筛查和直接观察等方法记录训练负荷情况（Hopkins，1991）。

与过度训练综合征的诊断相关的研究

进行OTS诊断的一种方法是排除器质性疾病或感染及膳食热量限制（能量负平衡）、碳水化合物或蛋白质摄入不足、缺铁、缺镁、过敏等因素，并确定导致过度训练的诱因或触发因素（Meeusen，2013a，b）。最常见的触发因素是某种导致负荷和恢复失衡的训练错误。其他可能的触发因素还包括训练过于单调（Foster，1996，1998）、比赛太过频繁、个人和情绪（心理）问题及时间安排方面的情感需求。相对少见的可能性包括高原训练和运动热应激。这些过度训练触发因素中大部分仍然缺乏有力的科学证据支持。而且很多触发因素，如糖原缺乏（Snyder，1993）或感染（Rowbottom，1995；Gabriel & Kindermann，1997），虽然可能造成非功能性过度疲劳或OTS，但在运动员就医时可能并不会表现出来。

运动表现测试

OTS的标志性特征包括难以维持高强度运动，以及在保持或增加训练负荷时专项运动能力降低（Budgett，2000；Lehmann & Foster，1999；Urhausen，Gabriel & Kindermann，1995）。患有OTS的运动员通常能够以他们平时正常的速度开始训练或比赛，但往往无法完成规定的训练负荷或无法在比赛中表现出平时的竞技能力。OTS的关键指标是原因不明的运动表现降低（图2.2）。因此运动能力或运动表现测试对OTS诊断至关重要（Budgett，2000；Lehmann & Foster，1999；Urhausen，Gabriel & Kindermann，1995）。

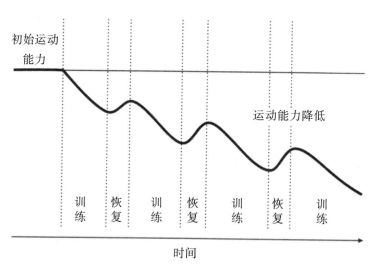

图2.2　训练与恢复的失衡导致运动能力下降

运动测试的类型和持续时间对于评估与OTS相关的运动表现变化十分重要。关于哪种运动表现测试适合诊断过度疲劳和OTS仍然存在争议。一般而言，相对于递增负荷运动测试，力竭运动测试更有利于评价OR和OTS导致的运动能力变化（Halson & Jeukendrup，2004）。力竭运动测试还有利于在运动强度和持续时间固定的条件下对底物代谢、激素反应和次最大强度运动能力进行评估。此外，为了更准确地评估运动表现的降低，最好采用与专项密切相关的运动测试方式。

乌尔豪森、加布里埃尔和金德曼（Urhausen, Gabriel & Kindermann, 1998）以及缪森等（Meeusen, 2004, 2010）的研究显示，在不同日期进行多次运动测试（Urhausen, Gabriel & Kindermann, 1998）或者在同一天进行两次最大强度递增运动测试（间隔4小时）可能是评估OTS运动员运动表现降低的有效方式。根据缪森的测试方案，同一天进行两次运动测试时，可在每次运动测试前2小时安排餐饮，并在每次运动测试前后取血，两次运动测试的间隔为4小时。当运动时间的减少至少超过10%时方可认为运动能力有明显降低。此外，运动表现的降低还需要通过特定的激素浓度变化加以确认（Meeusen, 2004, 2010）。

有多种监测指标可用于精确监控训练负荷和量化恢复速率。监测时最好选择非侵入性的、对变化敏感且易于管理的指标。其中最常用的方法是测定心率恢复。兰贝茨和兰贝特（Lamberts & Lambert, 2009）指出，进行次最大强度测试时，运动强度应设定为85%~90%最大心率，因为这一强度下心率的每日变化相对较少。在其他条件受到控制的情况下，如果恢复心率（HRR）的变化超过6次/分（bpm），或者次最大强度运动心率的变化超过3次/分时，可以视为有意义的变化。这种心率变化可能与运动员状态提升/下降或疲劳积累引起的功能性过度疲劳有关（Lamberts, 2010）。

如果频繁进行运动能力测试，有可能会干扰运动员的训练计划。因此有必要考虑其他监测方法，如心率、情绪状态调查问卷（The Mood States Questionnaire）、运动员生命需求每日分析调查问卷（The Daily Analysis Of Life Demands For Athletes Questionnaire）及总体恢复质量量表（The Total Quality Of Recovery Scale）。这些方法都已应用于监控和预测训练状态及运动表现，但是其一致性和预测能力仍存在不足。于是兰贝茨等（Lamberts, 2010）发展了次最大强度测试，即兰贝茨-兰贝特次最大强度自行车测试（The Lamberts And Lambert Submaximal Cycle Test, LSCT），旨在监控和预测自行车运动成绩变化。这种次最大强度测试不会干扰正常训练，并可监测训练相关疲劳积累导致的运动能力的细微变化。而且通过监测疲劳积累，有助于功能性或非功能性过度疲劳的早期诊断。进行LSCT时，如果出现主观用力感觉（RPE）上升、平均功率突然增加和心率恢复的变化，则预示着疲劳的发生。

RPE（主观用力感觉）可作为运动测试时疲劳的监测指标。RPE被公认为评定有氧运动强度的有效工具。福斯特等（Foster; 1996）引入了训练课RPE（session RPE, sRPE）的概念，让运动员在训练课结束后根据主观感觉评价整堂训练课的难度。格林等（Green, 2007）指出，sRPE（训练课主观用力感觉）可用于评估训练课的恢复情况，但是仍需进行更多研究以确定该指标的准确性，以及进一步揭示影响sRPE的生理和心理因素。

生物学指标

大多数血液指标，如血细胞计数、C反应蛋白（CRP）、血沉（SR）、肌酸激酶（CK）、尿素、肌酐、肝功、血糖、铁蛋白、钠、钾等难以单独用作过度疲劳或OTS的诊断指标，但这些指标可以提供运动员健康状况的有价值信息，因此在排除性诊断中很有意义（Meeusen，2013a，b）。

目前的研究已经清楚地揭示，免疫系统对生理和心理压力极其敏感。因此，相关的免疫指标有可能用作运动训练相关的压力指数。在高水平运动员中一般不会进行病毒感染的筛查和评估，但对于在训练和比赛中出现疲劳和运动表现降低的运动员，进行此类检测可能是有意义的。

过度训练综合征可以与全身适应综合征（The General Adaptation Syndrome，GAS）联系起来进行理解（Selye，1936）。在压力作用下，内分泌系统产生应激反应以应对压力环境。应激所产生的激素（肾上腺素、去甲肾上腺素和皮质醇）主要用来重新分配代谢能源物质、维持血糖水平和增强心血管系统反应能力。如果重复施加压力，机体对压力产生的反应可能会发生变化，使神经递质和受体功能出现特定方向的改变（增加、减少或保持不变），具体的变化情况由压力源及相关的刺激源决定（Meeusen，1999）。

在大脑中枢水平产生的适应（神经递质释放、感受器敏感性、受体结合）会影响下丘脑功能（Lachuer，1994）。莱曼等（Lehmann，1993；Lehmann & Gastmann，1999）提出，由于下丘脑整合多种应激反应，因此下丘脑的功能状态能够在一定程度上反映OR或OTS。研究证明，急性应激会增加下丘脑单胺类神经递质的释放，而且增加促肾上腺皮质激素释放激素（CRH）和促肾上腺皮质激素（ACTH）的分泌（Shintani et al，1995）。慢性压力和随后的慢性肾上腺糖皮质激素分泌增加则可能在大脑中枢急性应激反应脱敏中扮演重要角色（Duclos，1997，1998，1999；Duclos，Gouarne & Bonnemaison，2003），因为研究证明在急性和慢性应激时，下丘脑CRH神经元的响应能力会迅速降低（Barron，1985；Lehmann，Foster & Keul，1993；Cizza，1993；Urhausen，Gabriel & Kindermann，1998）。

当然，仅仅了解激素的基本作用尚不足以掌握它在代谢控制中所实际扮演的角色。每种激素都有预先设定的运动激发模式。在研究与训练适应相关的激素指标时，至关重要的是了解特定激素的信息传导途径，并根据激素反应模式确定抽取血样的时间。近期研究（Barron，1985；Meeusen，2004，2010）显示，出现训练适应问题和运动能力下降的运动员可能存在下丘脑-垂体-肾上腺轴（Hypothalamic-Pituitary-

Adrenal Axis，HPA-axis）功能失调，导致其对大负荷训练和比赛的激素反应改变。对于高水平运动员而言，HPA轴可能提供关于运动员适应状态的有价值的信息（Steinacker & Lehmann，2002）。

缪森等（Meeusen，2004，2010）设计了一套运动能力测试方案，包含间隔4小时的两次全力运动测试，目的是评定运动员是否存在OTS的迹象，并将其与正常的训练反应（功能性过度疲劳，FOR）进行区分。他们通过研究发现，该测试方案不仅能够很好地反映运动员的恢复能力，还能够反映其完成重复运动任务的能力。通过对比两次测试的神经内分泌变化，研究人员发现促肾上腺皮质激素（ACTH）、催乳素（PRL）和生长激素（GH）会在运动的激发下出现适应性升高（Meeusen，2004，2010）。提示该测试可以用于间接测定下丘脑-垂体能力。在FOR状态下，同一天两次运动测试的神经内分泌反应没有显著差异（De Schutter，2004；Meeusen，2004）。而在NFOR状态下，第二次运动测试的神经内分泌反应会显著升高（Meeusen，2010）。当使用同样的运动测试方案时，OTS运动员在第一次运动测试时会出现激素水平非常显著的升高，而第二次运动测试的激素反应则呈现显著抑制（Meeusen，2004，2010），提示在进行力竭性运动时，OTS运动员的脑垂体先表现出过度敏感，当再次进行力竭运动时，脑垂体又表现出不敏感反应。在使用单次运动测试方案的研究中也发现了类似的效应（Meeusen，2004，2010）。缪森的两次运动能力测试方案可能更有利于及时发现OR，从而有助于预防OTS。

OR的早期检测对于预防OTS非常重要。不过进行中枢的下丘脑-垂体调节功能的测试需要进行侵入式检测，并且需要测试者具备较丰富的诊断经验。此类测试耗时较多，费用也较高。

心理学指标

目前的一致观点是OTS运动员通常存在心理障碍和消极情感状态。但是只有当运动员存在对训练适应不良的情况时，上述心理学特征才能与OTS联系在一起（Silva，1990）。当运动员对训练出现持续性的适应不良时，会产生疲劳过度积累。在机体失去了适应能力时继续训练则会导致OTS（Silva，1990；Urhausen，Gabriel & Kindermann，1995；Foster & Lehmann，1997）。运动员随后会表现出神经内分泌失衡，并经常伴随运动表现的显著降低（Lemyre，2005）。

运动员患有OTS时，通常伴有慢性疲劳、睡眠不佳、动机减弱以及抑郁和无助感（Lemyre，2005）。毫不奇怪，这种情况下运动员的运动表现会显著降低。OTS运动员的复原是一个复杂的过程，可能需要休息和停止运动几个月至几年（Kellmann，2002；Kentta & Hassmen，1998）。

有多种心理问卷可应用于运动员心理状态监测，如心境状态量表（POMS）（Morgan，1988；Raglin，Morgan & O'Connor，1991；O'Connor，1997；O'Connor，1989；Rietjens，2005）、运动员恢复-应激问卷（RESTQ-Spor；Kellmann，2002）、运动员日常生活需求分析问卷（Daily Analysis Of Life Demands Of Athletes，DALDA；Halson，2002）和自我状态量表（The Self-Condition Scale；Urhausen，1998）。还有一些测试可作为检测OR或OTS运动员细微的神经认知障碍的有效工具，如注意力试验（手指预先提示任务；Rietjens，2005）或神经认知试验（Kubesch，2003）。记录每个运动员当前的压力和恢复状态并进行纵向追踪是非常重要的（Morgan，1988；Kellmann，2002）。心理测量工具的优势是信息的快速可用性（Kellmann，2002），尤其当心理障碍与生理和运动表现异常同步出现时，一般是神经内分泌紊乱的早期征兆。OTS运动员心理压抑的程度通常比OR运动员更显著（Armstrong & Van Heest，2002）。运动员心境状态的变化对于OR和OTS诊断也可能具有一定价值。不过应切记将心理问题与运动表现结合起来进行分析和判断。

训练日志

胡珀等（Hooper，1995）运用游泳运动员整个赛季的训练日志来进行OTS诊断。训练日志记录内容包括游泳距离、陆上训练时间和主观训练强度评估等训练情况，以及运动员主观评定的睡眠质量、疲劳、压力和肌肉酸痛、体重、晨起心率、生病、月经和压力源。研究者从5个维度对运动员进行分析，判定其是否出现OTS。其中3个维度通过训练日志的信息进行分析：日志中的疲劳评级大于5（评分范围1~7）且持续时间超过7天；运动员在自我记录中表述对训练反应不良；运动员不存在疾病并且白细胞计数正常。

福斯特等（Foster，1996；Foster，1998）将训练负荷描述为训练课主观强度的乘积，用训练课RPE乘以训练课总时间（以分钟为单位）进行计算。如果将上述指标以周为基础进行累计，则称为运动员的总训练负荷。该研究显示，训练课RPE与训练期间的平均心率储备百分比和目标心率区间百分比（根据血乳酸确定）相关。研究者应用该方法对训练实施了监控，并成功地在训练负荷与运动表现之间建立了联系（Foster，1996）。不过训练负荷并不是影响OTS发生的唯一训练变量。福斯特等还在每周训练负荷的基础上计算得到了每日平均训练负荷及其标准差，并将每日平均训练负荷除以标准差得到的指标称为训练单调性（monotony）。每周训练负荷乘以训练单调性得到训练压力指数。再将伤病发生率与训练负荷、训练单调性和压力指数联系在一起绘制图表，发现训练指标和伤病指数的峰值之间存在对应关系（Foster，1998）。

过度训练的评估

训练监控和预防过度训练的常用的方法有四类，包括回顾性调查问卷、训练日记、生理学检查和直接观察法（Hopkins，1991）。同时，运动员的心理学筛查（Berglund & Safstrom，1994；Hooper，1995；Hooper & Mackinnon，1995；Raglin，Morgan，& O'Connor，1991；Urhausen，1998；Morgan，1988；Kellmann，2002；Steinacker & Lehmann，2002）和主观用力感觉（RPE；Acevedo，Rinehardt & Kraemer，1994；Callister，1990；Foster，1996；Foster，1998；Hooper，1995；Hooper & Mackinnon，1995；Kentta & Hassmen，1998；Snyder，1993）也受到越来越多的关注。

制定明确的OTS诊断标准是当前亟待解决的问题。有关过度疲劳和过度训练的研究数量众多，却很难得到一致的结果，这表明制定统一的OTS诊断标准十分必要。可靠的OTS诊断指标必须满足几项标准：该指标应对训练负荷敏感，并且在理想情况下最好不受其他因素影响（如饮食）；该指标的变化应该先于OTS出现，而且该指标对训练的急性反应和慢性反应该可以被区分开来；该指标的测量方法最好相对简单，而且价格相对低廉。但是，目前可供选择或建议选择的监测指标都难以同时满足上述标准（Meeusen，2013a，b）。如果选择若干指标来对训练或过度训练状态进行监测时，应对如下可能影响评估结果的因素加以考虑。

运动能力测试的运动强度应当足以使OTS得到鉴别和区分，并且具有良好的可重复性（最大强度运动测试、力竭时间测试、两次最大强度运动测试）。由于研究和训练实践中常常没有机会进行基线测试，因此，发生OTS时常常难以获得运动能力降低程度的准确数据。许多运动能力测试缺乏专项针对性。从理论角度而言，心率变异性对于OTS诊断很可能是有价值的，但是在应用时需要注意标准化问题。目前有关心率变异性的研究还未能得出一致的结果。当采用间隔4小时的两次最大强度运动测试时，如果测试表现降低超过10%且伴随其他OTS症状，可以诊断为OTS。根据现有研究文献，血乳酸、血尿素等生化指标及免疫学指标仍然缺乏足够一致的证据作为诊断OTS的绝对指征。血液中的激素水平会受到多种因素的影响，包括取样条件和样本保存（如取样时的压力水平）、组间和组内变异系数。其他因素诸如食物摄入（营养成分或餐前与餐后对比取样）等也可能对一些激素（皮质醇、硫酸脱氢表雄酮、总睪酮）的基线水平或运动带来的激素变化（皮质醇、生长激素）产生影响。激素的昼夜节律和季节变化也是需要考虑的重要因素。对于女性运动员，激素反应还会受到月经周期的影响。休息后和刺激后（运动=急性刺激）的激素反应可能存在差异。压力诱导激素测试（训练、激素原）的结果需要与同一运动员的基线测量值进行比较。此外，某些激素的一些测定方法可重复性和可行性较差，给结果比较造成很大困难。因此，使用相隔4小时的两次最大强度运动测试（或力竭时间测试）可能较有助于测试结果的对比和分析。

心理测量数据总是需要与运动员的基线数据进行对比分析。长期运动表现降低所导致的成功体验缺乏可能与OTS造成的抑郁状态有关联。自我评估和问卷应通过独立的实验人员进行操作，情绪状态评估的时机选择也很重要。问卷应在标准化条件下使用。除了情绪状态，其他心理学指标（注意力、焦虑）也可能受到OTS的影响。

传统纸笔填写问卷的一个劣势是数据收集比较费时费力，难以得到即时反馈。另一个问题是，运动员出国参加训练营或比赛时，很难进行即时数据处理。在线训练日志（Cumps，Pockelé & Meeusen，2004；Pockelé，2004）有助于解决这一问题，而且能够反映训练负荷的细微差别，以及肌肉酸痛、心理和身体健康水平等对于OTS诊断十分重要的主观指标的微小变化。

如果能够找到兼具特异性、敏感性、易用性的OTS诊断指标，那么运动员和运动医学领域将会极大受益。目前我们所找到的测试指标仍然无法达到这样的标准。筛选OTS的诊断指标非常必要，特别是OTS早期诊断指标。

欧洲运动科学学会共识声明中的相关内容有助于筛选OTS诊断方法（Meeusen，2006）。该共识声明建议从三个方面入手进行OTS诊断：

1. 运动表现和疲劳症状，主要考察运动员是否有以下症状：无法解释的运动表现降低；持续性疲劳；训练费力程度增加；睡眠障碍。

2. 需排除的问题，包括疾病、训练问题及其他有可能造成运动员异常的问题：（1）是否存在严重疾病，如贫血、爱泼斯坦巴尔病毒、其他感染性疾病、肌肉损伤（肌酸激酶显著升高）、莱姆病、内分泌疾病（糖尿病、甲状腺疾病、肾上腺疾病）、饮食行为异常、生理异常（窦性节律增加；C反应蛋白增加；肌酐、铁蛋白、肝功异常）、运动损伤、肌肉骨骼系统、心脏病、成人哮喘发作期、过敏。（2）是否存在训练错误，如训练量增加幅度 > 5%（单位为小时/周，千米/周）、训练强度显著增加、训练过于单调、比赛过于频繁；对于耐力运动员：达到无氧阈值时的运动成绩下降、承受环境压力（高海拔、冷环境、热环境）。（3）其他有可能造成运动员异常的问题，如心理指标异常（POMS量表、RestQ-sport问卷、RPE）、社会因素（家庭、亲密关系、财务、工作、教练、团队）、近期跨时区旅行。

3. 运动测试，需考虑以下几方面因素：是否具备可用于前后对比的基线值（运动表现、心率、激素、乳酸）、全力运动测试成绩、次最大强度专项运动测试成绩、综合运动测试成绩。

实际应用

在有效的OTS诊断指标或方法得以确立之前，教练员和医生主要通过运动表现降低来确定OTS。如果不具备在实验室进行详细的相关检查的条件，那么可以考虑采取以下方法：

● 准确记录训练和比赛情况。当运动员出现运动表现下降或主诉过度疲劳时，可对日常训练强度或训练量作出适度调整，或者完全休息一天。

● 避免训练过度单调。

● 训练强度应始终保持个性化。

● 鼓励运动员重视并定期强化营养、水分补充和睡眠。

● 关注可能增加运动训练压力的应激源，如失眠或睡眠障碍（如时差问题）、环境压力、职业压力、住处变化以及人际或家庭困难。

● 用休息治疗OTS！减少训练可能足以使一些过度疲劳的运动员复原。

● 运动员重新开始训练时应根据其具体情况和症状设计个性化方案。

● 与运动员保持良好沟通（可以通过在线训练日记的方式），以随时了解其身体、心理和情感问题。

● 定期填写心理调查问卷，评估运动员的情感和心理状况。

● 注意对运动员个人信息的保密（身体、临床和精神）。

● 由多学科复合康复小组（医生、营养学家、心理学家）定期对运动员进行健康检查十分重要。

● 当运动员出现伤病时，应为其提供足够的恢复时间。

● 注意上呼吸道感染（URTI）和其他感染性疾病的出现。当运动员生病时，应暂停训练或降低训练强度。

● 当运动表现降低时，首先需要排除疾病。

● 未知病毒感染筛查并不是高水平运动员的常规检查项目，但对于出现疲劳和训练表现下降的运动员来说，进行此类检查可能是有价值的。

小结

运动训练通过超量负荷改变内环境稳态，产生急性疲劳，并激发适应性改变，提高运动表现。当运动员连续进行训练或者训练负荷短期增加（如参加训练营）时，运动表现可能出现短期降低，但不会持续伴随严重的心理或其他负面症状。这种功能性过度疲劳（FOR）消除后可实现运动表现提高。

然而，当训练和恢复之间的平衡没有得到充分重视时，运动员可能出现非功能性过度疲劳（NFOR）。在这种情况下，将出现过度训练的早期迹象和症状，如运动表现降低、心理障碍（活力减少、疲劳增加）以及内分泌紊乱。运动员将需要几周或几个月时间恢复。若干训练之外的因素也可能造成上述影响，如营养（能量或碳水化合物摄入）不足、疾病（最常见的是上呼吸道感染）、心理应激源（与工作、团队、教练员或家庭相关）和睡眠障碍。在这一阶段，区分NFOR和OTS非常困难，需要进行临床检查和排除式诊断。NFOR和OTS运动员的临床症状和激素反应常常是近似的。因此在进行OTS诊断时往往需要采用回溯法以厘清发展历程。诊断OTS的关键词可能是持续性不适应（Prolonged Maladaptation），这种不适应不只是运动员个人层面的，还涉及若干生物学、神经化学和激素调节机制。

大负荷训练对体力的消耗并不是导致OTS的唯一元素。OTS似乎还受到复杂的心理因素的重要影响，包括教练员或家庭成员期望过高、比赛压力、个性特质、社会环境、与家人朋友的关系、训练单调、个人或情感问题及求学或工作相关问题。目前并未发现任何单独的指标可作为OTS的诊断标准，因此定期对运动表现、生理、生化、免疫和心理指标进行系统监测是及时发现对训练压力应对不良的运动员的最佳策略。

我们仍然需要进行更多研究，以探寻有关OTS成因和监测方法更清晰有力的答案。因此，我们鼓励研究人员和临床医生尽可能多地报告运动表现降低的运动员的个人病例，并通过排除式诊断确定他们是否患有OTS。

第二部分

周期训练与
恢复管理

第3章　过度训练的预防

迈克尔·I. 兰伯特（Michael I. Lambert）博士和伊尼戈·姆吉卡（ñigo Mujika）博士

　　高水平竞技运动员和业余运动员都同样会面临的一项巨大挑战，是如何更好地进行训练计划的调整以达成最佳训练适应。如果在训练计划调整方面存在问题，就有可能导致训练不足或过度训练。训练周期化的理念于是应运而生。训练周期化的一般含义是制订结构化的长期训练计划。但在一般性概念之外，周期训练法对于不同人群具有不同的具体含义。大多数教练员和运动员都认同周期训练计划具有重要作用，如降低受伤风险和减少过度训练症状的发生发展，以及使巅峰竞技状态更好地与比赛同步。对于周期训练的上述作用通常不存在太多争论，但对于周期训练的具体方法则常常出现不同意见。

　　这种分歧的一个源头可能在于周期训练概念形成和发展过程中所使用的术语存在差异，而且相关术语在从其他语言翻译成英语时有可能存在歧义。术语的混乱使周期训练的概念被毫无必要地复杂化了，导致一些教练员在应用周期训练方法时遇到困难。需要考虑的另一个方面是，关于周期训练的大多数知识来自观察性证据、零星数据和相关研究的推论，如过度训练研究（Stone，1999）。怀疑主义者很快指出，这一理论缺乏足够坚实的科学依据作为基础。这或许是事实，但是还存在另一种可能性，就是它只是有待于相关科学证据进一步完善，以获得更好的支持。我们将在后面的部分就此展开讨论。

　　尽管一般认为周期训练的概念由俄罗斯教授马特维耶夫（Matvejev）创立，但事实上他只是率先将这个术语用于描述运动训练计划。关于周期训练的更早记录出现于公元2世纪古希腊科学家斐罗斯特拉图（Philostratus）的著作中。他记录了运动员在奥运会前所做的准备工作，包括强制性的10个月有目的训练及奥运会前1个月的集中准备（Issurin，2010）。根据美国东田纳西州立大学迈克尔·斯特恩（Issurin 2010）教授的描述，周期训练这一术语最初在20世纪之交时用于描述季节，尤其是太阳的季节性周期。教练员们注意到，运动员在夏季的几个月中训练和运动表现更佳，此时白天更长更温暖。人们相信，这较温暖的几个月由于有更多的新鲜蔬菜和农产品，可能有助于运动员拥有更好的运动表现。在20世纪20～30年代期间，这个词开始应用于训练方法。最初这个概念主要流行于俄罗斯和东欧。20世纪60～70年代，美国运动训练界才开始重视周期训练并将其纳入训练策略（Haff，2004）。

　　尽管对不同阶段周期训练计划的命名方法和细节差异存在各种不同的说法，但是周期训练的基本原理可归纳为若干核心概念。例如，周期训练可以概括为通过改变训练负荷并留出足够的休息和恢复时间，对短期和长期训练计划进行系统规划的训练方法（Lambert，2008）。从中可以看出，周期训练法可为教练员和运动员提供结构化的训练模板和训练负荷变化模式，以更好地实现对训练压力和恢复的调控。如果训练负荷在几天或几周内都没有变化，会导致训练过度单调，有可能引发对训练的负面适应（Foster，1998）。而按照周期训练计划采用不同的训练负荷则有助于降低此类风险。

　　周期训练计划的基本目标是优化训练时间，合理施加训练刺激，管理疲劳并避免成绩停滞或过度训练（Plisk & Stone，2003）。其主要目的在于使运动员发展与提升运动表现相关的生理适应及技战术能力。周期训练在运动训练实践中得到了广泛应用，尽管其基本原则仍然有待于更严谨的科学证据提供进一步支持，但周期训练仍然是目前最受推崇的训练方法（Turner，2011）。

周期训练研究

　　正如前文提到的，周期训练在实践层面的广泛应用与其在科学层面所获得的有限证据是不对等的。虽然有数以百计的研究试图更深入地讨论周期训练的应用，但是大多未能为教练员们的训练实践提供真正有价值的信息。周期训练的相关研究往往存在一定的限制性因素（Cissik，Hedrick & Barnes，2008）。

周期训练研究的限制因素：

- 相关研究主要适用于力量/爆发力项目，而较少适用于集体项目的研究。
- 相关研究较少以运动员为研究对象，因为使用学生作为研究对象更加方便。但学生群体通常仅接受过中等负荷的训练或未接受过训练，他们的适应速度和训练后的恢复能力与高水平运动员存在差异。
- 部分研究中运动量和运动强度（大多数研究中使用的变量）的使用存在问题。
- 相关研究的时间跨度不足以反映长期训练的效应，因为要进行持续几个月甚至几年的研究是相对困难的。

一项关于力量和爆发力周期训练研究的荟萃分析（1962—2000年之间符合标准的所有研究）显示，周期训练是比非周期训练更有效的方法（Rhea & Alderman，2004）。该荟萃分析显示，对力量和爆发力增长（周期训练与非周期训练对比）的总体效应量（Effect Size，ES）为ES=0.84，这代表中等效应。无训练经验受试者的效应大于有训练经验的运动员。但需要指出的是，该荟萃分析中包含的大多数研究均存在不同程度的上文所列举的研究限制因素。

周期训练模式

周期训练存在若干种不同的模式（Bompa，1999）。这些模式因运动项目而异，但它们具有共同的原理，通常都将训练周期划分为一般准备期、专项准备期、赛前准备期、比赛和调整期或主动休息期。测量成绩类项目（"cgs" sports，即以厘米、克或秒为单位计量成绩的运动项目）训练模式的重点是将运动员的体能提升至尽可能高的水平（Moesch，2011）；集体项目训练模式的重点则与体能类项目有所不同。周期训练对于周期划分的常用术语有：

- 大周期（Macrocycles）：长期计划，通常为1年左右。
- 中周期（Mesocycles）：中等长度计划，约为2周至数月。
- 小周期（Microcycles）：较短的计划，一般7天左右（Stone，1999）。

训练周期划分的时间长度因具体运动情况而异。以奥运会为目标的运动员需要在4年的比赛周期中达到竞技巅峰，因此其大周期会相对较长。而常规的年度训练计划（大周期）则通常围绕一年中的若干主要比赛进行规划。如果每年准备一项主要赛事，那么该年度的训练周期可划分为准备期、比赛期以及过渡期或恢复期。每个阶段均设置特定的目标。例如，准备期通常安排在赛季后或间歇期，训练重点一般是发展有氧能力、肌肉体积和力量耐力、基础力量以及力量/爆发力。恢复阶段一般会安排完全休息、主动休息或交叉训练，目标是进行恢复和再生，为下一个训练周期做好准备。

对于冬季和夏季都有重要赛事的运动项目（如田径和游泳），每个训练年度可划分为两个周期。集体项目周期训练计划的制订则更为复杂，将在下一节进行更详细的讨论。

非线性周期训练（Nonlinear Periodization）

波形周期训练（Undulating Periodization）或非线性周期训练是指训练负荷在每日和每周范围内进行频繁变化（Brown，2001）。训练负荷的变化是非线性周期训练中特别强调的（Issurin，2010）。经典的周期训练通常采用线性模式，即随着比赛的临近，逐步减少训练量，增加训练强度（Brown，2001）。非线性周期模式将训练周期划分为不同的阶段，每个阶段有特定的训练重点（如增加肌肉、力量或爆发力），通常在周期初始阶段采用大运动量、低强度训练，然后逐步过渡到小运动量、高强度训练。主要目标是最大限度地发展肌肉力量和爆发力（Haff，2004）。

版块周期训练（Block Periodization）

由于近年来运动员每年的比赛数量增加，在执行高度计划性的训练计划时存在困难，所以教练员开始使用版块周期训练的新方法。版块周期训练以2~6周的训练负荷安排为核心，目的是使体能和技术能力得到连续发展（García-Pallarés，2010）。加西亚-帕拉雷斯（García-Pallarés）等人关于版块周期训练的研究或许是周期训练最好的研究之一，成功地避开了前文列举的常见研究制约因素。该研究以世界级皮划艇运动员为研究对象，将传统周期训练与版块周期训练进行了对比。该研究显示，皮划艇运动员从传统周期训练转换为版块周期训练（采用5周为一个循环的较短周期）时，其训练量减少了一半。但在训练量大幅减少的同时，版块周期训练却取得了不亚于传统周期训练的效果，运动员进行板块周期训练时最大摄氧量的升高幅度与传统周期训练接近，划桨速度、最大输出功率和最大摄氧量强度对应的桨频则更高。

集体项目的周期训练

集体性运动项目在制订训练计划时存在很大的差异性，使教练员及力量和体能教练面临着独特的挑战。大多数集体项目的训练周期都包含一般准备期、专项准备期、赛前训练期和比赛期（通常需要持续整个赛季）。如何确定赛季比赛阶段的训练负荷是各项目共同的难题（Kelly & Coutts，2007）。集体项目在制订周期训练计划时常面临以下困难：

- 赛季持续时间较长。
- 训练目标经常是多重的。

- 需要协调专项训练与力量和体能训练。
- 同时进行技术和战术训练使训练时间受到限制。
- 比赛造成的生理压力会对训练造成影响。

我们以橄榄球联赛（相同的逻辑适用于其他运动）为例来对上述几方面问题进行具体说明。首先，国际水平运动员需要参加为期10个月的锦标赛或巡回赛。这意味着他们从赛季到季前赛只有两个月的过渡时间。国际级运动员的职业生涯一般为8～10年，但是如果在整个赛季中缺少时间进行一般性力量训练，将会对与职业寿命密切相关的身体能力造成负面影响。

橄榄球运动员需要拥有健壮而有力的身体，以抵御重复短时间高强度训练造成的疲劳，还需要具备较高的冲刺速度，并保持良好的技术水平和认知功能。要让运动员在赛季中同时保持这些能力会对训练师/体能教练的工作提出很高要求，而且他们往往需要与技术教练争夺运动员的训练时间。传统的周期训练模式显然不适用于这种情况。

训练师/体能教练在制订比赛间的周期训练计划时，还需要考虑对手水平、比赛的间隔天数、长途旅行参加比赛等因素（Kelly & Coutts，2007），以及赛季的不同阶段、比赛的重要性及队伍内部的队员轮换，此外还有球迷和球队赞助商的需求和期望。方方面面的需求叠加在一起，使得完成周期化训练任务成为一项持续的挑战！

监控运动耐受能力

监控运动员对训练产生怎样的反应，是有效实施周期训练计划必不可少的环节。高水平运动员的竞技能力需要多年运动训练和周密计划的积累才能实现。运动员可以凭借自身天赋达到一定的高度，但是要上升到更高的层次，则必须通过严谨且结构合理的训练才有可能实现。

运动员对训练负荷的承受能力存在很大个体差异。即使对于同一名运动员，在职业生涯的不同时期和训练周期的不同阶段，其运动表现与训练负荷之间的关系都可能存在差异。针对奥运会级别游泳运动员的研究显示，他们对特定训练量的反应不仅在不同的赛季之间存在差异，甚至在完成不同的训练课时也存在差异（Hellard，2005）。这项研究显示，对于高水平运动员而言，其运动表现的变化中大约仅有30%是由训练变量的变化所决定的（Hellard，2005）。这说明高水平运动员的训练计划需要高度个性化。一些运动员在训练负荷增加时容易受伤，在训练量较低时则反应良好；而另一些运动员则需要保持较高的训练量才能充分激发潜力。例如，在一项超长马拉松赛事（56千米）中，同等能力的参赛运动员的训练量可能相差4倍（Lambert & Keytel，2000）。

理想的情况下，每名运动员的训练负荷都应经过认真的个性化设计。要实现这一目标，需要监控运动员对训练计划的反应，并根据监控结果调控训练负荷。如果缺少经常性的训练监控，运动员过度训练或训练不足的风险就会增加。为了有效监控训练状态，以及时调整训练负荷，每次训练课后都应思考并回答以下问题（Lambert & Borresen，2006）：

1. 运动员对训练课难度的自我感觉是怎样的？
2. 训练课的难度如何？
3. 运动员在训练课后的恢复情况如何？
4. 运动员对于长期训练压力的应对情况如何？

这些问题的答案决定了教练员或训练师能否获得有效信息，以对训练计划是否需要调整作出明智决策。人们常说："没有数据，就无法进行管理"，这句话在这里尤为适用。

制订训练计划当然十分重要，但在每一天的实际执行中不可能完全照搬既定训练计划，而是需要根据运动员的实际情况作出调整。我们可以运用特定的工具来收集所需的信息，收集信息的全过程可能只需要若干分钟（Lambert & Borresen，2006）。

运动适应与疲劳的关系

史密斯在2003年进行的一项回顾性研究中，总结了为高水平运动员制订短期和长期训练计划时应当考虑的运动表现和训练要素。该综述还总结了高水平运动员的训练中常见的错误（Smith，2003）：

● 忽视恢复，在小周期和大周期的安排中存在问题，未将恢复很好地纳入日常训练课的计划中。

● 对运动员提出超出其能力的过高要求，对运动适应造成不利影响。

● 在运动员由于伤病而暂停训练后，重新开始训练时负荷增加过快。

● 同时进行大量的最大强度和次最大强度训练。

● 为耐力项目运动员安排的高强度训练的总训练量过高。

● 在复杂的专项技术或心理技能训练方面投入过多关注和时间，而没有给恢复和休息留出充足时间。

● 比赛安排过于频繁，对运动员的身体和心理有极高要求，并且使日常安排受到很大干扰，训练不足。

● 训练方法过于偏重特定方面，不够平衡。

● 由于期望过高或目标设置不当，运动员对教练员信任度不够，有可能导致反复出现竞技表现失常。

上述问题都与周期训练相关，都在某种程度上偏离了周期训练的基本原则。这些问题也可以通过运动适应-疲劳关系理论进行分析（Banister，1991；Chiu & Barnes，2003）。根据该理论，运动员是否能够取得良好的运动表现，取决于其完成训练课后在适应和疲劳两个方向上的状况（Plisk & Stone，2003；Morton，2001）。每次训练课结束后，运动员会出现运动疲劳状态，在训练刚结束时疲劳程度最高，然后随时间递减。训练课后另一个方向的变化是运动适应。运动适应是训练带来的正向作用，包括短期适应和长期适应。运动适应带来的良性改变会随时间递减。

在训练课结束后，由于运动疲劳消退的速度比运动适应快，使得竞技状态会逐步提高。这时将出现窗口期，在此期间运动表现呈提升状态（图3.1）。在运动员疲劳水平较高时安排大负荷训练显然是不合理的（除非这一计划故意诱导早期过度疲劳；Meeusen，2006）。如果采取措施尽可能降低疲劳程度或加速恢复，显然会对运动员产生益处，因为这将使其更快和更持久地提升训练和竞技表现（Barnett，2006）。

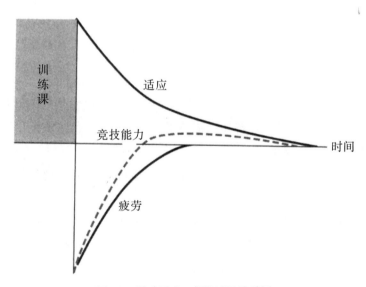

图3.1　运动适应-疲劳时间关系图

（Plisk and Stone，2003；Turner，2011；Banister，1991；Chiu & Barnes，2003.）

定期监控有助于教练员掌握运动员在各个训练阶段的运动适应-疲劳状态，并在必要时对训练计划作出合理调整。

实际应用

　　周期训练法是目前较为推荐的训练计划制订方法。周期训练法会对短期训练和长期训练制订系统的训练计划，采用不同的训练负荷，提供充分的休息和恢复，并将训练期分为大周期、中周期和小周期。年轻且经验不足的运动员可能受益于传统周期训练模式，而年龄较大且经验丰富的运动员可能选择版块周期训练法进行训练。无论使用什么模式，监控运动员对训练的反应及根据需要实时调整训练计划以确保其有效执行都非常重要。在训练后采取促恢复手段有助于运动员为后续训练做好更充分的准备，从而更好地提升竞技状态。

小结

　　采用周期训练计划有助于避免过度训练。周期训练并不是预先为所有运动员统一设计为期几个月的训练计划，然后一成不变地执行训练计划。真正的周期训练是设定训练计划的整体构架，并根据每名运动员的个体特点和需要设置训练量、强度和训练种类。训练计划中应当包含系统的恢复和再生训练（Haff，2004）。所有周期训练方案的共同主题包括：合理调控训练负荷从而避免训练过度单调，从一般性训练发展到专项训练，以及促进运动疲劳的消除（Turner，2011）。每日监控运动员对训练的反应是周期训练计划的一个重要组成部分。教练员需要根据监测结果对训练计划进行适当的调整。

第4章　主动恢复

扬·勒·默尔（Yann Le Meur）博士和克里斯托弗·豪斯沃斯（Christophe Hausswirth）博士

主动恢复是指在训练后出现疲劳的情况下继续进行亚极量训练，其目标是促进代谢和肌肉及心理层面的恢复，使运动员在连续比赛或训练时更好地将运动能力保持在较高水平。主动恢复可以作为训练课的一部分，也可以安排在训练课后的放松阶段进行。在进行这样的安排时，主动恢复的效果一般优于其他恢复方法，如牵拉或按摩。也可以在大强度训练课或比赛后的次日安排主动恢复。本章将围绕主动恢复展开讨论，并根据现有的研究数据评估其功效及应用方法。

恢复方法与间歇训练

许多体育运动的表现都取决于运动员再合成运动所需能量（三磷酸腺苷，ATP）的能力（Knicker，2011）。运动员的运动表现受到无氧和有氧代谢的影响，无氧和有氧供能的比例则由运动持续时间、运动强度以及运动类型（持续运动或间歇运动）决定（Gastin，2001）。例如，短跑等短时间高强度运动主要由无氧代谢供能，而长跑则更多依赖有氧代谢供能。许多运动项目的运动速度是变化的，需要由不同的能量代谢系统混合供能，无氧和有氧代谢都需要显著激活以供给运动所需能量（Gastin，2001）。例如，集体运动项目往往需要运动员在关键时刻进行反复的快速冲刺，并在冲刺间隔以较低的强度进行运动（Carling，2008；Gray & Jenkins，2010）。

提高无氧和有氧代谢系统的再生能力与若干运动能力的发展密切相关，如速度、耐力或重复高强度运动的能力。有多种方法可以提高能量代谢系统的再生能力，通常都以超负荷原理为基础。根据超负荷原理，运动员需要以最高水平进行重复运动，从而诱导所需的生理学适应，促进运动能力的提高（Issurin，2010；Laursen，2010）。间歇训练是提高运动能力的常用训练手段，将高强度训练与低强度训练交替进行，从而增加超最大强度（Supramaximal Intensities）训练的持续时间，并使与运动能力相关的生化和基因适应达到最大化。正因为如此，在进行间歇训练时，必须谨慎选择恢复的持续时间和方法（主动或被动），因为它会直接影响运动后的代谢反应及训练诱导的慢性生理性适应。

无氧能力与肌肉分解磷酸肌酸（PCr；Hirvonen，1987）和糖原供能的速度（或持续时间）有关，具体的供能情况取决于运动的强度和持续时间（Gastin，2001；Glaister，2008；Ward-Smith & Radford，2000）。能量代谢适应与能量再合成涉及的关键酶活性增强、肌细胞内能源物质储备增加及肌肉中疲劳相关代谢产物（H^+，Pi，ADP）的堆积减少有关（Ross & Leveritt，2001）。有多种训练方法能够诱导机体产生上述代谢适应，其中最常见的训练方法是进行短时间或长时间重复冲刺跑，同时控制每组间歇的方式和持续时间（Ross & Leveritt，2001）。研究表明这样的训练方法能够有效提高运动能力和诱导无氧代谢的积极适应（Cadefau，1990；Dawson，1998；Harridge，1998；Linossier，1993；McKenna，1993；Nevill，1989；Ortenblad，2000），不过也有研究并未发现任何显著效果（Allemeier，1994；Jacobs，1987）。

短时间重复冲刺训练

这种训练方法采用较短持续时间的重复冲刺跑（2~6秒），间歇可采取一般性休息或主动恢复。间歇时间可根据训练目标设置为10秒至2或3分钟。在进行此类训练时，ATP再合成主要通过无氧代谢实现。在进行3秒冲刺跑时，ATP储备、非乳酸性无氧代谢、乳酸性无氧代谢以及有氧代谢供能各占总能量供应的10%、55%、32%和3%（Spencer，2005）；而在进行6秒冲刺跑时，上述代谢供能的比例分别为6%、45%、41%和8%（Gaitanos，1993）。

若干研究显示，当通过口服肌酸使肌内PCr（磷酸肌酸）储量增加时，对冲刺跑成绩没有显著影响（Dawson，1995；Snow，1998），提示持续时间很短的全力运动成绩不取决于肌肉PCr储量。但也有研究显示，冲刺跑成绩的提高至少部分地与PCr储备消耗速度提高相关（Abernethy，Thayer & Taylor，1990）。希尔沃宁等（Hirvonen，1987）的研究显示，训练水平较高的短跑运动员（个人最快跑速：10.07 ± 0.13米/秒）在80米和100米比赛后PCr储备消耗程度高于训练水平较低的运动员（个人最快跑速：9.75 ± 0.10米/秒）。当间歇时间足以实现完全恢复时，重复进行短时间全力运动（<6秒）有可能提高PCr储备消耗速度，因为这样的训练会提高PCr储备在被耗尽后的恢复速度和反复以最大速度消耗PCr的能力（Dawson，1998）。这样的重复性全力运动有助于提高运动员的最大速度和加速能力。

肌肉PCr储备在全力运动时的消耗曲线呈指数型，在进行短时间重复冲刺训练时需要合理设定间歇时间和方式（主动恢复或被动恢复），从而确保PCr储备在被耗尽后能够完全恢复，以实现所需的训练效果。肌肉的PCr储量约为75~85 mmol/kg（新鲜肌肉），PCr生成ATP的速率可以达到9 mmol ATP·kg^{-1}·s^{-1}（Hultman & Sjoholm，1983）。如果按照这样的ATP转化速率，全力运动10秒后，肌肉PCr储备就可能被耗尽（Walter，1997）。从实际的运动测试的结果来看，10～12.5秒的全速冲刺跑会使肌肉PCr初始储备消耗约40%～70%（Hirvonen，1992；Jones，1985），而进行6秒的全力运动时，肌肉PCr储备的降低幅度则相对较小，为35%～55%（Dawson，1997；Gaitanos，1993）。从中可以看出，重复冲刺跑训练时组间恢复水平主要受PCr消耗程度和PCr再合成动力学影响。

运动后PCr再合成动力学具有指数型特征，可分为两个阶段，分别为最初的快速阶段和之后的慢速阶段。在最初25秒可以再合成50%的PCr储备，而完全恢复至运动前水平则需要5～8分钟（Harris，1976）（图4.1）。

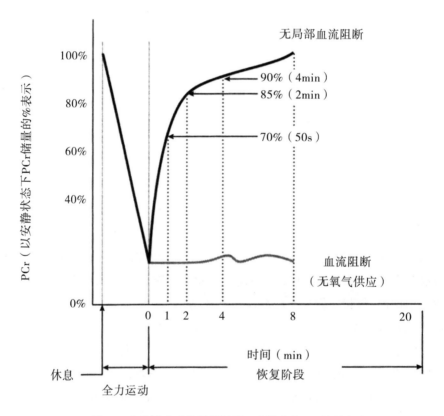

图4.1　全力运动后恢复期间股四头肌中的PCr的再合成

注：分为施加和不施加局部血流阻断两种情况。

（Harris，1976）

有若干研究讨论了影响PCr的再合成动力学的各种因素。通过总结这些研究的结果，发现PCr的再合成可归结为受有氧代谢决定（McMahon & Jenkins，2002）。

因此，影响PCr再合成的主要因素包括氧气供应〔为肌肉提供氧气可显著提高PCr再合成速度（Harris，1976；Haseler，Hogan & Richardson，1999）〕、有氧运动能力〔接受耐力训练的运动员再合成PCr速度更快（Buchheit & Ufland，2011；da Silva，Guglielmo & Bishop，2010；Yoshida，2002）〕及恢复种类〔被动恢复时再合成速度更快（Spencer，2006；Spencer，2008；Yoshida，Watari & Tagawa，1996）〕。例如，在跑台上进行6×4秒运动、间歇21秒的重复冲刺跑时，采用主动恢复法（约32% $\dot{V}O_2max$）时，股外侧肌中的PCr浓度较被动恢复时低（Spencer，2006）。因此研究人员认为，相对于被动恢复，主动恢复时可用于PCr再合成的氧气量减少（McAinch，2004；Spencer，2006；Spencer，2008），因为输送到肌肉氧气中有相当一部分要供主动恢复时的有氧运动使用。杜邦等（Dupont，2004）的研究支持这一假设，实验结果显示采用主动恢复（而不是被动恢复）时肌肉氧合水平较低。

上述研究结果表明，为了提高运动员重复进行短时间（<6秒）全力运动的能力，最好采用被动恢复法并留出足够的间歇时间，以实现全面恢复。对于有一定训练基础的受试者，30秒的被动恢复足以使其有能力高质量的完成不少于40次的15米重复冲刺跑（Balsom，1992b）。而在40米重复冲刺跑中，间歇时间应不少于2分钟，才能保证高质量地完成训练任务（Balsom，1992a）。在训练实践中，教练员可通过运动员完成此类训练时的成绩变化来判断间歇安排是否合适。重复冲刺跑时成绩下降表明运动员在运动间歇时没有得到完全恢复，使得能量代谢在随后的运动中发生改变（Balsom，1992a）。

对于很多运动项目而言（如集体球类项目或持拍球类项目），重复全力运动比一次全力运动更能反映运动能力（Carling，2008；Gray & Jenkins，2010）。研究显示，室外运动项目（如曲棍球、英式橄榄球和足球）中一次高强度运动的持续时间从4秒到7秒不等（Bangsbo，Norregaard & Thorso，1991；Carling，2008）。此类项目中高强度和低强度运动时间的比例对于恢复较为有利，但是运动员赛后仍会表现出重复性全力运动表现的下降，这表明发展多次全力运动能力对这类运动项目具有重要意义（Spencer，2005）。

在未完全恢复状态下重复进行冲刺跑时，成绩会出现下降，研究显示这种情况下能量代谢的变化与持续性全力运动相比存在差异，即使这两种训练的总运动时间相同时，各种相关代谢途径生成ATP的比例仍然存在差异（Glaister，2005；Spencer，2005）。盖塔诺斯等（Gaitanos，1993）比较了在跑台上进行10次全力冲刺（间歇采用30秒被动恢复）时ATP储备供能、PCr供能和糖酵解供能比例的变化。比较第1次和第10次冲刺跑，他们观察到糖酵解供能比例从44%降低至16%，在最后一次冲刺跑时7名受试者中甚至有4名糖酵解供能比例降至0。与此同时，PCr供能在总体无氧供能中的比例从50%增加至80%。这些结果在后续研究中得到验证，说明在间歇时间较短的冲刺跑训练中，相关代谢环境的变化导致糖酵解逐渐受到抑制（Gaitanos，1993；Parolin，1999；Putman，1995）。产生这一现象的原因尚未确定，可能的影响因素包括糖原储备减少、细胞中pH值降低或柠檬酸盐堆积引起磷酸果糖激酶活性降低等。上面所列举的研究数据表明，要提高重复完成最大强度运动的能力，需要增强PCr再合成和外周氧气摄取能力（Bishop & Spencer，2004；Glaister，2005）。

要实现上述生化适应，有多种训练方法可供选择（Spencer，2005），这些训练方法大部分采用短时间重复冲刺跑（5~15次，每次3~6秒），并采用较短的间歇时间（10~30秒）进行主动恢复（Buchheit & Mendez-Villanueva，2010；Glaister，2008；Hunter & O'Brien，2011；Spencer，2005）。此类训练方案所采用的运动方式和间歇时间决定了PCr在训练过程中无法实现完全再合成。而且间歇时主动恢复所采用的亚极量运动会减少供应PCr再合成的氧气量。这就使得PCr储备在训练过程中会出现递减，而有氧代谢生成ATP的比例则逐渐升高。因此，这类训练方法会促使多种供能方式参与ATP再合成，相关的ATP再合成途径在训练过程中会被普遍激活（Gaitanos，1993）。

长时间重复冲刺训练

从上文列举的研究结果可以看出，短时间全力运动（<6秒）时非乳酸性无氧供能系统在ATP再合成中占很大比例，而且糖酵解供能的活跃时间相对较短。荟萃分析显示，当进行10秒至1分钟的全力运动时，乳酸性无氧代谢（糖酵解）成为ATP再合成的主要供能系统（Gastin，2001）。研究显示，15秒全力运动时，无氧供能和有氧供能的比例分别为88%和12%（Medbo，Gramvick & Jebens，1999）；30秒全力运动时，无氧供能和有氧供能的比例分别为73%和27%（Medbo & Tabata，1993）；全力运动超过75秒时，有氧供能成为主要的能量来源，尽管在3000米跑步中，训练有素的运动员糖酵解供能的比例仍然可以占到15%（Duffield，Dawson & Goodman，2004，2005）。

由此可见，发展糖酵解供能能力对于很多运动项目而言是一项首要任务。研究显示，与糖酵解能力相关的代谢适应主要与缓冲能力提高有关——缓冲能力是指超最大强度训练（Supramaximal Exercise）引起H+离子堆积时肌肉对抗pH值降低的能力（Juel，1998；Parkhouse & McKenzie，1984；Ross & Leveritt，2001）。其他研究也显示，长距离冲刺跑可导致糖酵解关键酶的活性增加（Cadefau，1990；MacDougall，1998；Parra，2000；Roberts，Billeter & Howald，1982），但是如何用这种适应性变化解释运动能力的变化仍然存在争议（Ross & Leveritt，2001）。此外，冲刺跑训练对于增加肌糖原储备的影响也存在争议，目前仍然缺少科学证据证明这种适应性变化与糖酵解运动能力存在关联（Ross & Leveritt，2001）。

鉴于短时间重复冲刺跑期间糖酵解供能比例逐渐减少（Gaitanos，1993），因此发展糖酵解能力最常采用的训练方式是长时间重复冲刺跑，运动持续时间为20秒至2分钟，进行间歇式运动（Dawson，1998；MacDougall，1998；Putman，1995）。这种训练的目标是提高肌肉对抗代谢物堆积（尤其是H⁺、Pi、ADP）的能力以及在长时间超最大强度训练中对上述代谢紊乱的承受能力，从而提高运动员的无氧运动能力。此类训练的间歇方式通常采用主动恢复，间歇时间随着高强度运动累计时间（＞2分钟）的延长而相应增加，以使运动员在训练过程中能够达到和保持目标强度。主动恢复有助于加快代谢物的清除速度，从而使内环境稳态更快得以恢复（更多信息参见本书有关主动恢复的内容）（Dupont，2007；Roberts，Billeter & Howald，1982）。在进行此类训练时，主动恢复可以加速内环境稳态的恢复，并减少运动开始后氧债的积累（Dupont，2007）。正因为如此，它能够在更大程度上调动有氧代谢。被动恢复则有助于PCr再合成及血红蛋白和肌红蛋白再氧合，并使氧债增加，从而促使无氧代谢在训练过程中更多地被调动（Dupont，2007）。

恢复方法与有氧能力的发展

最大摄氧量代表在海平面海拔高度进行运动时可能达到的最高水平的氧气消耗。它是决定耐力运动能力的重要因素。因而，在有氧运动中取得良好成绩需要具备较高的最大摄氧量水平（Joyner & Coyle，2008）。有关提升和保持最大摄氧量水平的方法有大量研究（Billat，2001a，b；Laursen & Jenkins，2002）。其结果显示，对于有一定训练经验的运动员，进行＞90%最大摄氧量$\dot{V}O_2max$强度的间歇训练有助于提高有氧能力。

间歇训练由交替进行的高强度训练和被动或主动恢复期组成。与持续运动至力竭相比，在高强度运动中设置间歇，可以增加运动员维持高强度运动的累计时间。因此，间歇时间和方式（主动恢复或被动恢复）会显著影响间歇训练的生物能量学反应。很多训练师和研究人员建议在进行短时间高强度重复运动时采取主动恢复，这样有助于将训练时的摄氧量保持在较高水平，并且能够促进内环境稳态的恢复（消除乳酸和氢离子），从而有能力将高强度运动维持更长时间。

有若干研究对这一假设进行了验证，一般采用不少于30秒的运动间歇时间（Dorado，Sanchis-Moysi & Calbet，2004；Thevenet，2007）。例如，多拉多等（Dorado，2004）对比了在4组运动之间使用不同恢复方法（以20%最大摄氧量蹬车放松、牵拉放松或被动恢复）的影响，4组运动均采用递增负荷至110%最大功率并全力运动至力竭的方式，组间歇分别以上述几种方法恢复5分钟。研究结果显示，与其他两种恢复方式相比，采用主动恢复时，总体运动时间增加了3%～4%，有氧供能比例增加了6%～8%。其原因可能在于主动恢复时氧气摄取加快及峰值摄氧量更高，尽管该研究没有观察到三种恢复条件下有氧能量供应之间的差异。

另一方面，当恢复时间较短时（5～15秒），采用主动恢复或被动恢复对于接近最大摄氧量（>90% $\dot{V}O_2max$）时的运动持续时间没有显著影响（Dupont & Berthoin，2004）。相关研究显示，在以120%最大有氧速度（Maximal Aerobic Speed，MAS）进行15秒运动、15秒间歇的重复性运动时，采用被动恢复时总运动时间较长、高强度运动时间比例相对较低（总运动时间745秒，其中>90% $\dot{V}O_2max$ 强度运动的比例为43%），采用主动恢复时高强度运动时间比例相对较高，但总运动时间较短（总运动时间445秒，其中>90% $\dot{V}O_2max$ 强度运动的比例为64%）。因此，以提升有氧能力为目标的"短时间运动+短间歇"模式（如15秒运动+15秒间歇）的训练最好采用被动恢复。事实上，此类训练的运动–间歇模式决定了运动速度的变化相对频繁，心率随运动强度上升的速度相对滞后，外周氧气摄取量与运动表现的关系更为密切。

主动恢复和重复性运动时的运动表现

许多项目的运动员由于赛事安排，必须在较短的时间中连续进行比赛。如柔道和游泳运动员常常需要在一天完成多场次比赛，比赛间的恢复时间有时甚至不足30分钟。还有一些运动项目采用锦标赛或资格赛的模式，比赛时间可能持续几周，比赛日和赛间恢复贯穿整个比赛期。如网球大满贯赛事的冠军需要在比赛期间赢得7场比赛，最多时可能需要在2周内进行5场比赛；而足球世界杯上成绩最好的参赛球队需要在近1个月的比赛期内每周进行2场比赛。在这种情况下，恢复必然会对比赛表现产生重要影响，而且通常越是接近赛事结束阶段，比赛的难度通常会更大。运动员通常会在比赛结束后及次日采取主动恢复，但是目前相关研究的结果尚未充分证明此类恢复方式的优势。

回到参考表现水平

许多研究比较了恢复方式（主动或被动恢复）对重复最高表现能力的影响。结果显示，主动恢复对竞技能力的维持有积极影响，但是研究中所使用的运动方案大多与真实的比赛存在差异。表4.1总结了目前较贴近高水平比赛真实情况的研究的最新成果。

表4.1 主动和被动恢复对运动能力的影响

运动项目	运动测试方案	测试间隔时间	主动恢复手段	恢复后运动表现		显著性
				被动恢复	主动恢复	
游泳 （Greenwood，2008）	全力完成200米自由泳	10分钟	乳酸阈强度运动10分钟	116秒	112.4秒	显著性差异，主动恢复具有积极影响
艺术体操 （Jemni，2003）	奥林匹克循环（6个部分）	每个部分之间10分钟	5分钟被动恢复，之后为5分钟主动恢复（自行控制）	得分38.39	得分47.28	显著性差异，主动恢复具有积极影响
柔道 （Franchini，2003）	5分钟自由对战	15分钟	以70%无氧阈强度跑步15分钟	上肢Wingate运动试验：570W	上肢Wingate运动试验：571 W	没有显著性差异
柔道 （Franchini，2009）	5分钟自由对战	15分钟	以70%无氧阈强度运动15分钟	3/8（胜/负）	9/4（胜/负）	只有一名柔道运动员在采取主动恢复时胜负结果具有显著性差异（主动恢复产生积极影响）。上肢Wingate运动试验以及柔道专项体能测试则无显著性差异。
攀岩 （Heyman，2009）	持续攀岩直到完成6-b级线路（约8分钟）	20分钟	以30～40瓦的功率双腿蹬车20分钟（伴随肱动脉循环增加）	路线时限：预试值的−28%	路线时限：预试值的−3%	显著性差异，积极影响
自行车 （Monedero & Donne，2000）	5000米计时赛（约6分钟）	20分钟	50% $\dot{V}O_2max$ 强度	+9.9秒	+2.3秒（主动恢复+按摩）	只有当主动恢复与按摩结合时具有显著性差异，积极影响
自行车 （Thiret，1993）	4次定时运动（每次约2分钟）	20分钟	手摇或脚蹬式功率车	恢复前后运动测试表现出显著降低	恢复前后运动测试表现未出现显著降低	显著性差异（无论使用手臂或双腿进行恢复），积极影响

（续表）

运动项目	运动测试方案	测试间隔时间	主动恢复手段	恢复后运动表现		显著性
				被动恢复	主动恢复	
跑步（Coffey, Leveritt & Gill, 2004）	130% MAS 运动至疲劳 +15分钟被动恢复 + 100% MAS运动至疲劳	4小时	50% MAS运动15分钟	400米+2.9秒，1000米+4.8秒，5000米+16.7秒	400米+2.7秒，1000米+2.2秒，5000米+1.4秒	无显著性差异
室内五人制足球（Tessitore, 2008）	室内五人制足球比赛（1小时）	6小时	8分钟慢跑、8分钟交替步行/侧跳、4分钟牵拉（两种方式：正常放松和水中慢跑）	CMJ：−2.3% 弹跳高度：−1.2% 10米冲刺跑时间：+1.7%	CMJ：−2.0% 弹跳高度：+0.0% 10米冲刺跑时间：+1.7%	CMJ测试、弹跳和10米冲刺跑成绩无显著性差异
自行车（Lane & Wenger, 2004）	18分钟全力运动	24小时	30% $\dot{V}O_2$max 强度运动15分钟	−2%	运动成绩未下降	恢复影响不显著
篮网球（King & Duffield, 2009）	模拟比赛	24小时	40% $\dot{V}O_2$max强度跑步15分钟	5×20米冲刺跑成绩下降2.3%，纵跳高度下降0.8%	5×20米冲刺跑成绩下降0.0%，纵跳高度下降1.6%	无显著性差异
足球（Andersson, 2008）	足球比赛（90分钟）	72小时	45% $\dot{V}O_2$峰值强度蹬车20分钟，30分钟循环训练<50% 1RM，45% $\dot{V}O_2$峰值强度蹬车10分钟	20米跑+0.02秒，纵跳：−0.9厘米	20米跑+0.01秒，纵跳：−1.3厘米	CMJ测试、20米冲刺跑及比赛后5小时、21小时、45小时、51小时和69小时最大力量均无显著性差异

注：上表总结了有关主动恢复和被动恢复对运动能力的影响的研究结果。表中所列研究按照恢复前后两次运动测试间隔的时间长度排序。从这些研究可以看出主动恢复的收益主要取决于前后两次运动间隔的时间以及运动类型。

MAS：最大有氧运动速度。

CMJ：下蹲跳（Counter movement jump）。

如表4.1所示，当前后两次运动测试的间隔时间较短时（10～20分钟），主动恢复对于运动能力的保持似乎更具有积极影响（Franchini，2009；Franchini，2003；Greenwood，2008；Heyman，2009；Thiriet，1993），而当运动间隔几小时至几天时，主动恢复则似乎没有任何显著作用（King & Duffield，2009；Lane & Wenger，2004；Tessitore，2007）。

此外，海曼等（Heyman，2009）的研究，涉及大肌群的主动恢复较有利于运动能力的保持，包括不涉及相同肌群的运动（例如，攀岩相关的运动疲劳主要与上肢重复性等长收缩引起的前臂肌肉暂时性局部缺血有关，攀岩运动员可以采用下肢蹬车运动进行主动恢复）。格林等（Green，2002）的研究显示，进行下肢蹬车运动可引起上肢局部血流增加。这对于涉及持续抓握动作的项目（如攀岩、柔道和帆板）可能较有意义。

由表4.1总结的研究结果可以看出，主动恢复对包含较高无氧比例的运动具有积极影响（Franchini，2009；Franchini，2003；Greenwood，2008；Heyman，2009；Thiriet，1993），因为此类运动的疲劳与肌肉和血液中代谢物堆积有关（Knicker，2011）。进行短时间（10～20分钟）的主动恢复可使运动员在进行此类运动后更快地恢复内环境稳态。

恢复内环境稳态

大部分关于主动恢复对重新实现内环境稳态及降低肌肉疲劳的作用的研究都把关注重点放在了乳酸清除上。这些研究普遍发现，与被动恢复相比，采用主动恢复时，乳酸回到安静水平的速度更快（Ahmaidi，1996；Belcastro & Bonen，1975；Choi，1994；Gisolfi, Robinson & Turrell，1966；Greenwood，2008；Hermansen & Stensvold，1972；Stamford，1981；Taoutaou，1996；Watts，2000）。在运动后保持次强度最大运动可使运动肌群的乳酸代谢显著增强，有效增加乳酸氧化（Bangsbo，1994）。与被动恢复相比，主动恢复可使乳酸更快恢复到安静值。

还有不少研究尝试通过研究运动后的乳酸变化来确定主动恢复的最佳运动强度。但是根据这些研究的结果所提出的主动恢复运动强度的建议存在很大差异，从25%到63% VO_2max不等（Boileau，1983；Bonen & Belcastro，1976；Dodd，1984；Hermansen & Stensvold，1972）。根据这些研究，恢复的最佳强度与运动员的最大氧气消耗能力相关，而乳酸生成与运动强度之间则呈非线性关系。因此新近的研究用次最大强度的百分比来确定主动恢复的运动强度，并得到了更为一致的研究结果。这些研究认为，无氧阈强度是乳酸清除效率最高的强度（Baldari，2004，2005；Greenwood，2008；Menzies，2010）。有趣的是，孟席斯等（Menzies，2010）的研究显示，有训练经验的运动员在进行自主强度的主动恢复时，所选择的运动强度接近于这一目标强度（无氧阈强度）。

若干研究表明，与被动恢复相比，主动恢复还能够使内环境pH值更快地恢复至安静水平（Fairchild，2003；Yoshida，Watari & Tagawa，1996）。由此可见，主动恢复似乎有助于减少运动所引起的酸中毒在外围和中枢产生的不良影响，从而使神经肌肉系统在随后的运动中能够更好地保持功能。宫本（Miyamoto，1998）认为主动恢复引起静脉回心血量提高，从而有助于内环境稳态更快恢复。由于乳酸根从肌肉向血液中运输时需要由H^+离子进行协同运输，而主动恢复能够提高局部血流速度，因此有助于肌肉在运动后更快回到内环境稳态。

根据目前所能查找到的研究文献，只有吉田等（Yoshida，1996）研究了无氧运动后进行次最大强度运动对细胞内无机磷酸盐（Pi）浓度变化的影响。Pi的堆积可能扰乱肌肉收缩机制（Allen，Lamb & Westerblad，2008）。这项研究还分析了肌肉内H^+和Pi浓度峰值在运动和恢复期的影响因素。事实上已有若干研究显示，与运动时pH动力学相关的Pi峰值有两个（Laurent，1992；Mizuno，1994）：一个出现在运动阶段，另一个出现在恢复阶段。第一个峰值源于运动开始时磷酸肌酸（PCr）储备的大量消耗。第二个峰值出现在被动恢复期间PCr被消耗时，因为这时需要进行ATP再合成以恢复细胞内环境稳态，而此时内环境pH值仍然较低，糖酵解受限，因此需要依靠PCr合成ATP。不过吉田等（Yoshida，1996）认为，这一现象可以通过采取主动恢复而得到显著改善。主动恢复可改善肌肉的氧气供应，有利于更快地回到静息pH水平，使糖酵解途径重新被激活，从而减少恢复期间的Pi积累。从中可以看出，通过保持充足的局部血流，主动恢复可能有助于消除运动期间堆积的代谢产物。

肌糖原再合成

恢复方法对肌糖原再合成的影响是另一个重要的问题。有研究显示，被动恢复可加快再合成速度（Bonen，1985；Choi，1994；Fairchild，2003），但还有一些研究没有观察到主动和被动恢复之间的显著性差异（Bangsbo，1994；McAinch，2004；Peters Futre，1987）。不过其中有两项研究使用的恢复时间可能不够充足，分别为10分钟（Bangsbo，1994）和15分钟（McAinch，2004）。博南等（Bonen，1985）的研究中还为运动员提供了促进恢复的营养措施（运动后即刻补充1.2克糖/千克体重，4～6小时后每小时补充1.2克糖/千克体重）。其他研究则没有向运动员提供碳水化合物。

就能量代谢而言，主动恢复对于每天需要进行多次训练或比赛的运动员可能是不利的。糖原储存的重复调动及比赛压力导致的基础代谢增加实际上可能显著消耗糖原储备，并对运动表现造成不利影响。因此，最佳的策略是当两次运动的间隔时间小于30分钟时采取主动恢复，当间隔时间较长时则可采用被动恢复，并通过促恢复饮料补充所需营养（补水和营养策略参见第7章和第8章）。

单次运动后的恢复

在重要的训练课或比赛结束后，通常采用主动恢复，具体方法是在训练课或比赛后即刻乃至随后的几天时间内保持低强度运动。这种恢复手段一般被认为是一种逐渐的放松，在此期间运动强度逐渐降低，常采取的运动方式是中等强度运动（跑步、功率自行车、游泳）10~30分钟。尽管在实际训练中经常被使用，但是关于这种恢复方法的作用的研究并不多。大多数训练师推荐使用这一方法是因为它有助于促进能量代谢的恢复（回到安静状态）、加速肌肉恢复（降低延迟性肌肉酸痛的严重程度）或促进训练后的心理解联（放松）。

对能量代谢的作用

对于能量代谢而言，高强度运动后进行主动恢复可以加速代谢物的消除及恢复肌肉和血液内环境稳态的进程（Ahmaidi，1996；Belcastro & Bonen，1975；Choi，1994；Gisolfi，Robinson & Turrell，1966；Greenwood，2008；Hermansen & Stensvold，1972；Stamford，1981；Taoutaou，1996；Watts，2000）。由于运动引起的生化紊乱会激活对代谢敏感的 Ⅲ 型和 Ⅳ 型传入神经，从而增加运动难度（Gandevia，2001），所以合理的逻辑推论是训练后进行主动恢复比单纯休息更有助于保持良好的精神状态。有若干研究支持这种假设，认为采用主动恢复较被动恢复更有助于感知能力的改善（Suzuki，2004）。不过其长期收益似乎存在疑问，因为一般在运动结束后不到1小时，血液和肌肉代谢物的水平就会恢复到基础水平，即便采用被动恢复也是如此（Baldari，2004，2005）。

肌肉损伤修复

主动恢复被认为有助于促进肌肉损伤的修复，因为它能够增加肌肉局部血流，从而促进肌细胞受损结构的清理，并有助于改善损伤组织所需的营养物质运输，从而加快肌肉再生（Ballantyne，2000；Hedrick，1999；Mitchell-Taverner，2005）。然而，有关这一问题的研究结果并未充分证明该假设。一些研究报告了主动恢复对减少肌肉损伤的积极影响（Gill，Beaven & Cook，2006），但也有研究并未发现任何显著影响（Andersson，2008；Martin，2004），甚至有研究表明它可能使肌肉恢复延迟（Sherman，1984）。不过吉尔等（Gill，2006）的研究显示，英式橄榄球比赛后立即进行主动恢复（以150W进行功率自行车运动7分钟）可降低肌酸激酶（CK）水平。但该研究采用的CK测定方法（经前臂皮肤取样进行测量）尚未经过验证。铃木等（Suzuki，2004）表示，英式橄榄球比赛后立即进行主动恢复，在比赛后48小时对肌肉损伤没有影响。马丁等（Martin，2004）比较了导致显著损伤的剧烈离心运动4天后以50%最大摄氧量跑步30分钟及进行被动恢复的影响。他们的结果显示，恢复方法对自主用力或电刺激时的最大力量没有显著影响。同样，安德森等（Andersson，2008）观察到，国际球员在足球比赛后24小时和48小时进行主动恢复对肌肉疼痛感知或肌肉损伤生化标记物（CK、尿素、尿酸）没有显著影响。近来的一项研究（King & Duffield，2009）显示，无论是否在赛后以低强度（40% $\overset{\bullet}{V}O_2max$）跑步20分钟，无挡板篮球运动员在比赛后24小时感知到的肌肉疼痛水平类似，从而验证了前述研究的结果。此外，采用冷水或冷热交替浸泡时，恢复情况明显改善。

最后，舍曼等（Sherman，1984）的研究显示，马拉松赛跑后以低强度（50% $\overset{\bullet}{V}O_2max$）跑步20~40分钟可使下肢运动能力恢复基准水平。而且比赛1周后，赛后继续训练的跑步运动员和在相同时间进行被动恢复的对照组之间存在显著差异。

综上所述，主动恢复似乎不能减少运动相关机械劳损或氧化应激引起的肌肉损伤（Barnett，2006）。在进行造成显著下肢肌肉损伤的运动后，有建议认为最好避免再进行跑步类运动，因为这有可能延长肌肉再生所需的时间（Sherman，1984）。而自行车、游泳、水中慢跑等对体重提供支撑的运动可能更适合作为恢复性运动。

免疫反应

一些关于免疫应答的研究表明，高强度训练后进行主动恢复，对运动后免疫防御具有积极影响，这样的结果似乎有些出人意料（Wigernaes，2000；Wigernaes，2001）。这些研究显示，在训练结束后继续进行低强度有氧运动（以50% $\overset{\bullet}{V}O_2max$强度运动15分钟）可改善运动后白细胞数降低的情况，白细胞数量降低与剧烈运动后免疫防御降低相关。因此对于承受高训练负荷的运动员，主动恢复可能有助于降低运动员的感染风险（Walsh，Gleeson & Shephard，2011）。不过目前仍然有待更多研究对这一推论加以验证，并进一步揭示免疫和主动恢复之间的关系。

实际应用

　　当重复进行全力运动或比赛的间隔时间较短时（<30分钟），应当采取主动恢复，因为它有助于加快恢复内环境稳态的进程。因此涉及大肌群运动时，主动恢复通常对在相对较短的时间内恢复运动能力具有积极作用。与此相反，当最大强度运动之间的恢复期较长时，以次最大运动强度运动进行主动恢复并没有显著的益处，最好选择其他策略促进恢复，包括休息、按摩或冷水浴等。此外，运动后还应尽快进行营养补充，从而填充糖原储备。

我们讨论的是恢复还是训练？

　　从以上研究结果可以看出，在训练结束时或次日进行主动恢复的预期益处尚未得到充分的科学证据的支持（参见表4.1）。不过，主动恢复在训练实践中是训练师和运动员所广泛采用的方法。我们的看法是，根据现有实验数据，在比赛或大强度训练后进行次最大强度运动实际上可能是一种继续运动而不增加疲劳的训练方法，而并不是一种真正能够加速恢复的方法。塞勒等（Seiler，2007）表示，耐力运动员进行低强度运动（60% VO_2max）基本不会对自主神经系统产生影响，甚至在持续低强度运动几小时的情况下也是如此。最近的研究表明，持续一定时间的低强度运动可促进与有氧能力相关的基因的表达。大运动量训练可通过肌肉重复性收缩激活相应的信号通路：肌细胞质Ca^{2+}浓度升高，激活钙调素依赖蛋白激酶（CaMK），再进一步激活PGC-1α（过氧化物酶体增殖活化受体r辅助活化因子1α）信号通路，引起支持耐力表现的肌肉因子表达（线粒体数量增加、毛细血管增生、氧化代谢增强）；而高强度训练则产生伴随高速能量消耗的肌肉收缩，ATP大量转化为ADP，激活AMPK（腺苷酸活化蛋白激酶）级联反应，进而通过PGC-1α信号通路引起相应的基因表达（Coffey & Hawley，2007；Laursen，2010）。未来的研究方向之一应该是更深入地探索这些适应机制，并且使我们能够更好地了解与低强度运动（包括主动恢复）相关的慢性生理反应。因此，训练后的中低强度运动究竟应该算作主动恢复还是持续训练？这是个仍然有待回答的问题。

小结

间歇训练期间的恢复方式会直接影响运动代谢反应，具体情况分为以下几种：

● 短时间最大速度冲刺跑（<6秒）间歇采用被动恢复有助于磷酸肌酸再合成（和运动能力的维持），而主动恢复会减少磷酸肌酸再合成所需的氧气供应。

● 长时间冲刺跑（>20秒）间歇采用主动恢复可加速内环境稳态的恢复进程，并减少训练继续进行时的氧债积累。

● 在采用较长间歇（≥30秒）以提升最大摄氧量水平的间歇训练中，主动恢复会提高氧气摄取量和速度，从而增加有氧供能比例。与此相反，当采用较短的间歇（5~15秒），无论采用被动恢复还是主动恢复，维持最大摄氧量强度运动的时间并无显著差异。

● 如果需要在短时间间隔内（<30分钟）进行连续比赛时，应采取主动恢复以加快内环境稳态的恢复进程。但当最大强度运动之间的恢复期较长时，进行次最大强度运动（主动恢复）则没有明显的益处。

第5章 恢复与心理

皮埃尔-尼古拉斯·勒米尔（Pierre-Nicolas Lemyre）博士和琼·富尼耶（Jean Fournier）博士

以及：克里斯托弗·豪斯沃斯（Christophe Hausswirth）博士和杰-弗朗索瓦·托尔桑特（Jean-Francois Toussaint）博士

在运动心理学领域，直接针对恢复的益处所进行的研究相对较少（Kellmann & Kallus，2001），因为恢复通常被当作生理学议题。恢复（Recovery）一词在运动心理学中常用来表示损伤后的逐渐康复（Brewer，2003），或者用于运动员描述自身进行休息的时段或时期（Gustafsson，2007）。

运动心理学领域的研究文献通常沿袭心理学的普遍趋势或习惯。这使得传统的运动心理学研究主要涉及的是运动的消极方面。关于焦虑、压力或注意力等心理学问题的研究数量远多于有关良好运动表现（如最佳竞技状态）的相关因素或特征的研究。有关恢复的运动心理学研究也呈现这种状况。本章内容基于现有的运动心理学文献，因此会有大量内容涉及大负荷训练的消极影响。

目前主流的看法是高水平运动员正面临越来越严苛的要求（Holt，2007）。运动心理学研究显示，施加在竞技项目运动员身上的压力会导致对运动的投入程度降低及心理倦怠水平升高（Gould & Dieffenbach，2003）。弗罗伊登伯格（Freudenberger，1980）将心理倦怠（Burnout）定义为一种综合征，是一种由心理和生理症状导致自尊水平降低，并进而产生幻灭感（Disillusionment）的心理状态。目前普遍接受的观点是过度训练或训练不当且参加太多比赛的运动员还经常承受来自父母、亲友和教练员的压力。可以从运动表现、健康和幸福感等方面观察到这些影响（Schaal，2011）。

然而，过度训练、大负荷运动和恢复的心理学尚未得到广泛研究（Goodger，2007）。只有两期运动心理学特刊（the Journal of Applied Sport Psychology，1990；the International Journal of Sport Psychology，2007）针对心理倦怠议题进行了集中讨论。由于关于训练与恢复的心理学研究数据相对较少，因此要进行相关的总结存在困难。

基于上述原因，我们选取了三种新近的研究方向对恢复问题展开讨论，这三种研究方向都使用生物学指标，并以心理学为基础。第一种由克尔曼（Kellmann）提出，这是这三种研究方向中唯一直接讨论恢复问题的。他认为恢复不足（Underrecovery）对运动员产生的负面影响比压力本身的影响更大（Kellmann，2002），因此真正给运动员造成麻烦的并不是过度训练，而是恢复不足。第二种研究方向强调与运动倦怠风险相关的动机的重要性（Lemyre，Roberts & Stray-Gundersen，2007）。由于运动员在负荷过大或过度渴望获胜时，可能面临训练难度过大、失去动机而放弃运动，因此，动机问题（或者说是动机不足问题，因为我们讨论的是不适应时的动机模式）对于理解这种情况和制定恢复策略至关重要。第三种研究方向重点关注运动员对自身运动项目的投入（engagement）程度，而不是运动倦怠本身。此类研究将动机模式等可能导致倦怠的问题作为研究基础，因为当运动员的动机模式存在问题时，从事时间长、频次高的训练可能导致倦怠。这个方向的研究更多专注于应对运动倦怠（Raedeke & Smith，2001）的积极心理学方法（Seligman & Csikszentmihalyi，2000）。对运动承诺（commitment）及其影响因素的研究可能成为下一阶段研究的兴趣点，因为理论上运动承诺有可能对抗运动倦怠，因此关于运动承诺和运动倦怠的研究有可能成为硬币的一体两面。本章末尾提供了法国国家体育运动学院（National Institute of Sport, Expertise and Performance，INSEP）目前在多学科研究中使用的运动恢复的心理学评估工具。

恢复不足造成的影响

克尔曼模型（Kellmann Model；Kellmann，2002）建立在运动员应激-恢复问卷（Recovery-Stress Questionnaire For Sport，RESTQ-Sport）的基础上，该问卷可用于筛查恢复不足的运动员。RESTQ-Sport问卷是一种训练后心理随访，可以用来纵向评估运动员的压力应激和恢复状况。该问卷中针对运动恢复制定的量表（见下页量表中的条目16~19）涉及体力情况、与队友的关系、自信和动机水平。

这份调查问卷可筛选在一定训练负荷强度下应激恢复不足的运动员。克尔曼理论认为运动恢复的重点不在于降低训练负荷水平，而是提高恢复的质和量。克尔曼重点关注运动恢复与情感和社会关系的联系，并通过特定分量表进行评估。社交、远足以及和朋友共度时光可缓解大负荷训练的压力。此类心理恢复可能是有益的，当然前提是不因为此类活动而发生影响生理恢复的事件（如过度饮酒或熬夜）。根据克尔曼的理论，早期心理干预可以帮助运动员更好地管理训练压力，有助于避免恢复不足或过度训练。除此之外，他还建议在年度训练计划中安排若干次的恢复活动或者运动强度较低的活动（如休闲性网球、高尔夫比赛或看电影）。

RESTQ-Sport问卷会对测试前3昼夜的压力和恢复事件的频率进行评估。压力分量表分数较低表示压力水平较低，而恢复分量表分数较高表示恢复良好。该问卷由19个分量表、76个问题组成。

RESTQ-Sport量表

7个一般压力分量表

1. 一般压力。该分量表中分数较高的研究对象形容自己感到有压力、沮丧、不平衡和无精打采。

2. 情绪压力。该分量表中的高分数与焦虑、压抑、易怒和受侵害感相关。

3. 社会压力。分数较高表示高度紧张状态（可能产生冲突且高度情绪化）、容易对别人生气和缺乏幽默感。

4. 冲突/压力。分数较高者在过去3天有冲突未解决、执行了不愉快的任务、目标未实现或不能摆脱一些消极想法。

5. 疲劳。该分量表以工作、训练或学校中感受到的压力为特征，通过在完成重要任务时感到频繁受到打扰且明显疲劳来判定。

6. 缺乏能量。这一量表的重点是工作效率低以及注意力、决策和反应时间问题。

7. 身体不适。分数较高表示存在身体问题和频繁抱怨身体不适。

5个一般恢复分量表

8. 成功。该分量表主要评估当前来自工作和训练的成功、乐趣以及创造性。

9. 社交放松。拥有近期愉快或有趣的社交体验的运动员这一分量表得分较高。

10. 身体放松。该分量表评估身体的恢复状况、总体感觉和适应情况。

11. 总体感觉良好。该分量表分数较高的运动员有很好的幽默感、良好的总体感觉，并且感到放松和满足。

12. 睡眠质量。分数较高表示没有睡眠障碍且睡眠相关的恢复充足。

3个运动压力分量表

13. 休息受到打扰。分数较高表示休息期频繁受到干扰，并且在训练期间和训练外的时间恢复困难。

14. 情绪耗竭。在过去3天中感到用力过度和倦怠的运动员或者想要放弃运动的运动员这一量表分数较高。

15. 身体健康/受伤。分数较高表示受伤或者容易受伤且身体健康程度降低。

4个运动恢复分量表

16. 体能状况。分数较高的运动员感觉自己体能强健、充沛、有活力。

17. 个人成就。分数较高表示运动员感觉能够融入团队、与队友有效沟通并享受运动乐趣。

18. 自我效能。该分量表反映运动员如何评价过去3天的准备和训练质量。

19. 自我调节。该分量表评估运动员运用心智能力为运动表现所做的准备（自我激励和树立目标）。

RESTQ-Sport问卷反映的是运动员生活中某个特定时间点的状态，因此测试结果可能在几天的时间内发生变化。此外，由于对问卷中问题的个人理解存在差异，所以其测试结果在很大程度上是个人化和主观的。所以真正重要的是将运动员的测试结果进行自身的纵向比较（如休息期前后），或将其与参照组进行对比，而不是为各个分量表划定统一的评判标准。克尔曼建议将恢复不足的评定指标和过度训练的指标结合起来，以筛查风险较高的运动员（Kellmann，2009）。这份调查问卷与在过去3昼夜发生的事件相关，因此较适合在大负荷训练期或较长的休息期之后使用。由于问卷较长（76个问题）及提出的问题针对过去3昼夜，所以不太适用于反映每日变化。我们认为这份调查问卷更适合用于长期评估，如针对整个赛季进行阶段性纵向跟踪评估。

克尔曼的上述方法以运动压力和恢复为中心。他的研究建立在丹·古尔德（Dan Gould）等20世纪90年代以网球运动员为对象进行的有关运动倦怠研究的基础上。

训练动机与运动倦怠

关于运动倦怠问题，史密斯（Smith，1986）、席尔瓦（Silva，1990）、科克利（Coakley，1992）及古尔德（Gould，1996，1997）等先后在研究中进行了描述和分析。这些研究的假设是运动倦怠是个人和情境因素之间复杂相互作用的结果，运动员会表现出较高的压力水平并随之出现运动动机降低。一般认为运动员对运动的最初参与是强烈动机的结果。经历成功时，运动员会体验到巨大的愉悦，从而使其对运动的投入程度得以进一步加强。但当运动员过度投入运动时会造成个人体验过分局限于训练，从而增加了出现运动倦怠的风险。这会使运动动机发生变化，令运动员失去强烈的成功欲和对运动的投入度，转而出现身体和心理脱离（Disengagement）。古尔德（Gould，1996）将这种意愿逆转（Inversion Of Intent）称为"动机扭曲"（Motivation Gone Awry）。

在以上探讨动机变化与倦怠关联的研究基础上，霍尔等（Hall，1997）进一步提出，并不是动机过强导致倦怠，问题出在运动员的动机在开始运动生涯时是适宜的，但在面对重大挑战时已不再适合。运动倦怠是动机不适宜所产生的必然结果，但在运动生涯早期得到了循序渐进的规范发展并获得成功体验的运动员可能不会出现这种情况。

运动动机理论赋予运动员的思想、情感和行为更多意义，并有助于探讨错误的动机导致运动员倦怠的原因。勒米尔等（Lemyre，2006）以此为出发点，提出促使运动员开始运动生涯的动机模式在初始阶段是适宜的，特别在运动员获得早期成功体验而产生积极效应时。然而，当在随后的运动生涯中遇到日渐增加的困难、严峻的考验和失败时，一些运动员会表现出适应不良。这种情况一般较容易出现在高水平运动员参加更高水平的比赛，且训练量随之增加时。当这些运动员只以成功为目标，而未能保护自己的自尊不受重复失败和持续困难的伤害，就可能很快对所从事的运动失去热爱，并且有可能想要放弃。因此，动机对于所有方面都至关重要，包括个人和环境因素（运动员的目标、训练背景或训练氛围）及受到有关变量影响的方面，如完美主义。更多信息参见讨论成就目标（Nicholls，1989；Roberts，2001）、自主动机理论（Deci & Ryan，2002）和动机气氛（Ames，1992）的相关文献。下面的总结基于这些理论的法文版综述（Cury & Sarrazin，2001），而上述心理概念的原始文献则可提供更丰富的信息。下文将介绍一些相关的基本概念，以帮助对这一领域不熟悉的读者了解相关信息。我们选取了3个重要相关概念加以阐释，以使读者更好地理解动机对于实现运动员恢复最大化和倦怠风险最小化的作用。

必须区别运动员的心理状态（可随运动训练状况而迅速变化）和性格（相对稳定）。根据运动背景下的成就目标理论（Roberts，2001），动机状态取决于运动员自身性格以及外部环境和情境。运动员的动机通常容易被与注重能力提高（如付出高度努力、学习新技巧和方法）或自我实现（如获得运动方面的成功）有关的目标激发。这是他们的性格倾向及其运动动机气氛（The Motivational Climate）共同作用的结果。动机气氛指运动员的训练和竞技环境，通常受教练员、父母和队友的激励的影响。在注重能力提高的氛围中，运动员需要做的是学习、掌握运动技能并表现出自己的最好能力。而在注重成绩的氛围中，更受关注的是比较、结果和胜利。

根据自主动机理论，动机应满足个人基本需要。德西与瑞安（Deci & Ryan，2002）建议，包括运动员在内的所有人要实现心理调节和个人成长，都应追求自主、能力提升及和谐关系。他们认为运动员应采取自主决定的方式在竞技环境中实现自身基本需求的满足，而且他们的自我满足程度会影响其动机水平。自决或自主程度较低的运动员一般感觉焦虑和紧张，并有自我批评的倾向。自主程度较高的运动员一般感觉更快乐，自尊水平更高。有研究发现，在比赛和运动成就的环境中，自主程度与更高水平的运动表现、坚持不懈和总体感觉良好存在关联。勒米尔（Lemyre）的研究在此基础上进一步提出，自主需求没有得到满足的运动员自主动机水平较低。而在运动训练和比赛中，这种自主意识的缺乏有可能会阻碍恢复过程，还会增加发生运动倦怠的可能性（Lemyre, Roberts & Stray-Gundersen，2007）。

人们参加运动等活动可能出于多种原因，这些原因可以构成反映动机程度的连续统一体（Continuum），从最自主的动机形式（即内在动机）到缺乏动机（或称无动机，Amotivation）。内在动机与学习（如 "我在训练中学习新技能"）、成就（如 "我的运动让我掌握新技巧"）和情感（如 "我进行运动，因为我喜欢运动创造的感觉"）相关。当然，外部因素也可激发一些行为的动机。外在动机包括与内在动机有明显区别的若干维度，从外在动机的更自主形式（即认同、内化）到较低自主度的动机形式（即外部调节）。外部调节（External Regulation）指最为外化的动机模式，即运动员的行为受外部因素控制（如获得奖励或避免惩罚）。动机程度连续统一体上最为负面的一极是无动机。在无动机的情况下，运动员进行运动时无法产生价值感，常会感到相关事情超出自己的控制。

勒米尔等先后进行了4项研究（Lemyre，2005；Lemyre, Treasure & Roberts，2006；Lemyre, Roberts & Stray-Gundersen，2007；Lemyre, Hall & Roberts，2008）来分析动机和完美主义在训练中所起的重要作用。其第一项研究（2006年）以高水平大学生游泳运动员为研究对象，评估高水平运动员在赛季中自主动机水平的变化，以及消极和积极情绪的变化，并分析这两方面变化能否作为运动倦怠的预测指标。结果显示，首先，自主动机水平出现降低的游泳运动员出现运动倦怠的风险较自主动机水平高的运动员更大。其次，赛季中表现出消极情绪变化的高水平游泳运动员，在赛季末出现运动倦怠的风险较大。最后，消极情绪与预测运动倦怠各分维度的关联程度超过自主动机转变的影响范围，而积极情绪的变化只与预测赛季结束时情绪和体力耗竭存在关联。其他研究中也报告了消极情绪的这种影响（Kellmann，2002）。

情绪波动被认为与恢复状态相关：强烈的一过性消极情绪是恢复不足的表现。而恢复不足或不当可能导致运动员的不良反应。当运动员的基本心理需要未得到满足时（Ryan & Deci，2001），其动机水平会受到影响，常会表现为从外界寻求支撑自己继续运动的理由。如果这种动机水平的改变持续发展，将可能使运动员面临运动倦怠的风险。如果运动员没有充分恢复，疲劳会影响自我调节能力。如果没有充分恢复和自主动机，运动员在执行训练计划时就可能面临较大风险，因为他们无法按照自身状况去主导、探询和调整训练。自主动机的丧失还有可能会阻碍更高成绩目标的实现。简而言之，自主程度降低和强烈的情绪反应是身体和精神疲劳的标志，可作为运动员倦怠的预警指标。

勒米尔等（Lemyre，2007）的第二项研究确认了上述结果，并探讨了运动员过度训练和运动倦怠之间的关系。141名冬季项目运动员（其中45名参加冬季奥林匹克运动会）参加了这项研究。研究目的是通过监测赛季开始时运动员的自主动机水平及赛季结束时的过度训练症状，预测其运动倦怠的可能性。该研究使用运动动机量表（The Sport Motivation Scale）进行动机测量，使用短期过度训练症状调查问卷（The Short Overtraining Symptoms Questionnaire）进行过度训练症状测量。尽管运动员的竞技水平往往会对研究结果的分析产生影响，但是该研究中不同水平运动员的结果都显示高水平的自主动机与运动倦怠呈负相关，过度训练症状与倦怠呈正相关。此外过度训练的运动员仍有可能保持其动机水平，而出现运动倦怠的运动员呈现动机水平衰退。

勒米尔等（Lemyre，Hall & Roberts，2008）的第三项研究探讨了高水平运动员的动机水平对于训练、恢复和运动倦怠的重要性。该研究在赛季开始和结束时测量运动倦怠相关心理变量并进行对比。该研究选择的问卷聚焦于动机评估，涉及目标实现、动机气氛、感知能力和完美主义倾向。在此前研究（Hall，Cawthra & Kerr，1997；Lemyre，Treasure & Roberts，2006）的基础上，勒米尔等（Lemyre，2008）提出，对于出现运动倦怠的运动员而言，其运动生涯中会表现出与不适应倾向有关的多种特征，只不过在其运动生涯面临困难时，这些特征才会表现得比较明显。有研究采用社会认知学方法（Roberts，2001）识别与高水平运动员发生运动倦怠风险相关的动机变量，发现当教练员或父母重视外在成绩、横向比较、执着于不切实际的目标，并对运动员的行为和自身能力持怀疑态度时，相关运动员出现运动倦怠的风险明显高于遵从自己内在标准并选择学习导向型目标的运动员。上述研究结果表明，对于有强烈的愿望按照自己的内在标准提升能力和技术水平的运动员而言，建立合理的动机模式至关重要。这会有助于增加运动员在面对困难时积极应对挑战和不懈坚持的可能性。

在勒米尔等（Lemyre，2005）的第四项研究中，探讨了动机倾向、动机气氛知觉、高水平运动员动机品质、皮质醇水平，以及这些变量如何预测高水平游泳运动员在赛季末的运动倦怠水平。勒米尔假设，高水平运动员适应不良时动机的改变及皮质醇的变化可以预测高水平游泳运动员赛季末过度训练和运动倦怠。该研究选取了赛季中的3个时间点，分别对应中低负荷训练期、大负荷训练期以及竞技状态巅峰期，在每个时间点进行两轮运动测试。勒米尔所选择的测试方案具有一定的难度，需要在24小时内取5次静脉血，通过放射免疫分析法检测皮质醇。结果显示，皮质醇的变化，以及对队内追求成绩气氛的知觉水平与赛季末运动员的运动倦怠存在关联。对赛季末游泳运动员的动机分析发现，内在动机水平与运动倦怠呈负相关，而外部调节水平和无动机则与运动倦怠呈正相关。勒米尔指出，当运动员的皮质醇水平在训练周期中波动幅度较大时，可能对恢复有不利影响，并且有可能导致运动员出现过度训练和运动倦怠。

由上述研究成果可以清楚地看到，通过评估动机水平和其他相关社会认知变量，有助于更好地掌握运动员恢复状况和倦怠风险。动机分析在其中起关键作用，此外情绪波动、完美主义倾向等变量也有重要意义。在通过生理指标评估恢复情况的同时，显然还应结合心理指标的分析，动机水平是其中最重要的指标之一。

训练投入程度与动机模式

从心理学角度来说，雷德克与史密斯（Raedeke & Smith，2004）的工作具有重要意义。通过对运动倦怠和运动投入（engagement）的广泛研究，他们认为从长期效果看，采取措施预防运动倦怠可能比治疗倦怠更有价值。要增强运动投入程度，采取积极的而不仅仅是纠正性的方法，更有助于取得良好效果。从概念上讲，运动投入与运动倦怠的含义是相反的。运动倦怠的概念是近年运动心理学由普通心理学借鉴而来。雷德克认为，运动倦怠具有以下三个特征：（1）体力和情绪耗竭；（2）成就感降低；（3）对运动失去兴趣。其中体力和情绪耗竭与大负荷训练和连续比赛有关；成就感降低与感知能力和技能相关；对运动失去兴趣会导致运动时表现出萎靡不振和反感态度（Raedeke & Smith，2001）。当运动员处于压力状态并不得不进行运动训练时，过度训练对运动表现的负面影响（生理和心理）可能会开始显现。

与运动倦怠相对的概念是运动投入，后者指"与运动相关的认知情感体验，以自信、参与和活力为特征"（Lonsdale，Hodge & Jackson，2007；Lonsdale，Hodge & Raedeke，2007）。自信是相信自己有能力取得更高水平的运动成绩和达成目标；自信与倦怠中经历的成就感降低相反。参与是指愿意为自己认为重要的目标投入精力和时间而努力；与其相反的表现是冷漠/无兴趣。最后，活力指包含精力、身体、心理和情感多个层面上的生机勃勃，与体力和精神耗竭相反。

朗斯代尔等（Lonsdale，Hodge & Raedeke，2007）表示，他们建立的运动投入模型不同于投入的常用定义。他们提出的四因素模型以自信、参与、活力和热情为基础，其中热情这个因素以兴奋和快乐的感觉为特征。和活力一样，在运动中热情与体力和精神耗竭相反。他们在此基础上开发了运动员投入调查问卷，从上述四个方面对运动投入程度进行评估，要求调查对象评估他们在过去4个月经历这些感觉的频率。

该问卷采用李克特5分量表（从"几乎从不"到"几乎总是"），题目陈述采用如下方式："在运动中我可以实现自己的个人目标"（自信）；"我进行训练以实现自己的个人目标"（投入）；"我在运动训练中感到充满能量"（活力）；"我通过自己的运动项目获得快乐"（热情）。不过该问卷评估的是运动员最近4个月的积极感受，与其相关联的是相对稳定的状态。此外，此类问卷在另外的国家使用前需要进行翻译和跨文化验证。

最后，运动倦怠虽然在概念上与运动投入相反，但是这并不意味着导致投入的心理过程与导致倦怠的心理过程相反或平行。二者间的关系仍有待进一步研究。运动投入与恢复之间的关系需要进行更深入的讨论。关于运动投入的研究表明，从心理学角度研究训练的积极面而不只是消极面是可能的。继续进行运动投入和倦怠的关系的研究将很可能是有价值的。类比完美主义可能导致运动倦怠的研究，如果对运动投入和倦怠之间的联系进行研究，也可能会得到有意思的结果。过度投入有可能导致倦怠吗？在普通上班人群中存在这一现象，但是目前还没有运动员人群的数据。

恢复的心理学评估方法

评估不同种类的恢复的影响可使用多种工具。下面将介绍评估恢复和过度训练影响的主要心理变量的调查问卷。

恢复感知量表（perceived recovery scale，PRS）是医学界常用的量表之一。法国体育学院医学系使用的是纸质版的PRS。该量表由五种分量表组成，以图表方式对以下几种知觉进行评估：（1）疼痛（延迟性肌肉酸痛，DOMS）；（2）总体感觉良好程度；（3）僵硬；（4）疲劳；（5）高温。每个分量表以10厘米长的横向坐标轴形式标示上述各种知觉从一极到另一极（例如从极热到极冷）的变化，测评对象根据自身感觉在坐标轴上对应的位置进行标示。当采用纸质问卷进行测评时，可使用刻度尺测量结果，精确至毫米。

心理变量评估

在运动心理学中，以下变量通常使用自填问卷法进行评估：（1）活力；（2）动机状态；（3）情绪。这些指标通常无法仅凭一次测试便对运动员的活力或动机下降或者从积极情绪转变为消极情绪做出诊断。一般建议对这些指标进行纵向监控，从而尽早发现恢复不足现象。

● 活力。活力与健康相关，是一种机敏和活跃的感觉（Ryan & Deci，2001），觉得自己充满能量（Ryan & Frederick，1997）。主观活力调查问卷有两个版本。其中特质版主观活力调查问卷与（稳定的）性格特质相关，反映的是研究对象的一种特征，与自尊正相关，与沮丧和焦虑负相关。状态版主观活力调查问卷则着眼于监测主观活力波动，而非稳定的特质。活力与身体疼痛负相关，对保持独立自主具有积极作用，而独立自主正是运动动机的一个重要相关因素（Nix，1999）。最近的研究显示，独立自主水平较低的参与者更可能感觉情绪上和身体上由于为运动付出而心力交瘁。活力（状态）量表（vitality [state] scale）可用作总体感觉良好程度的评估手段之一（Adie，Duda & Ntoumanis，2008）。瑞安（Ryan）与弗雷德里克（Frederick）于1997年开发了该问卷的7项式版本，博斯蒂克（Bostic）等（2000）对其进行了改进。

● **动机状态**。勒米尔等的研究显示，高水平运动员动机降低会增加赛季末倦怠的风险（Lemyre，Treasure & Roberts，2006）。因此，应当定期测量动机状态，如使用情境动机量表（Situational Motivation Scale，SIMS；Standage，2003）。SIMS问卷由14个自主动机序列（内在动机—外部动机）相关问题组成，推荐在研究恢复相关动机状态时使用。另外，为了更好地应用于训练实践，该问卷目前已推出针对动机特定方面的简化版本。

● **情绪**。赛季在情绪方面表现出消极状态的运动员发生运动倦怠的比率较高。因此，对运动员情绪的监测对于评估其活力和动机有十分重要的作用，尤其是当情绪从积极转为消极时。我们推荐使用积极和消极影响表（Positive And Negative Affect Schedule，PANAS）进行相关监测，因为有众多文献资料对它的可信度给予了肯定。PANAS的最初版本由沃森等（Watson，1988）创建并进行验证，包含20个条目。汤普森（Thompson，2007）发布了包含10个条目的简短版本PANAS。这个版本对于运动员较为适用，便于以较为快捷的方式对整个赛季中运动员的情绪变化进行监控。

评估系统

目前已有多款心理评估软件系统上市销售。纸笔形式的心理问卷仍然可以继续使用，但是软件系统的效率更高。以Mindeval系统（www.mindeval.com）为例，它能够以秘钥或个人代码的形式使电脑生成匿名文件，从而确保所有数据的保密性。该系统能够记录所有数据，避免使用纸质调查问卷时可能出现的信息丢失问题。运动员只需输入个人代码即可在电脑上（或在兼容手机上）填写问卷进行自我评价。该软件系统可避免将纸质问卷输入计算机数据采集系统时可能出现的错误。而恢复感知量表（PRS）的纸质版本则已发展为视觉模拟量表（Visual Analogue Scales，VAS）：运动员在回答每个问题时可使用电脑鼠标在坐标轴上移动滑块，标示自身感知水平。软件系统可自动即时生成结果，而且不只限于VAS类量表，其他心理指标的计算也可以通过软件系统自动实现，如活力指标、动机分量表评分和整体动机指数（自主动机指数）。这一在线系统可实现不同地点和时间的同步数据收集，而且系统管理员、研究人员或教练员可以随时查看结果（图表和原始数据）。

实际应用

进行运动恢复建议采用如下心理学方法：

1. 动机：注意运动员的训练气氛和个人目标。

首先，确保运动员的赛季计划中充分考虑了训练和比赛负荷。成绩目标（或结果，如奖牌或名次）应当与以发展为导向的行动目标（如解决技战术问题）加以区分。过度重视竞技目标可能增加运动员出现倦怠的风险。应当注意来自同伴或自赞助商、机构和父母的过多压力。

教练员应注意观察运动员动机（投入、决定）和无动机的迹象。

2. 重视和规划整个赛季中的恢复期。

应合理规划整个赛季的恢复期（如假期、没有比赛的周末）。这些恢复期应提前规划并加以重视，而不应被当成潜在的额外训练时间，因为过多训练或过少恢复都可能造成运动倦怠。此外还应重视对恢复期的合理规划。

教练员应当避免在恢复期安排更多训练。

3. 适当恢复：休息和睡眠并不够。

单纯进行休息有时可能可以应对训练负荷造成的一般压力，但是还应考虑心理层面的恢复。如果需要使运动员在训练周期中的注意力和动机保持在良好水平，就必须考虑安排适宜的社会活动。运动员可以每周花时间和运动领域以外的家人或朋友一起参加不同于运动训练的社会活动，如参加朋友聚会、跳舞、看电影或去剧院。如果社会活动的内容是参加其他项目的体育运动，那么应告知负责体能训练的教练员，从而对训练量作出适宜调整。

教练员应当注意运动员外出聚会时是否存在不当行为，但是必须容忍运动员参加运动以外的活动，以更好地平衡运动员的生活。

小结

　　在运动心理学领域，大部分有关训练负荷影响的研究文献均从运动倦怠的角度展开研究，而非直接从恢复的角度进行研究。为了避免长期训练和比赛过程中出现疲劳并保持良好的运动表现，应该努力使运动恢复最优化。既有的研究模式主要围绕运动倦怠（如果从积极因素考虑，还包括运动投入）的主要特征进行研究。与恢复有关的心理干预主要以个人变量为中心，包括运动动机（设定目标、年度计划），以及活力、情绪、热情等变量；此外也会适当考虑情境变量（如动机气氛），但同伴压力（Peer Pressure）以及赞助商、机构（国家主管部门、俱乐部）和父母的压力仍有待进一步的研究。

　　设计良好且经过验证的心理问卷有助于预防过度训练。心理变量的监测可以成为训练或研究指标的一部分。

　　运动心理学有助于解决部分生理学无法解释的训练问题。在研究运动恢复时，相关的心理学变量可以成为生理指标的有益补充。最后，希望未来能够更多地将生理和心理进程同时纳入研究并取得显著进展，而不再仅仅将二者孤立地进行研究。

第三部分

促进恢复的方法
和手段

第6章 拉伸

朱塞佩·拉比塔（Giuseppe Rabita）博士和安妮·德莱克斯特拉（Anne Delextrat）博士

以及：塞德里克·卢卡斯（Cédric Lucas）、阿诺·多弗勒纳（Arnaud Daufrène）、弗兰克·麦塔斯（Frank Métais）和克里斯托弗·科佐利诺（Christophe Cozzolino）

肌肉拉伸有多种类型，通常在体育运动前或后使用。肌肉拉伸是体育运动人群常用的一种练习方式，特别是高水平运动员。

传统观念认为肌肉拉伸对于提高运动表现和避免运动损伤都是有益的。然而近年来许多研究结果表明拉伸的有益影响非常有限；部分研究甚至提示拉伸在一些情况下具有负面影响。另外，尽管近年来关于拉伸与恢复的研究已逐步开展，但拉伸对恢复的确切作用仍未得到有效阐明。

本章总结了现有的理论成果，力求为拉伸训练提供实用的建议。为实现这一目标，文中分析了与运动员日常训练相关的研究成果，并在文末提供了实践建议。

肌肉拉伸的类型

为了更好地理解拉伸的作用，我们需要首先了解各种类型的拉伸涉及怎样的生理结构。因此，在对肌肉-肌腱系统的拉伸方法展开具体讨论前，我们先简要介绍与各种拉伸方法相关的生理结构，以及有关拉伸对各种运动能力指标影响的基本理论，以更好地了解拉伸和恢复之间的特定关联。

被动拉伸

被动拉伸是指通过外部力量使肌肉拉长，肌肉不进行自主收缩。这种外部力量可由第三方或运动员自己施加。运动员一般可通过自身体重或身体位置变化对肌群进行拉伸。这种拉伸方法是运动实践中最常用的方法之一。

被动拉伸可以进一步划分为静态拉伸和周期性拉伸（Cyclic Stretching）。静态被动拉伸首先将关节移动至特定角度，使肌群接近最大拉长，然后保持这一角度。被动拉伸的第一个阶段是动态阶段，关节活动引起肌肉拉长至最大程度，被动力矩（反映被拉伸肌群的阻力）呈曲线式增长：肌肉阻力与拉长程度成正比。被动拉伸的第二个阶段是静态阶段，关节固定，使肌肉保持最大拉长状态，被动力矩在这一阶段逐步降低，这与肌肉系统的黏滞性特质有关，以静态阶段开始和结束之间的阻力峰值降低为特征。

周期性拉伸则是对肌肉关节系统进行重复拉伸，并在每次拉伸后立刻回到起始位置。有若干研究文献对上述两种类型的被动拉伸进行了比较（Taylor，1990；Magnusson，1998；McNair，2001；Nordez，2010；Nordez，Casari，2009）。

一般情况下，肌肉-关节的被动阻力在拉伸过程中（负载增加）大于返回起始位置的过程（负载降低）。如图6.1所示，被动力矩和关节角度之间的关系曲线在拉伸和复位过程中略有差异。这种滞后（即两条曲线的分离）与耗散性有关，很大程度上取决于相关肌肉-肌腱结构的黏滞性。滞后水平（或能量耗散）可以通过计算负载增加（储存能量）曲线和负载降低（释放能量）曲线之间的差异实现量化。

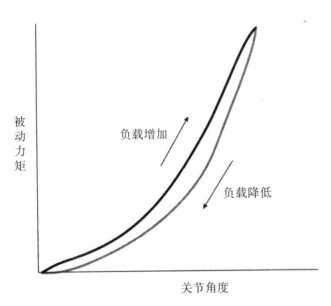

图6.1 黏滞性滞后效应（两条曲线间的区域与能量耗散对应）

能量耗散随拉伸速度升高而增加（图6.2），可作为反映相关肌群黏滞性的指标。从图中可以看出重复拉伸的作用：耗散系数（即能量耗散与能量储存的比例）随重复次数降低。换句话说，肌肉进行拉伸的次数越多，黏滞性阻力越低（Magnusson，

1996；Nordez & McNair，2009）。因此在进行周期性拉伸时，在初始阶段应注意避免以较快的速度拉伸肌肉。快速拉伸需要在肌肉有足够能力吸收能量的情况下进行。图6.2显示，在运动实践中，周期性拉伸应以较低速度开始，从而允许肌肉增加能量吸收的能力。研究结果显示，无论被动拉伸采用怎样的速度，只需重复进行几次（3或4次）拉伸，即可有效降低肌肉的黏滞性阻力（能量耗散）。这在一定程度上有助于保护肌肉免受运动损伤。

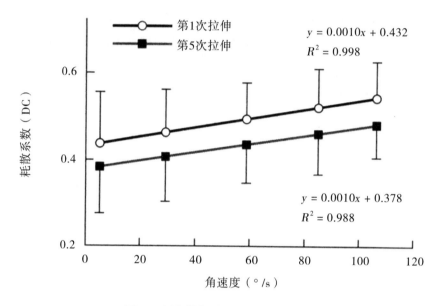

图6.2　周期性拉伸的耗散系数（DC）

注：以第1次和第5次拉伸的角速度函数表示。y：耗散系数；R^2：决定系数。

（根据：A. Nordez. Static and cyclic stretching：Their different effects on the passive torque–angle curve. Clinical Biomechanics，2010，13：156–160）

主动拉伸、动态拉伸和弹性拉伸

各种类型的拉伸都会涉及肌肉的收缩。主动拉伸（Active Stretching）时，肌肉（或肌群）及其肌腱先被拉伸再进行等长收缩。动态拉伸（Dynamic Stretching）时，则是肌肉（或肌群）及其肌腱在拉伸状态下等长收缩后，继续进行动态收缩。

弹性拉伸（Ballistic Stretching）时被拉伸肢体进行反弹式运动，在主动肌群的短暂收缩与肢体自重的共同作用下，使拮抗肌群受到拉伸。拮抗肌群在拉伸时必须完全放松。弹性拉伸一般重复进行若干次，两次重复之间没有间歇，同时逐步增加关节振幅，从而逐渐增加组织拉伸程度。

被动-主动模式

绷紧-释放拉伸（Hold - Release Stretching）时肌群被牵拉至接近最大拉伸的位置后主动收缩；随后该肌群被进一步拉伸，关节活动幅度增加；然后在此基础上继续重复上述拉伸动作。收缩-释放拉伸（Contracted - Released Stretching）与前一种拉伸动作类似，但允许自由旋转。最后，收缩-释放-收缩拉伸（Contracted-Released-Contracted Stretching）基于相同的原理，但是拮抗肌群会进行收缩以辅助牵拉。

肌肉拉伸的生理学

在被动拉伸（即没有任何肌肉收缩）中，阻力源于相关解剖结构的力学性质及相关神经结构的反射活动。影响拉伸效果的生物结构主要有结缔组织和肌腱、细胞骨架元素、肌动球蛋白横桥以及中枢神经通路。

结缔组织和肌腱

肌内膜、肌束膜和肌外膜是弹性胶原纤维组成的结缔组织，分别环绕和保护肌肉纤维、肌肉束和整块肌肉（图6.3）。这些结构的弹性和黏滞性与被动拉伸密切相关。与质地更为坚韧的肌肉外部结缔组织（腱膜）相比，这些结构更容易被拉伸。

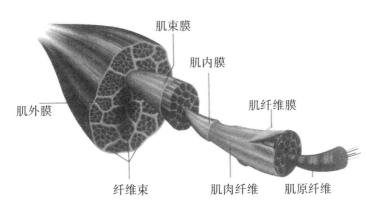

图6.3　肌肉截面图

肌腱也由胶原纤维组成。肌腱内的胶原纤维平行而紧密地排列，能够将肌肉收缩产生的力传导给其所附着的骨骼。由于肌腱比肌肉内的结缔组织更为坚韧，因此以往的观点认为肌腱在被动拉伸时的作用很小。然而，近年来通过超声检查得到的结果使这一观点受到质疑。超声检查显示，被动拉伸时的阻力与肌肉和肌腱都有关系。

细胞骨架的弹性元素

肌纤维中与被动拉伸时肌肉阻力有关的结构是肌联蛋白和肌间线蛋白。肌联蛋白（或连接蛋白）是各种肌肉拉伸中所涉及的主要细胞骨架蛋白。其基本功能是使肌球蛋白保持在肌节中央，以及使肌节拉伸后在其弹性作用下复位至静息长度。

肌间线蛋白主要负责将肌原纤维连接至肌节的Z线。肌间线蛋白也是大幅度拉伸时被动阻力的可能来源之一（Campbell，2009）。

肌动-肌球蛋白横桥

即使肌肉不进行收缩时，肌动蛋白和肌球蛋白分子之间仍然保持一定数量的横桥。在肌肉受到拉伸时，这些横桥会产生水平方向的阻力，阻力大小取决于肌肉当时的运动状态。由于拉伸会破坏横桥的连接，因此在进行被动拉伸的情况下，反复进行拉伸后横桥的作用会减少（Proske & Morgan，1999；Whitehead，2001）。不过近期有研究显示，横桥对于人类肌肉所起的实际作用几乎可以忽略（Morse，2008）。

神经通路

除了上面提到的生物学结构的机械性能，神经肌肉活动在肌肉拉伸过程中也具有决定性作用。通过传入通路（将信息转递至中枢神经系统），抑制反射和兴奋反射对拉伸产生影响。有兴趣的读者可通过吉萨尔等的综述（Guissard & Duchateau，2006）了解更全面的信息。文中描述了拉伸肌肉-肌腱单元如何降低脊髓反射兴奋性。脊髓反射兴奋性降低的短期效应是减少被动张力并增加关节活动度，从而为更大幅度的运动创造条件。

从长期效应来看，拉伸练习会减少强直反射活动，从而显著增加灵活性。有研究者提出了感觉理论（Sensory Theories），认为伸展能力增加主要是由于感觉改变（尤其是疼痛感减少）。该理论强调神经系统在拉伸中扮演主要角色并具有重要影响，但目前学界对于该理论仍存在争议（Weppler & Magnusson，2010）。

拉伸对运动表现的影响

在探讨拉伸和恢复之间的关系之前，有必要先了解未出现疲劳的情况下拉伸对运动表现的影响。已有大量研究对此进行了定量评估。拉伸对运动表现的影响可分为急性效应和慢性效应，前者出现在一次性拉伸训练后，后者出现在几周至几个月的拉伸训练后。

急性效应

拉伸训练通常被认为能够提高运动表现。然而根据近期的研究综述，关于拉伸有助提高运动表现的观点大都基于特定案例的研究结果。尽管已有多项研究显示拉伸对运动表现会产生负面影响，但其所采用的拉伸训练幅度和持续时间均超过日常运动中实际使用的拉伸训练。

下面我们将介绍近期的相关研究进展，并对采用接近日常拉伸训练方式的研究给予重点关注。

最大力量

施瑞尔（Shrier，2004）及鲁比尼等（Rubini，2007）系统总结了拉伸对最大等长、等速和等张力量等运动表现指标的影响，得到了较为一致的结论：运动前进行拉伸对各种运动表现指标均产生消极影响。这两篇综述显示，静态拉伸、弹性拉伸或PNF拉伸（本体感觉神经肌肉促进法）等各种类型的拉伸均观察到可对运动表现产生负面影响。然而，相关研究中采用的拉伸时间为2分钟到1小时不等，与日常运动中拉伸训练的实际情况存在明显不同。当以接近日常拉伸训练的标准（在运动前进行1~2个肌群的拉伸，包括间歇在内的总时间少于6分钟）对鲁比尼等（Rubini，2007）的综述中总结的相关研究进行筛选，显示拉伸对力量具有急性负面影响，甚至在持续时间受到限制时。其中拉伸总时间为2~4分钟的9项研究中，8项研究结果显示拉伸后最大力量出现不同程度减少，1项研究未观察到最大力量有显著变化。此外，这些研究共观察了31种拉伸方式对最大力量的影响，其中有4种拉伸方式没有显著影响。在无显著影响的4种拉伸方式中，有3种拉伸的总时间（包括间歇）小于等于1分钟或未说明。（详情参见：Rubini，E.C.，A.L. Costa，P.S. Gomes. The effects of stretching on strength performance. Sports Med，2007，37：213–224）

跳跃能力

鲁比尼等（Rubini，2007）的综述还总结了拉伸对纵跳（VJ）的急性效应。与拉伸对力量的影响相比，拉伸对跳跃表现影响较小。然而，在该综述分析的9项研究、14种拉伸练习中，有6种拉伸练习（或43%）后纵跳成绩显著降低，7种拉伸练习（50%）后纵跳成绩没有显著变化，只有1种拉伸练习（7%）后纵跳成绩提高。（详情参见：Rubini E.C., A.L. Costa, P.S. Gomes. The effects of stretching on strength performance. Sports Med，2007，37：213–224）

慢性效应

有关肌肉拉伸对运动表现的慢性效应的研究相对较少，但其结果具有较高的一致性。

这些研究显示，与急性效应相反，在重复进行几周肌肉拉伸后，力量有增加的趋势（通过等长和动态力量测试）。目前由于测试指标所限，要清晰掌握这种肌肉适应背后的具体机制并不容易。研究者在动物实验的基础上提出了肌肉肥大的理论假设，但是这些研究中使用的方案与实际运动中采用的方式存在较大差异，其研究结论是否适用于运动训练实践尚不确定。尽管背后机理仍有待探究，但从目前的研究结果看，规律性地进行长期拉伸训练是有益的，而且对力量素质没有不良影响，只是不推荐在即将进行对肌肉力量要求较高的运动前进行拉伸。

拉伸与恢复的研究

专门讨论拉伸对恢复影响的研究相对较少。这一议题目前正在得到日益广泛的关注，只是已发表的综述性文章仍然很少。因此我们在下面主要根据近期的研究性文献进行分析和讨论。

最大力量（及测功仪2000米运动测试）

罗比等（Robey，2009）比较了不同恢复方法对精英和次精英级赛艇运动员的影响。20名运动员以最大运动强度进行3.6公里跑步测试（包括共计242级的台阶运动）后，使用以下3种方法中的一种进行15分钟恢复，并在24和48小时后重复进行同样的恢复程序：（1）拉伸；（2）交替浸泡在热水和冷水中；（3）静坐（对照组）。每周重复3次上述训练，持续数周，研究对象随机采用不同的恢复方法。在进行最大强度运动前、运动后即刻及24、48和72小时进行相关指标测试，以评估恢复情况。

研究结果显示，上述恢复方法对疼痛感知和伸膝肌群最大力量的影响没有显著性差异；对划船测功仪2000米测试成绩也没有显著影响。精英组运动员在运动后72小时的2000米测功仪测试中有成绩更好的趋势，但与次精英组相比在统计学上没有显著性，且在采用各种恢复方法时都是如此。该研究采用的方案接近正常训练，其结果表明，对于精英运动员而言，恢复时间是影响恢复水平的重要因素；不同的恢复方法均未表现出显著增强恢复的效果，包括拉伸。

力量变化速率

力量变化速率（The Rate Of Force Development，RFD）是最能准确反映肌肉爆发力的一个参数，可表示为肌肉收缩开始后的力量/时间关系斜率。RFD可受到神经、收缩和力学因素的影响。有关拉伸训练对RFD急性效应的研究结果并不一致（Costa，2010；Gurjão，2009；Bazett-Jones，Winchester & McBride，2005；Maïsetti，2007）。不过上面所列研究的方案和目标都存在差异。分析其研究对象和拉伸持续时间，只有马伊赛蒂等（Maïsetti，2007）的研究方案（以对应于80%最大背屈的角度保持背屈15秒×5组）与正常的运动实践较为接近。该研究测试了拉伸前后以及30分钟后跖屈肌最大自主收缩（MVC）期间的力量变化速率。其研究结果显示，拉伸后最大跖屈力量显著降低，其中拉伸后即刻降幅为-9（±6）%，拉伸30分钟后降幅为-10（±7）%，但拉伸后各时段的RFD并没有显著性变化。理论上，爆发性收缩过程中最大RFD是收缩开始时（0～200毫秒）可能产生的力量水平的关键因素（Wilson，Murphy & Pryor，1994）。如果关节可以自由运动，它还决定进行高速运动的能力。根据马伊赛蒂等（Maïsetti，2007）的研究结果，拉伸对爆发力相关要素似乎没有不利影响。不过这一结论仍有待进一步研究证实。

次最大力量运动的力竭时间

米卡等（Mika，2007）研究了多种恢复方法的效果，包括：（1）治疗师协助的绷紧—释放式拉伸（参见本章"被动-主动模式"）；（2）主动恢复（在功率自行车上进行中等速度运动）；（3）被动恢复。根据运动测试表现评估不同恢复手段的影响。24名研究对象首先进行基础值测试，随后接受3轮实验测试，每轮实验先以最大力量的50%进行多组膝关节弯曲-拉伸，运动后立刻随机分配三种恢复方法中的一种。

恢复结束后进行最大等长伸膝力量测试，再以最大等长伸膝力量的50%运动至力竭，以评估各种恢复方法的效果。

该研究的测试结果显示，采用主动恢复后的最大力量大于其他两种恢复方法。次最大力量运动至力竭的时间均较基础值显著减少，但不受恢复方法的影响。

基于上述数据，米卡等认为采取低强度主动恢复的效果最好；而拉伸对于恢复则未表现出显著影响，拉伸组的所有测试指标均与对照组（被动恢复）没有统计学差异。提示拉伸可能不会影响长时间保持较低强度运动（次最大力量运动）的能力。

比赛期间的疲劳积累

蒙哥马利等（Montgomery，Pyne & Hopkins，2008；Montgomery，Pyne & Cox，2008）的研究以比赛环境（国家篮球联赛）为背景，因此非常引人注意。他们研究了在运动员连续比赛导致疲劳积累的情况下不同恢复手段的效果。运动员在每场篮球比赛中都需要进行各种强度的加速和减速运动（从中等强度到高强度）（Janeira & Maia，1998；McInnes，1995）和爆发性跳跃动作，并会伴随离心运动导致的损伤（Lakomy & Haydon，2004）。此外，为提高比赛激烈程度而进行的竞赛规则调整导致运动员的疲劳程度进一步提高，使机体在生物力学和生理学上的压力增加（Cormery，Marcil & Bouvard，2008；Delextrat & Cohen，2008）。其他团体项目也存在类似的情况，如手球（Ronglan，Raastad & Børgesen，2006）。在这种比赛环境中，恢复手段的选择将对运动表现有重要影响，并可能决定最终排名。在蒙哥马利等的研究中，将29名球员分为3组，分别采用不同的恢复方法（拉伸、穿着下肢压力服、11.5℃冷水浸泡）。比赛前后的效应通过运动员在3天比赛中的累计出场时间进行标准化评估。

该研究的结果显示，拉伸是3种恢复方法中效果最不显著的。和预期一致，拉伸对于与速度和爆发力相关的测试项目（20米冲刺跑、篮球相关灵敏性、纵跳）成绩的影响很小。拉伸对腿部肌肉酸痛的影响为中等程度；而穿着下肢压力服对腿部肌肉酸痛有很强的影响，冷水浸泡也有较强的影响。令人吃惊的是，比赛时间标准化后，拉伸对灵活性降低的影响没有压力服组显著。此外，拉伸对主观疲劳感知水平的影响很小。这项研究表明，如果情况允许，在比赛过程中，如锦标赛期间，除了采用被动拉伸进行恢复，最好还能够辅以其他恢复方法。

衣笠与吉尔丁（Kinugasa & Kilding，2009）研究了不同恢复方法对比赛环境中足球运动员的影响。他们的研究采用比赛的方式测试不同恢复手段对运动员体能（纵跳）和生理（心率）指标及感知恢复（采用顺序量表）的影响。28名足球运动员进行90分钟的比赛，然后以随机顺序采用以下方法进行恢复：（1）交替浸泡在冷水（12℃）和温水（38℃）中；（2）浸泡在冷水中，并进行主动恢复（在功率自行车上进行中等速度运动）；（3）被动拉伸。在比赛前、采取恢复措施后和次日进行测试。各组受试者足球比赛后的纵跳高度均有下降趋势，但没有显著性差异；浸泡+主动恢复组的感知恢复程度显著高于其他各组，但其效果不超过24小时；此外，从身体和生理指标及主观感知来看，比赛后立即进行拉伸对恢复可能并没有显著影响。

重复冲刺跑后

在法韦罗等（Favero，2009）的研究中，有训练经验的运动员在3组40米冲刺跑的组间歇进行拉伸，未观察到拉伸对运动表现有任何显著影响。而且该研究显示，柔韧性相对较好的运动员在按该方案进行拉伸后，反而对平均跑速产生负面影响。贝克特等（Beckett，2009）的研究也验证了这一点，其研究结果显示，在恢复期进行4分钟下肢静态拉伸可对重复冲刺跑中成绩造成负面影响。当进行多次变向的冲刺跑时，静态拉伸的负面影响相对较少。

离心运动后

延迟性肌肉酸痛（DOMS）可出现于高强度离心运动后（或进行不常用的肌肉离心运动后）12~48小时内。离心运动引发的肌肉微细损伤会触发炎症反应并导致疼痛（Cheung，Hume & Maxwell，2003）。延迟性肌肉酸痛与本体感受降低、关节运动幅度减小、力量降低和最大激活水平相关。这些影响一般持续到疼痛消失后8天。因此，这个阶段是较容易出现损伤的时期。那么肌肉拉伸能够对DOMS产生怎样的影响？有众多研究人员针对这一问题进行了研究，并得出了相当一致的结论。从麦格林等（McGlynn，1979）的研究到赫伯特等（Herbert，2007）的综述，研究结果非常明确：在大强度肌肉运动前后进行拉伸，不会减少DOMS（Buroker & Schwane，1989；Dawson，2005；Gulick，1996；High，Howley & Franks，1989；Johansson，1999；Maxwell，1988；McGlynn，Laughlin & Rowe，1979；Terry，1985，1987；Wessel & Wan，1994），也不会减轻延迟性肌肉酸痛造成的相关影响（Johansson，1999；Lund，1998）。

拉伸与力量

众所周知，离心运动后会出现肌肉力量下降。而肌力的恢复时间取决于运动强度等多种因素。通常肌力完全恢复至初始水平需要几天的时间。那么拉伸如何影响力量恢复？

伦德等（Lund，1998）的研究为这一问题提供了直接的答案。在该研究中，受试者首先进行双下肢股四头肌群离心运动，运动后当天及恢复期中的每天均对其中一条腿进行拉伸（30秒/次，3次），另一条腿作为对照。研究结果显示，进行拉伸的股四头肌力量的恢复程度低于对照组，而且在离心和向心力量测试中均呈现这样的结果，不过在离心力量测试时结果更为显著。

延迟性肌肉酸痛与肌纤维力学结构紊乱有关，尤其与细胞骨架结构（肌间线蛋白、肌联蛋白和伴肌动蛋白）损伤有关（Yu，Fürst & Thornell，2003；Fridén & Lieber，1998；Lieber，Thornell & Fridén，1996），而被动拉伸也有可能引起上述结构的变化。其中一些变化可在进行离心运动后5分钟内观察到（Lieber，Thornell & Fridén，1996）。这可以解释为什么不宜在高强度运动后立刻进行拉伸。与之相反，在离心运动前进行拉伸对离心运动造成力量降低没有显著影响。约翰松等（Johansson，1999）进行的研究类似于伦德等（Lund，1998）的研究，但他们只在离心运动前进行拉伸。约翰松等的研究结果显示，在他们设定的条件下，拉伸未使离心运动造成的力量降低幅度增大，因此他们认为伦德等观察到的现象可能主要与离心运动后进行拉伸有关。

拉伸与疼痛

赫伯特等（Herbert，2007）总结了拉伸对疼痛的影响（包括进行触诊和不进行触诊时的疼痛感），对运动后1~3天中每天的疼痛感进行了比较。结果显示，无论是否在肌肉离心运动前后进行拉伸，都没有对疼痛感产生显著影响。拉伸时增加肌肉张力，存在导致肌肉微细损伤的可能性。尽管拉伸可能产生一定的短期镇痛效果，使运动员主观感觉酸痛立刻减少，但是长期来看疼痛并未减少（从几个小时到几天）。一些研究甚至显示，力量训练后进行被动拉伸，2天后的疼痛水平比训练后不进行拉伸更高（Wiemann & Kamphövner，1995）。拉伸有可能加剧了肌小节结构的微细损伤及其引发的炎症反应，导致疼痛。高强度运动后进行被动拉伸有可能加剧肌肉微细损伤，放大肌肉创伤反应并延长完全恢复所需时间。

拉伸与水肿

离心运动导致的肌肉损伤会带来水肿。有证据显示，拉伸有助于降低水肿的程度（Bobbert，Holl&er & Huijing，1986）。然而，炎症引起的肿胀也是肌肉损伤之后再生过程的一部分。因此，根据巴尼特（Barnett，2006）的观点，不建议把拉伸消除水肿作为辅助恢复的手段。

实际应用

　　拉伸对于恢复的有效性在研究文献中仍然存在争议。被动拉伸对健康最有益，也有利于运动员的放松过程。制订训练计划时可在特定训练课后安排适当拉伸。

　　拉伸应当什么时候用于恢复？如何使用？

● 不宜在大强度训练课后或比赛后马上进行拉伸。

● 拉伸持续时间：每个肌群15～30秒。

● 重复次数：重复1～3次。但应先轮换拉伸其他肌群，再进行重复。

　　拉伸促恢复时应避免以下情况：

● 避免在高强度训练后（尤其是赛季的准备阶段）马上进行拉伸，也应避免在力量训练后对已出现延迟性肌肉酸痛（DOMS）的肌群进行拉伸。

● 避免在需要高水平肌肉力量的训练前进行拉伸。如果准备进行对关节活动幅度有较高要求的运动（武术、体操、跳水），在对肌肉进行拉伸后，可再进行15～20秒交替拉伸和收缩的活动。

● 肌肉没有经过活动时，不要进行大幅度拉伸。

● 拉伸时应避免使身体处于需要肌肉高强度收缩的姿势，或使拉伸部位之外的其他关节承受过大压力。

小结

　　本章关于拉伸的讨论可得出以下结论：就拉伸本身而言，通常并不是一种有效的恢复方法，在一些条件下甚至是禁忌的。可引发肌肉酸痛的力量训练或其他相关训练后应当避免进行拉伸。拉伸用于恢复干预时，对运动表现指标没有显著的改善作用，包括最大力量、力量变化速率、纵跳（爆发性指标）或力竭时间。但在比赛背景下，拉伸可能缓解疼痛和疲劳感，不过最好同时配合其他恢复方法，这样更有助于取得良好的赛后恢复效果。总之，拉伸常用于运动恢复在很大程度上是因为它易于执行，但要取得最佳的恢复效果，建议最好把拉伸与其他恢复方法结合在一起使用。

美国国家橄榄球联盟（National Football League，NFL）球员的恢复和准备策略

安·弗雷德里克（Ann Frederick，来自Stretch to Win Institute）

美式橄榄球是一项对运动员要求很高的运动，需要激烈的身体对抗和良好的灵活性。美式橄榄球运动员出现严重运动损伤的风险非常高。和任何运动项目一样，保持身体健康和避免受伤对于美式橄榄球运动员的成功至关重要，因此运动员灵活性的提升可能具有重要意义。

本研究由一名治疗师和两名职业橄榄球运动员在临床环境中进行。这两名运动员的场上位置都属于对抗型，训练年限较长，而且都拥有成功的职业生涯；他们在赛季内和赛季外都需要进行治疗。他们分别接受过14年（研究对象A）和11年（研究对象B）的FST（Fascial Stretch Therapy，筋膜拉伸治疗）。部分退役的美式橄榄球运动员也会继续接受FST，以治疗由于多年橄榄球运动而产生的磨损和撕裂。

筋膜拉伸治疗以下面列出的10项原则为基础，实际执行时并不需要按照这里给出的顺序，但应遵守所有原则以确保良好的治疗效果。

1. 使呼吸与运动同步。
2. 调整神经系统，使其与当前环境同步。
3. 遵守解剖逻辑顺序。
4. 在无痛的前提下增加活动幅度。
5. 拉伸筋膜，而不只是肌肉。
6. 进行多个运动平面的活动。
7. 以整个关节为目标。
8. 通过牵引达到最大拉伸。
9. 促进身体反射，以获得最佳效果。
10. 根据当前目标调整拉伸。

FST在很多方面均与传统拉伸存在差异。FST使用定制的带子在特殊的台子上进行，一条腿固定，另一条腿可以自由活动。对于治疗师来说，这可以提供更多的便利性，并具有生物力学优势，还可以使运动员放松。FST采取目标导向法进行

评估和治疗，注重将结缔组织系统（筋膜）与神经和肌肉骨骼系统整合在一起进行处理。

结果的可重复性对于临床应用和研究同等重要。本案例研究中2名研究对象采用同样的方法。整个治疗由团队协作完成，而且治疗师和运动员之间保持良好沟通。近年来的研究发现，为了获得最佳疗效，与刺激神经系统相比，"安抚神经系统"是一种更好的方法。

研究对象A担任橄榄球四分卫13年，这是一个进攻位置。他身高6英尺2英寸（188厘米），体重240磅（109千克）。他在场上需要完成抛球、奔跑和躲避擒抱等任务。灵敏性对于橄榄球四分卫而言是至关重要的素质，灵活性对于躲避擒抱也很重要。

研究对象B是一名线锋，担任职业防守球员9年。他身高6英尺4英寸（193厘米），体重315磅（143千克）。线锋负责拦截进攻球员，所以在赛季中需要通过治疗不断缓解脊柱和四肢压力，并快速恢复移动能力和力量。人们开玩笑地将他称为"灵活性挑战"。

他们在整个赛季中及赛季后和赛季外都进行FST。因为他们所从事的运动项目具有极高的要求，所以需要根据每次训练课的情况对治疗进行调整。如果近期的比赛中出现问题，也要相应调整治疗计划。

治疗目标是应对当前来自训练或比赛的挑战，以及治疗整个身体，从而达到平衡和恢复。运动员的常见需求是增加髋关节灵活性和消除双腿的沉重感。如果是比赛日，则需要进行赛前准备工作，并使交感神经系统调整至比赛状态。比赛日的运动速度通常比其他时候快得多，因此很少采用本体感觉神经肌肉促进法（PNF）。赛前通常按如下方式对FST作出调整：增加低强度本体感觉神经肌肉促进法的次数，并根据情况降低强度和减少拉伸持续时间。

在赛后，通常针对副交感神经系统进行治疗，从而促进再生阶段的恢复进程。此类治疗的节奏较慢，而且具有纠正性。这时需要注意的是与比赛相关的问题。目标是让运动员为下一次比赛做好准备。比赛后FST通常作如下调整：减少低强度PNF的次数，并根据情况提高强度和增加拉伸持续时间。

尽管很多研究显示静态拉伸对运动可能有负面影响，但是关于动态拉伸的研究很少。有必要进行更多有关动态拉伸方法（如PNF）的研究，从而更好地揭示其作用。在我们的案例研究中，研究对象的反馈是治疗让他们感觉速度更快、更轻松、更强壮，而且肌肉酸痛显著缓解。他们的感觉还包括全身受到的束缚减少，髋部、背部和肩部被"打开"，而且拉伸使他们运动时的自由度显著增加。运动员的灵活性在非赛季实现提升，在赛季则以保持为主。每个非赛季都有额外收获。对于运动员来说，比赛时间越长，保持灵活性越重要，这会有助于他们保持身体健康并在比赛中保持最佳表现。与其队友相比，他们的健康状况更好，而且在其职业生涯中出现运动损伤的情况减少（两名研究对象在7年中完全没有受过伤）。

　　因为筋膜拉伸治疗需要治疗人员与运动员共同合作，而且会根据每名运动员的需要制订个性化治疗方案，所以这种治疗方法的成功已在过去二十多年中在数百名专业运动员身上得到了证明。我们的治疗师与运动员的长期合作表明，这种拉伸治疗能够提高运动表现和减少运动损伤。治疗师们的足迹遍及球场、更衣室和治疗室，为各种水平的运动员提供治疗服务，并且很清楚这种治疗必须总是以运动员为中心。

关键点

- 始终遵守10项原则。
- 根据运动员的灵活性需求制定明确的目标。
- 倾听和尊重运动员的感受，并采取相应的治疗措施。
- 根据当前的需要选择适宜种类的治疗。
- 帮助身体恢复平衡，为比赛或训练做好准备。
- 在非赛季阶段提升运动员的灵活性。
- 在赛季期间尽可能保持运动员的灵活性。

第7章 补充水分

克里斯托弗·豪斯沃斯（Christophe Hausswirth）博士

以及：维罗尼克·卢梭（Véronique Rousseau）

    运动期间脱水的有害影响已被充分证明。严重脱水会导致运动表现降低。高水平运动训练导致运动员的能量需求显著增加，需要增加食物摄入以保持能量平衡。而进行充分的再水合是恢复液体平衡的关键。运动会引起物质代谢的改变，包括电解质和蛋白质丢失（有时与肌细胞降解有关）、糖原储备消耗和体液再分配等。因此，运动前、中、后都需要进行水分补充，以补偿训练或比赛期间的体液损失，促进机体恢复。

    运动员在体育活动中的运动表现和安全与充分的水和电解质平衡有很大关系。而运动导致的水和电解质再分配及出汗时皮肤的水分损失，会使机体的水和电解质平衡受到扰乱并具有潜在的危险性。

    水是一种卓越而无处不在的营养物质。在机体内部，水提供必要的运输载体和反应介质。气体扩散通常需要通过含水的组织界面进行。由于水具有不可压缩性，因此能够填充在组织内部为身体塑造结构和形状。此外，水由于其自身的温度调节能力，能够吸收大量热量而不引起自身温度显著升高。水的吸热及其有较高的蒸发温度的特性有助于使体温保持相对恒定。

    身体内水的含量在较长的时间范围内会保持相对稳定。尽管体育活动会导致体内的水大量流失，但适宜的液体补充可以快速恢复内环境的体液平衡。在正常环境中，一般活动水平的成人每天约需补充2.5升水（表7.1）。而活动水平较高且处于温度较高的环境中时，每日水需求可能增加5～10升。人体内的水有三个不同来源：饮水、食物和新陈代谢过程。

表7.1 身体中的水平衡

正常环境，一般活动水平				炎热环境，较高活动水平			
每日水摄入量（ml）		每日水消耗量（ml）		每日水摄入量（ml）		每日水消耗量（ml）	
食物中的水	750	皮肤	800	食物中的水	750	皮肤	8000
来自饮料的水	1500	肺部	350	来自饮料的水	1500	肺部	1900
来自氧化的水	250	粪便	100	来自氧化的水	250	粪便	100
		尿液	1250			尿液	500
总摄入	2500	总消耗	2500	总摄入	2500	总消耗	10500

运动中的液体丢失

运动员需要合理进行补液，因为水是身体的主要组成部分，占体重的40%～70%（取决于年龄、性别和体型）。水占肌肉质量的65%～75%，占脂肪组织质量的近50%左右（Greenleaf，1992）。事实上，水在身体的许多生理机能中都是不可或缺的，包括细胞活动、心血管系统、体温调节、肾脏排泄等。

血浆是身体各器官实现物质交换的载体。由于血液相对较易取样，因此是新陈代谢研究的理想样本。不过代谢状态是动态变化的，通过一次采样获得的血浆样本只能反映特定时间点的代谢状态。血浆总量与身体的生理状态有关。当机体大量出汗而未能及时充分补水时，体液总量减少，可能导致血浆总量降低，并可能对机体内的各种体液储存产生影响。脱水导致的血容量减少会降低心脏每搏输出量，并且难以通过增加搏动频率加以补偿，从而可导致运动时的最大心输出量降低。身体核心温度阈值是决定运动疲劳何时出现的重要指标，并且不受初始体温和热量堆积速度影响，而脱水会降低这一阈值，从而直接影响运动疲劳的产生（González-Alonso，1999）。脱水会引发血液浓缩，常见于长时间运动或在气温较高的环境运动时。血液浓缩有可能引发下列负面反应，并有可能进而对运动表现造成一定的不利影响。

- 血液黏稠度增加。
- 清除代谢废物的能力降低。
- 与皮肤的热交换能力降低。
- 对运动肌进行灌注的难度增加。
- 心脏泵血功能降低。
- 肠系膜缺血程度增加，并可能造成与结肠蠕动有关的问题。

脱水和随之而来的血浆容量减少会导致内脏血流量减少，并有可能增加消化系统病变的风险（Beckers，1992）。预防这些不良反应的方法之一是进行有规律的、经过严谨设计的运动训练，从而减轻交感神经功能亢进，此外还可通过充分补充水分避免血容量显著减少。

脱水的发展过程

当运动过程中大量出汗时，会逐步出现脱水。当体液轻微丢失时（不超过体重的0.5%）基本不会出现副作用。但在实际运动训练中，许多运动员的水分丢失会迅速超出这一水平，严重时甚至有可能引发多种并发症，影响运动的正常进行。运动脱水与体液的动态平衡被打破有关，是体液丢失未能通过水的摄入及时得到补充而导致的（在运动员以正常或较高的水合状态开始运动的情况下）。要测定运动员的脱水量，可在运动前后测定体重并进行比较。测定时受试者最好裸体并擦干全身，以排除衣服上和皮肤表面的水分。此外测试前应排空膀胱。计算脱水可采用以下公式：

$$运动前体重（wB）- 运动后体重（wA）= 失水量（ml）$$
$$ml/wB \times 100 = 脱水百分比$$

出汗量等于运动前后体重的差值减去运动后的排尿量：

$$ml - 排尿量（A）= 出汗量$$

在运动前后测量体重有助于掌握水分丢失量，因为体重减少主要与出汗和呼吸蒸发导致的体液流失有关。尽管能量代谢也会造成水的流失，但实际上进行水分补充时几乎可忽略不计。运动后体重降低的程度有很大的个体差异性，取决于通过出汗导致的水分丢失量及核心温度的升高水平。戈尔等（Gore，1993）研究了不同环境温度下进行板球比赛的体重丢失，结果显示，在环境温度22.1℃时，体重损失为0.5千克/小时，27.1℃下则升高到1.6千克/小时。

高温暴露或在环境温度超过25℃时进行运动均会导致出汗增加，消耗体液储备，使身体处于相对脱水状态。身体为了实现热调节功能，不得不付出丢失细胞外液和细胞内液的代价。当产生大量汗液时，血浆容量明显降低（Claremont，1976），这会影响身体自我降温的能力。于是身体水分丢失会进一步引起细胞外液和组织液的水分再分布。

　　脱水对运动表现产生的影响有很大的差异性，而且与脱水的原因存在关联。当运动时间很长或在热环境中运动时，可能在很短时间内大量出汗，丢失的水分主要来自血浆。在这种情况下，身体各项能力可能会受到较大影响。当机体产生适应后，对运动脱水的耐受性提高，能力下降程度可能会有所减轻（Pandolf，1998）。此外，运动时能量代谢水平显著提高，糖原分解增加，脂代谢增强（程度相对较低），以实现ATP再合成，这个过程中会生成一部分水（Sawka，Wenger & P&olf，1996）。但是代谢产生的水并不足以避免脱水的发生。任何原因导致的水负平衡或脱水都有可能对生理活动和运动表现产生负面影响。

脱水对身体表现的影响

　　体内水分小幅降低就有可能对运动表现产生显著影响。如果不能及时补充出汗造成的水分丢失，运动持续时间越长，运动表现受到的负面影响就越大。鉴于水的重要性及脱水的负面效应，运动员在运动训练或其他日常活动导致水分丢失时，必须尽快充分补充水分。研究表明，脱水会使心率加快、核心温度升高，从而引起运动能力降低（Nielsen，1984）。当脱水达到体重的2%时，有氧能力约降低20%（Armstrong，1985）。大量研究表明，脱水会导致研究对象对长时间持续运动的耐受能力降低（Claremont，1976）。脱水还会影响体温调节和心血管系统功能。体液丢失使血浆容量降低，引起动脉血压降低，肌肉和皮肤血流量减少，并促使心率进一步升高。索卡等（Sawka，1984）认为，心脏节律的改变取决于血容量的降低以及脱水程度。沃尔什等（Walsh，1994）的研究显示，当以90%最大摄氧量强度进行运动，自行车运动员充分补水与脱水达到体重1.8%时相比，力竭时间相差达32.8%。对于不同运动项目，脱水对运动表现产生的影响存在差异。脱水原因、运动时的气象条件以及运动类型都是其中的关键因素。

　　当运动持续时间相对较短（以无氧代谢为主）时，脱水的影响似乎不太显著。在持续几秒钟的运动中，ATP主要来自无氧代谢系统（ATP-磷酸肌酸和糖酵解供能）。研究结果显示，只要能够按照脱水量充分补充水分，无氧表现不会受到显著影响（Backx，2000）。不过正如前文所述，环境温度过高时，由于肝脏分解乳酸的能力降低及肌肉血流量降低，进行持续时间较短的剧烈运动时恢复的困难程度会增加，从而可能对后续的短时间高强度运动造成不利影响（Sawka & Pandolf，1990）。此外，脱水对无氧表现的影响并不是一成不变的。无氧表现降低涉及的主要生理机制与血钾增加和核心温度上升造成的电解质不平衡有关（Sawka & Pandolf，1990）。关于脱水对力量的影响，研究显示脱水对最大力量无显著影响（Mountain，

Smith & Mattot，1998；Greiwe，1998），但会减少用力持续时间（Bigard，Sanchez & Claveyrolas，2001）。当体重减少2.95%时，以最大自主收缩（Maximal Voluntary Contraction，MVC）强度的25%进行等长伸膝运动时，运动至力竭时间缩短23%（$P<0.01$）。

脱水对心理表现的影响

莫恩等的研究采用大脑皮质功能测试，发现即使中等脱水也会降低年轻受试者的大脑表现（Maughan，Leiper & Shirreffs，1997）。脱水似乎可造成短期工作记忆改变，但未观察到对长期记忆有显著影响。根据格朗让等（Grandjean，2007）的研究，受试者脱水时心理动作能力（Psychomotor Ability）测试的表现会出现降低。当脱水2%时，反应时间增加10.7%（$P<0.05$）；脱水4%时，反应时间增加21.4%（$P<0.01$）。此外，脱水2%时回答正确率降低10.6%，脱水4%时回答正确率降低22.4%（Grandjean & Grandjean，2007）。

动物研究显示，脱水抑制一氧化氮合成酶的生成——一氧化氮可在神经细胞之间充当神经递质，从而直接影响中长期记忆。格朗让等（Grandjean，2007）总结了脱水超过体重1%的情况下对认知能力产生的影响：当脱水由高温环境或运动引起时，会出现疲劳感知程度上升、错误次数增加、短期记忆减弱。

有研究显示，当脱水引起的体重损失达到2%时，认知能力显著下降，且不受脱水原因的影响（高温环境或长时间运动；Cian，Koulmann & Barraud，2000）。这对于需要快速反应和精确移动的运动项目可能产生非常显著的影响。此外，这对于北欧两项（步枪射击和越野滑雪）或现代五项（手枪射击、击剑、游泳、马术和跑步）等涉及多个组合项目的运动甚至可能产生更严重的影响。

补水方法

法国食品安全局（French Agency for Food Safety，AFSSA）对普通人群的补水建议是，体重平均为60千克的成人水分补充需求为2.1～3升/天（35～50ml·kg^{-1}·d^{-1}；Martin，2001）。2008年，欧洲食品安全局（European Food Safety Authority，EFSA）的建议更加细化：对于成人（年龄14岁以上），女性摄入水的建议量为2升/天，男性为2.5升/天；或者每天通过饮料补充1.4～2升水，并通过食物获取0.4～0.75升水。根据库尔曼等（Koulmann，2000）的研究，每日水摄入量应不少于1.5～1.8升，以避免急性脱水。必须注意到，87%的12～19岁青少年和70%的20～55岁成人每天饮水不足1.5升。

此外，水摄入量并不是影响水分补充的唯一因素。根据法国生活条件与观察研究中心（Research Center for the Study and Observation of Living Conditions，CREDOC）的调查，每日饮水次数也很重要（Hoibian，2007）。他们的研究显示，每日饮水量较多的成人（>1.5升）每次饮水量较大且每日饮水次数较多（图7.1）。

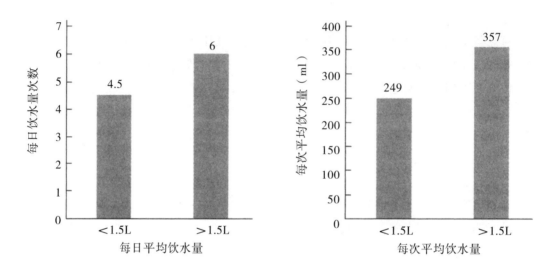

图7.1   每日饮水次数和每次平均饮水量直方图

（根据：CREDOC 2007年数据）

预防脱水对改善恢复的作用

预防脱水是日常运动训练的一项基本要求，但在训练实践中执行起来可能并不简单。首先应该明确的是，脱水状态一旦出现，就可能对运动表现产生负面影响。预防脱水的困难之处在于身体无法额外储存大量水分。比赛前过多增加水的摄入会导致排尿增加，反而会给比赛造成不便。一般建议运动员在赛前达到正常水合状态即可。赛前饮用150～300毫升水有助于保持适量水分，而不会在随后的几小时内引起额外排尿。水在血浆中传递的速度很快，因为吸收的水会在9～18分钟后出现在汗液中（Armstrong，1987）。机体内是否达到水平衡状态并没有真正的评估标准。不过布兰登贝格尔等（Brandenberger，1989）的研究显示，抛开其他因素，运动前40分钟主动预先补充水分500毫升可以增加出汗速度，减少运动期间没有及时补水引起的负面效应。

口渴并不是运动期间需要补充水分的良好指征。事实上，运动中需要在感觉口渴前补水，饮水量应大于感觉需要的饮水量。确定饮水量时，在尽可能补充水分丢失的基础上，还应考虑个体差异性，并根据个人对脱水的耐受情况加以调整。为此，应当根据运动的特征（强度、持续时间）、环境条件（环境温度、相对湿度、反射热）以及特定个人因素（训练水平和状态、是否适应高温）估计失水量。考虑到胃排空因素，最好在个人可承受的范围内大量摄取液体（Rehrer，2001）。

恢复期的电解质补充

运动前后体重变化可反映运动期间的水分损失量及运动期间和之后的水分补充是否充足。大量出汗会导致水和电解质显著丢失。但需注意，出汗速度和汗液中的电解质量（钙、钾、氯、钠、镁）可能存在很大的个体差异。一般来说，出汗增加时，汗液中钠（Na^+）和氯（Cl^-）离子水平上升，钾（K^+）和镁（Mg^{2+}）离子水平保持不变，钙（Ca^{2+}）离子水平下降。因此出汗最有可能造成细胞外离子的损失（如钠和氯）。及时的营养补充有助于运动员将水和电解质平衡维持在正常水平，尤其是在进行较长时间运动或在高温环境下进行运动时。与其他体液相比，汗液具有低渗性，在经过运动适应和高温适应后这一特点会更加明显。这就使得运动员进行运动时，如果不及时补液以补偿体液丢失，会导致血浆电解质浓度（和渗透压）上升。此外，由于运动引起的上述体液和电解质的变化，很难仅根据血浆电解质浓度对机体的电解质平衡状态进行准确评估。

持续运动期间可能出现暂时的电解质失衡。诺克斯等（Noakes，1985）的研究指出，当运动员仅通过饮用淡水来补偿大量体液损失时，有可能导致低钠血症（发生率可达25%）。因此，运动员在进行长时间运动时应适当补充钠离子。但无论失水程度如何，都不应服用片剂型钠，因为它可能导致体内的水反渗进入肠道，引起身体不适，并有可能引发胃肠道的其他负面效应。由于含钠溶液可促进肠道对水的吸收，因此通常较为合理的做法是补充含钠的运动饮料（Noakes，Goodwin & Rayner，1985）。实验显示，加入氯化钠的饮料与淡水相比可以更好地改善体液失衡和血浆容量（通过其保水性）。而且含钠饮料可使与水-电解质调节有关的激素浓度更快恢复正常水平（Nose，1988；Brenberger，1989）。如果饮料中含钠量不足，吸收的多余液体会通过增加尿量排出，而无法用于机体再水合（Shirreffs，1996）。研究者比较了体重损失3%时不同补水方案的效果，采用钠浓度较低（23毫摩尔或1.2克/升）的饮料，在补液量达到体重损失的150%和200%时才会导致尿量显著增加。提高饮料中的钠浓度（61毫摩尔或3.3克/升）有助于恢复体液水平，但是使用这种饮料补水时，必须精确控制饮料的摄入量。该研究的结论是，如果饮料中钠含量偏低，那么运动后大量饮水无法有效补水，而饮料钠含量过高也会影响补水效果。

此外，中等强度运动出汗时钾离子的丢失量相对较少（Cunningham，1997）。而在进行更加剧烈的运动时（如比赛），出汗时钾离子的丢失量会升高，可达5~18mEg（毫克当量）。通过摄入富含钾的食物（柠檬、香蕉）可补充运动中丢失的钾，1杯橙汁或番茄汁可补偿约3升汗液中损失的所有钾、钙和镁（Cunningham，1997）。

碱性饮料在恢复早期的应用

大量研究表明，在进行时间较短的高强度运动时，运动肌无氧代谢生成大量乳酸并快速扩散至细胞外液，导致内环境氢离子浓度上升（Sahlin，1978）。肌肉内氢离子堆积会抑制磷酸果糖激酶（PFK）等代谢酶的活性、扰乱细胞内钙离子流、减少肌动蛋白-肌球蛋白桥的数量（Vollestad & Sejersted，1988）以及影响膜兴奋性和相关传入神经信号传导，从而导致肌肉工作能力降低（Hausswirth，1995）。在进行运动时，血液中的酸碱平衡失常会影响内分泌系统功能、肌肉和血液中能源物质的供应（Sutton，Jones & Toews，1981）、心血管系统和呼吸系统功能（Jones，1977）及对疲劳的主观感知（Swank & Robertson，1989）。这就是近些年建议无氧运动项目运动员在大强度运动前和运动后饮用碱性饮料的原因。然而，尽管研究显示运动前补充碳酸氢盐有助于改善120~240秒运动的耐受时间（McNaughton & Cedaro，1992），但是运动前服用碳酸氢盐常常有可能引起肠胃不适（McNaughton，1999），尤其是碳酸氢盐浓度较高（超过300毫克/千克体重）时。因此，我们强烈建议将碱性饮料的补充时间放在运动后的早期恢复阶段。运动后饮用碳酸氢盐饮料有助于缩短体内酸碱平衡的恢复时间（表7.2）。

表7.2   法国市售矿泉水碳酸氢盐和钠含量

矿泉水/电解质	碳酸氢盐（mg/L）	钠（mg/L）
Donat Mg	7800	1600
Hydroxydase	6722	1945
Saint-Yorre	1368	1708
Vichy Célestin	1989	1172
Rozanna	1837	493
Quézac	1685	255

葡萄糖饮料和快速恢复

体育运动往往伴随不同程度的脱水，特别是在环境温度较高时。因此，在运动后恢复时需要使体内的水和电解质重新恢复平衡。当运动员参加需要以较短间隔重复进行运动的比赛时（如三项全能、十项全能或现代五项运动，或一天中需要进行多场比赛的格斗类项目），会使问题更为突出。大量研究显示，当脱水出现一段时间后，机体水合状态在随后相当长时间内无法实现100%恢复。

即使在运动员脱水的情况下，大量饮水仍然有可能导致快速排尿，这会妨碍机体恢复正常水合状态的进程。单纯饮水可以缓解体液渗透压过高造成的口渴，饮用冷水时对口渴的缓解效果更加显著（Rehrer，1992）。与单纯饮水相比，恢复期饮用含糖（CHO）饮料可能更有助于运动能力的有效恢复（水作为碳水化合物载体，对于肝糖原和肌糖原储备的再合成是不可或缺的）。当两次比赛之间的恢复间隔较短或者在几天内多次重复运动时，补充含糖饮料的作用更加重要（Maughan，Leiper & Shirreffs，1997）。

关于饮料中补充的糖的种类，葡萄糖是在恢复期间经常使用的糖类之一。有研究显示恢复阶段补充葡萄糖更加有效（Nadel，Mack & Nose，1990），一方面，因为其吸收涉及主动运输，并且与钠的吸收存在关联（Crane，1962）；另一方面，果糖不通过主动运输吸收，而是通过易化扩散，并不受钠的支配。与钠有关的葡萄糖主动运输使得在摄入含葡萄糖的饮料（糖、葡萄糖聚合物或淀粉）后水的吸收增加。有多项研究观察到当饮用浓度不超过7%的含糖和钠的饮料时，水的净吸收量增加；而仅含水的饮料则引起电解质向胃肠道中反渗（Leiper & Maughan，1986）。

临床研究显示，腹泻脱水运动员口服补液盐饮料（含5%葡萄糖和30～60毫摩尔/升的钠）能够提高钠溶液的净吸收量并减少腹泻次数（Farthing，1988）。贝克尔斯等（Beckers，1992）研究了饮用不同成分饮料后水的吸收速度。研究中使用的含葡萄糖的运动后饮料中钠的含量均为20mEg/L（毫克当量/升），但是饮料的浓度和渗透压各不相同。该研究结果显示，与仅饮用白水相比，4.5%的等渗葡萄糖饮料的液体净吸收量更佳；与白水相比，7%的等渗葡萄糖和电解质饮料（主要是蔗糖）也会导致液体吸收显著增加；17%的高渗葡萄糖饮料则只引起净体液分泌。另外，17%的麦芽糖糊精饮料（17毫达西）渗透压与4.5%的含葡萄糖饮料接近，可引起液体净吸收，但其速度比4.5%的含葡萄糖饮料慢得多。该研究指出，对于恢复期来说，采用较高浓度的葡萄糖饮料可实现最佳糖吸收，但水的吸收相应减少。因此，在运动后恢复期进行葡萄糖和水分补充时需要寻求适宜的折中方式。应根据运动方式、出汗速度、环境条件以及对糖原快速再合成的要求选择适宜类型的饮料。

过度水合

一些研究建议，可通过运动前过度水合来延迟或预防运动期间脱水，以避免脱水造成的不良影响（Freund，1995）。尽管围绕过度水合议题已有多项研究，但是有关过度水合的争议仍然存在。有研究认为过度水合可能通过扩张血容量改善体温调节功能，从而提升运动表现（Lyons，1990）。若干研究探讨了摄入水或电解质饮料对过度水合的影响（Grucza，Szczypaczewska & Kozlowski，1987），发现二者都仅能使身体总含水量短暂升高，因为肾脏会将过量的水迅速排泄出体外（Riedesel，1987）。还有研究比较了摄入水或甘油溶液的效应，发现大量摄入含甘油饮料有助于增加液体潴留（Lyons，1990）。甘油摄入可使机体保持过度水合达4小时左右（Riedesel，1987）。过度水合峰值由含甘油饮料的吸收和清除速率之间的关系决定。过度水合峰值出现的具体时间较难确定，因为不同研究得出的液体潴留时间存在很大差异。由于快速摄入大量液体后人体吸收的速度也很快，因此一般建议在运动前30分钟完成补液。如补液与运动间隔时间较长，会导致不必要的水分损失，并降低整体过度水合水平。液体摄入后等待30分钟可以为胃肠排空提供充足时间，同时保证过度水合接近峰值时开始运动。

运动前通过补充甘油实现过度水合，对运动中无法摄入饮料以补充出汗造成的损失来说是最具意义的。如果运动中可以维持正常水合状态，那么运动前过度水合就不能提供额外优势。理论上，无论是否使用甘油，过度水合应该有可能提高运动表现和避免脱水相关风险（Convertino，1996）。一些研究显示，在过度水合后进行运动，核心温度比对照组低（Grucza，Szczypaczewska & Kozlowski，1987）。此外，还有研究显示，过度水合后出汗率较高（Lyons，1990）。但也有研究显示，过度水合并未带来任何与体温调节相关的优势（Hitchins，1999）。此外，快速摄取大量水分（或者其他低钠液体）可能会导致低钠血症，这有可能产生非常严重的临床后果（Von Duvillard，2004）。

实际应用

● 尽快补充运动时流失的液体成分是恢复的重要环节。运动员可通过在比赛前后称量体重来确定其液体丢失量。要完全补偿运动造成的液体丢失，通常需要通过摄入液体丢失量的150%～200%来实现（Shirreffs，1996）。

● 运动时根据口渴的感觉来进行补液会导致补液不足。12～15℃带有较淡味道的饮料比其他饮料（冷水、温水、矿泉水）更有助于增加液体摄入（Hubbard，1984）。饮料的适口性对于刺激摄入十分重要。如有可能，建议通过固体膳食或营养品补充电解质，以降低饮料的钠离子浓度（Beckers，1992）。

● 运动后摄入大量（而不是少量）液体并持续补液较长时间更有助于机体恢复水平衡。首次补液后建议继续每隔15分钟摄入200毫升饮料（Kovacs，2002）。

● 如果运动员两次训练的间隔超过6小时，可通过水和固体食物相结合的方式恢复水和电解质平衡（Galloway，1999）。

● 如果两次训练课或比赛的间隔时间很短，不够摄入和消化一餐，则只能通过液体摄入获得水分补充，所使用的饮料中应当含有不少于50毫摩尔/升（1.15克/升）钠，如果无法通过食物补充，饮料中还应含有适量钾（Maughan & Shirreffs，1997）。此外，使用含糖量约为2%的饮料有助改善胃肠道水和钠的吸收（Brouns，Kovacs & Senden，1998）。

● 不建议服用片剂型钠，因为它可能引起胃肠不适和消化问题（Bigard & Guézennec，2003）。

● 建议避免在恢复期摄入咖啡因，因为咖啡因会增加电解质（Mg^{2+}、Na^+和Ca^{2+}）经尿排泄量（Brouns，1998）。

● 饮用超过2.5克/100毫升葡萄糖的饮料会降低胃排空速度。向运动饮料加入大量氯化钠或钾通常对胃排空速度没有影响（Owen，1986）。

● 为了使血浆容量恢复正常并保持稳定的渗透压，饮料中电解质浓度应为Na^+0.5～0.6克/升，Cl^-0.7～0.8克/升，K^+0.1～0.2克/升（Lamb & Brodowicz，1986）。

小结

体重变化可以反映运动中损失的液体量，以及运动中和运动后的水分补充是否充足。大量出汗会导致水和电解质流失。当进行长时间运动或在高温环境中运动时，补液有助于维持内环境水和电解质稳态。恢复期补充含葡萄糖的运动饮料能够通过其主动吸收作用促进水的吸收。与只喝水相比，在恢复期间补充含碳水化合物（CHO）的饮料可能更有助于运动能力恢复。对于两次比赛之间的间隔很短或者在几天中多次重复运动时，这一点尤为重要。

铁人三项和XTERRA越野铁人三项世界锦标赛的赛间恢复

伊尼戈·姆吉卡（Iñigo Mujika）博士，西班牙国立巴斯克大学

　　每年10月，铁人三项运动界的目光都会投向夏威夷，两项最大的非奥铁三赛事在此举行，分别是在夏威夷大岛举行的铁人三项世界锦标赛（the Ironman World Championship）和在夏威夷茂宜岛举行的XTERRA越野铁人三项世界锦标赛（the XTERRA World Championship）。铁人三项世界锦标赛也称为夏威夷铁人三项赛，是一项长距离铁人三项运动，由3.8千米海中游泳、180千米公路自行车和42.2千米马拉松组成。XTERRA世界锦标赛则是一项艰苦的越野铁人三项比赛，包括1.5千米海中游泳、30千米山地自行车和11千米跑步。这两项比赛都是集体起跑，中途不休息，按照游泳-自行车-长跑的项目顺序进行，并且都在湿热环境下比赛。

　　取得铁人三项世界锦标赛和XTERRA越野铁人三项世界锦标赛累计最佳成绩的男女运动员会被授予夏威夷航空双赛大奖。2007年之前，这两项赛事间隔1周，尽管2007年之后调整为间隔两周，但对于同时参加这两项大赛的运动员和教练员而言仍然是巨大的挑战。

　　来自西班牙巴斯克的铁人三项运动员埃内科·利亚诺斯（Eneko Llanos）是赢得夏威夷航空双赛大奖次数最多、最成功的运动员。2006—2010年，他连续获得这一殊荣（表1）。为了在连续的超长耐力比赛中获得成功，埃内科既需要在有限的赛事间歇期里实现尽可能多的恢复，还必须设法在必要的休息之余保持良好的训练状态，要在重重限制中实现这二者间的平衡绝非易事（Mujika & Padilla，2000）。2006年，这两项赛事的间隔只有8天，埃内科采取了在铁人三项世锦赛后完全休息4天的策略，首先专注于消除比赛引起的肌肉损伤；接下来，在XTERRA越野铁人三项世锦赛前3天，开始施加一定的训练刺激（表2），最终成功实现了平衡恢复与训练的目标（Suzuki，2006）。他在两项比赛中都获得了第五名，并获得双赛总成绩最佳大奖。

表1　铁人三项运动员埃内科·利亚诺斯在5届铁人三项世锦赛和XTERRA越野铁人三项世锦赛上的成绩

年份	铁人三项世界锦标赛		XTERRA世界锦标赛	
	成绩 （小时:分:秒）	名次	成绩 （小时:分:秒）	名次
2006年	08:22:28	5	02:46:49	5
2007年	08:26:00	7	02:51:17	13
2008年	08:20:50	2	02:42:01	6
2009年	08:37:55	14	02:37:22	1
2010年	08:22:02	7	02:40:44	6

表2　埃内科·利亚诺斯2006年铁人三项世锦赛和XTERRA越野铁人三项世锦赛的8天赛间恢复和训练计划

铁人三项比赛后天数（天）	游泳（km）	自行车（min）	跑步（min）
1～4	休息	休息	休息
5	1.5	45	
6	1.2	60	
7		30	15

　　2007—2010年，这两项赛事的间隔调整为15天，埃内科的典型恢复和训练计划分为两个阶段，包括完全休息期，在此期间主动休息或进行交叉训练（Loy, Hoffmann & Holl&, 1995），以及训练和比赛准备期（表3）。值得注意的是，埃内科在2009年的夏威夷铁人三项世锦赛中的表现低于其平均水平（第14名）。然而，在这次成绩相对较差的比赛后，他在XTERRA越野铁人三项世锦赛中夺得了个人职业生涯的第3个世界冠军，并且是他在夏威夷获得的首个世界冠军。在埃内科这一年的训练计划中，在准备夏威夷铁人三项世锦赛阶段安排了一个可产生过度疲劳的超负荷训练期（Coutts, Wallace & Slattery, 2007），并在随后安排了2周的赛前调整期，这个为期2周的调整期可能没有达到使他充分恢复的效果。事实上，研究表明，在超负荷训练期后，要使运动员达到最佳竞技状态可能需要安排更长时间的赛前调整期（Thomas, Mujika & Busso, 2008）。该次铁人三项世锦赛后，恢复期和之后的中等强度训练期可能在某种程度上形成了双重赛前调整期（以训练减少和之后的训练负荷适度增加为特征），从而产生超量恢复（Thomas, Mujika & Busso, 2009）。

表3 埃内科·利亚诺斯2007-2010年铁人三项世锦赛和XTERRA越野铁人三项世锦赛的
15天赛间恢复和训练内容示例

铁人三项比赛后天数（天）	交叉训练（min）	游泳（km）	自行车（min）	跑步（min）
1~3	休息	休息	休息	休息
4	步行/徒步90~120			
5	海滩皮划艇60~90			
6	浮潜/冲浪60~90			
7		2.0		60
8			90	30
9		2.0	60	
10		2.2		50
11		2.7	45	20
12		2.0	60	40
13	休息	休息	休息	休息
14	0	1.0	40	15

　　根据埃内科·利亚诺斯多年来积累的经验，2~4天完全休息、3~4天主动休息或交叉训练，以及6~8天中等强度训练和比赛准备，可能是在铁人三项世锦赛和XTERRA越野铁人三项世锦赛上更具竞争力的有效恢复策略。

第8章 营养

克里斯托弗·豪斯沃斯（Christophe Hausswirth）博士
以及：维罗尼克·卢梭（Véronique Rousseau）

营养因素在运动员的成功中扮演重要角色。运动员要保持健康，基本原则之一是必须保持营养需求和膳食之间的平衡，从而使机体生物学常数恢复至正常水平。这种平衡包括能量平衡（定量平衡）及宏量营养素和微量营养素平衡（定性平衡）两方面。

营养恢复的目标需要针对运动员的个体情况和具体训练时期制定，因此需要考虑以下各方面因素：

- 训练导致的生理和内环境稳态变化：
  - 能源物质消耗（主要是糖原）
  - 脱水（见第7章）
  - 肌肉损伤或蛋白质分解
- 有关提高运动表现或训练适应的目标：
  - 增加肌肉体积或力量
  - 降低体脂百分比
  - 增加酶、功能性蛋白或功能性细胞和组织（如红细胞、毛细血管）的合成
  - 再次进行运动之前能源物质的补充和再水合状态
- 两次运动的间隔时间：
  - 总恢复时间
  - 恢复期的其他任务或需求（如睡眠、旅行）
- 恢复期摄取食物的可用性：
  - 训练后即刻可供摄入的食物
  - 运动员的食欲及恢复期摄取食物和饮料的机会

蛋白质代谢与恢复

　　研究表明，体育运动会影响蛋白质代谢。定期的力量或有氧训练会通过不同机制影响蛋白质代谢，具体影响取决于运动种类。力量训练可增加肌肉量，而耐力训练则增强氧化酶活性。这两种情况都会使蛋白质合成增加。蛋白质合成对于发育和成长至关重要，对于保持体重也有重要作用。尽管糖是运动期间主要供能物质的代表，但定期运动还会显著增加含氮化合物的每日需要量。伦尼等（Rennie，1981）的研究显示，人类蛋白质合成减少，以及蛋白质分解和氨基酸氧化的同时增加必然导致肌肉内氮的负平衡。运动期间的蛋白质分解比蛋白质合成多。运动时蛋白质降解和合成之间的差值约为每小时5克。这个值与通过氨基酸氧化生成尿素的量推算得到的蛋白质分解值相关。因此，运动期间蛋白质平衡为负平衡：蛋白质摄入常常不足以抵消蛋白质消耗。

　　在特定情况下，一些氨基酸会参与氧化供能，因此它们也是机体的能源物质之一。但是，机体内的蛋白质都扮演着精密的功能性角色。不同于糖类和脂类，机体内并没有额外的氨基酸储备。当需要由蛋白质供能时，机体会动用来自结构或功能性蛋白质的氨基酸。在组成蛋白质的氨基酸中，只有拥有取代基的氨基酸（亮氨酸、异亮氨酸、缬氨酸）、丙氨酸、谷氨酸和天冬氨酸可在肌肉中氧化（Goldberg & Odessey，1972）。因此只有这些氨基酸可以在运动期间为ATP再合成提供需能量。有实验证据表明，在氨基酸中，拥有取代基的氨基酸在能量代谢中扮演着更加重要的角色（Lemon，1991）。氨基酸氧化供能的比例主要由运动类型、运动强度、运动持续时间以及运动员的健康和营养状况决定（Lemon，1991）。

　　关于运动员在恢复期间体内的蛋白质合成水平，我们仍然所知甚少。不过已有研究显示，在各种类型的运动后数小时，均观察到肌浆中氨基酸水平升高。戈德雷与古德曼（Goldley & Goodman，1999）指出，肌浆中氨基酸的堆积可以从施加运动负荷后4小时起观察到。有研究者认为运动恢复期肌浆中氨基酸的堆积是受到肌肉运动的特定影响，并会导致氨基酸跨膜运输增加（Goldberg，1975）。氨基酸跨膜运输与葡萄糖运输增加同时发生。尽管没有直接的实验证据，但是运动后肌纤维中的氨基酸积累会为蛋白质再合成创造有利条件。已有研究证明，氨基酸肌浆积累水平与蛋白质合成之间存在很强的相关性（Goldley & Goodman，1999）。

肌肉收缩运动与肌肉生长

　　值得注意的是，对于规律训练的运动员，在恢复期大量摄入膳食蛋白质具有双重效应：首要作用是修复运动引起的形态学损伤，其次是促进结构蛋白质合成。不过目前的研究已经确定，蛋白质摄入只有在肌肉发生收缩运动的情况下才有促合成作用。根据德孔巴（Décombaz，2004）的研究，要激活肌肉蛋白质净合成必须同时具备以下三个因素：肌肉运动、氨基酸供应和胰岛素释放。

　　营养素的摄入会影响生长激素的释放，这是在恢复和内分泌的关联中至关重要的一点。人体研究显示，摄入500千卡碳水化合物（麦芽糖糊精）或500千卡蛋白质（市售营养补剂，由几种氨基酸络合物组成）后，生长激素释放减少（Matzen，1990）。在经历最初的生长激素水平下降之后，以蛋白质为主的膳食随后使生长激素分泌出现峰值。这一效应从蛋白质补剂被吸收后90分钟开始，一直持续至第4个小时。研究结果表明，日常膳食的组成在调节生长激素释放中扮演重要角色。由此可以推定，在摄入蛋白质后引发的生长激素释放增加，有利于骨骼肌中收缩蛋白和结构蛋白质的合成。不过蛋白质的促合成作用似乎存在一定的限度。当人体摄入的蛋白质超出特定阈值（高于$1.5g \cdot kg^{-1} \cdot d^{-1}$）之后，就会倾向于被氧化供能，而不是在人体中储存（Tarnopolsky，MacDougall & Atkinson，1988）。这使得人们对于恢复期间以增肌为目的大量摄入蛋白质（高于运动本身的需求）的实际效果存有疑虑。

运动后的快速恢复

　　大量有关研究显示，各种类型运动对蛋白质代谢产生的影响在性质上是接近的，无论是短时间高强度运动，还是长时间耐力运动。几乎所有类型的运动都会使蛋白质合成减少、降解增加，而在运动后恢复期，蛋白质代谢则会发生相反的变化（Poortmans，1993）。因此，运动后的快速营养恢复（特别是蛋白质）是实现机体能源物质储备迅速再生的一个必要因素。

　　早在1982年，研究者就通过动物实验发现，在完成高强度运动后2小时，肌肉蛋白质合成增加（Booth，Nicholson & Watson，1982）。肌肉蛋白质总量和肌纤维蛋白质含量的增加受到运动强度和持续时间的影响（Wong & Booth，1990）。在跑台上跑步4小时（Chesley，1992）或以80%最大力量进行重复力量训练（Carraro，1990）后，报告的人体结果类似。莱文哈根等（Levenhagen，2001）研究了以60%最大摄氧量强度运动60分钟后，蛋白质补充时间对于补偿运动期间损失的重要性。该研究显示，在运动后立刻摄入10克蛋白质，可使全身蛋白质合成效率提高，并在$t+3$小时观察到显著影响，如果在运动结束后3小时以上再进行蛋白质补充，则恢复期蛋白质储备无法完全恢复到初始水平。该研究认为胰岛素可能在蛋白质合成调节中扮演核心角色。因此，在长时间运动或短时间高强度运动后尽快摄入蛋白质对于恢复有十分重要的作用。

　　在运动后恢复时，还应考虑运动对碳水化合物（CHO）储备的影响。尽管直接检测肌糖原储备存在困难，但有必要通过运动时的能量消耗情况估计肌肉碳水化合物储备状况。因为能源物质的储备情况，特别是碳水化合物，是影响氨基酸氧化水平的关键因素。莱蒙与马林（Lemon & Mullin，1980）通过监测尿素排泄水平评估含氮化合物的氧化状况。他们比较了运动中和休息时的糖原消耗情况，发现在运动过程中，当糖原消耗较高时，会使尿素排泄显著增加。因此，糖原的可用性对氨基酸氧化具有调节作用。该研究的结果对于更好地理解运动恢复十分重要：运动时糖原储备较低的运动员负氮平衡将增加。

塔尔诺波尔斯基等（Tarnopolsky，1988）估算了耐力运动员避免负氮平衡应达到的每日蛋白质摄入量最低为1.2~1.4克/千克体重。鉴于蛋白质消化和吸收方面显著的个体差异，建议耐力运动员每日蛋白质摄入量最好达到1.5~1.7克/千克体重（Martin，2001）。按此标准摄入的蛋白质大致相当于每日能量摄入总量的12%~16%。对于进行力量运动和需要保持肌肉质量的运动员，要保持正氮平衡，建议每日蛋白质摄入量达到1.4~1.6克/千克体重。该建议摄入量相对安全，适用于具有高营养价值的蛋白质。对于希望实现增肌的运动员，可短期采用每天2~2.5克/千克体重的膳食蛋白质摄入量。

但需注意，不应长期采用过高的蛋白质摄入量。高蛋白摄入每年不能超过6个月（Martin，2001）。根据现有的科学知识，很难证明超过3克/千克体重的每日蛋白质摄入量是合理的。过多的膳食蛋白质对运动员的健康可能产生不利影响，特别是对于肾功能。尤为重要的是，蛋白质摄入过多可能造成含氮废物排泄增加，有可能造成体液损失增加。因此对于高蛋白摄入的运动人群，应加强对其液体摄入的监控和调整。如果没有明确的蛋白质摄入不足的迹象，不宜鼓励运动员采用过高的蛋白质摄入量，特别是在高蛋白膳食的科学性还没有充分科学证据的情况下。

新近的研究显示，采用促进合成代谢的营养措施具有重要意义。该研究发现，在为期12周的训练中，运动后立即摄入（肌肉强化训练后5分钟）含19克乳清蛋白的运动补剂（富含必需氨基酸），与延迟2小时摄入相比，增肌效果和力量提高幅度均较好。上述发现是在对高水平运动员进行研究时取得的（Esmarck，2001）。研究者还考察了运动前食物摄入与运动员恢复的相关性。蒂普顿等（Tipton，2001）建议，在抗阻训练前摄入必需氨基酸（EAA）较运动后摄入能够更明显地促进恢复期蛋白质合成。

蒂普顿等（Tipton，2001）的研究比较了抗阻运动前后相关指标的变化，发现当在运动前饮用含6克EAA和35克葡萄糖的饮料时，对蛋白质合成的促进作用更显著。该研究通过血液中苯丙氨酸的生成速率来反映肌肉—蛋白质合成状况。运动使血流速度增加，有利于肌肉从血液中获取更多氨基酸（AA），从而减少蛋白质合成的滞后时间。该研究还发现，在运动开始前5分钟补充EAA时，可促使蛋白质合成持续至运动后1小时。

需要注意的是补充氨基酸对蛋白质合成产生影响的时间很短，即使将血中氨基酸始终保持在高浓度的情况下也是如此（Bohe，2001）。因此，较为实际的做法是以固定的时间间隔（午餐、加餐、晚餐）少量多次摄入高蛋白膳食，这样有助于使血中氨基酸浓度在恢复期多次达到峰值。通过这种方式，一次性补充时仅在恢复期前2小时观察到的急性效应（Tipton，2001）可进一步延续至24小时（Tipton，2003）。这表明通过在一定的时间段内多次补充蛋白质（最好是膳食蛋白质），可能有助于实现肌肉增长。

对于青年运动员而言，运动结合营养补剂，是否能够比只运动但不使用营养补剂更有助于长期保持较高的蛋白质正平衡，目前仍然缺乏令人信服的研究证据。此外，运动训练对一天中其他时段（如就餐、睡眠等）的蛋白质代谢有怎样的影响仍然有待考察。另外，上述研究结果大多只涉及单一变量（即蛋白质合成），这只是增肌的必要但非充分因素。在实际训练和生活中，要在各周的时间跨度中监测肌肉力量或体积是否存在正向改变，执行起来并非易事。

蛋白质、碳水化合物和亮氨酸复合营养与肌肉恢复

能源物质（特别是碳水化合物）的供应，是氨基酸氧化水平的决定因素。运动期间的糖原耗竭会引起的尿素排泄显著增加。正如前文所说，尿素排泄反映了含氮化合物的利用情况（Lemon，1997）。运动期间的氨基酸氧化供能与其他能源物质的供应情况密切相关。BCKA-DH（支链 α -酮酸脱氢酶）在氨基酸氧化供能中扮演主要角色。它是亮氨酸分解代谢途径中的限速酶，其活性受到运动强度、持续时间等因素的影响。以动物模型为基础的实验显示，BCKA-DH在肌肉中的活性随跑步速度增加而升高（Kasperek & Snider，1987）。耐力训练可使肌肉BCKA-DH的活性升高，从而导致亮氨酸在运动中的氧化供能增加。

安东尼等（Anthony，1999）的研究探讨了亮氨酸补充对恢复的影响。他们发现，亮氨酸可显著刺激大鼠在跑台运动后的蛋白质合成。近来的人类研究显示，摄入碳水化合物（CHO）、蛋白质（PRO）和氨基酸会影响血浆胰岛素水平的调节（Pitkanen，2003）。可能的原因是较高的胰岛素水平可刺激特定氨基酸的摄取及蛋白质合成速度（Gore，2004）。此外，众所周知，胰岛素可抑制蛋白质分解（Biolo，1997）。

豪沃思等（Howarth，2009）让长距离项目运动员进行2小时自行车运动，然后在接下来的3小时摄入各种饮料。这些饮料含有中等浓度碳水化合物（$1.2g \cdot kg^{-1} \cdot h^{-1}$，L-CHO组）、非常高浓度的碳水化合物（$1.6g \cdot kg^{-1} \cdot h^{-1}$，H-CHO组）或中等浓度碳水化合物加蛋白质（$1.2g \cdot kg^{-1} \cdot h^{-1}$CHO和$0.4g \cdot kg^{-1} \cdot h^{-1}$PRO，PRO-CHO组）。研究

结果显示，在有氧运动后的恢复期补充PRO-CHO（蛋白质-碳水化合物）饮料，可显著增加运动后4小时的净蛋白质平衡水平并提高蛋白质合成速率。因此在运动后的恢复期补充PRO-CHO饮料有助于提升肌肉适应水平，并可促进肌肉合成代谢，长时间运动带来的损伤得到更好的修复。

库普曼等（Koopman，2005）以高水平运动员为研究对象，采用45分钟跑台运动，在运动后分别补充3种运动饮料：含有碳水化合物（$0.3g \cdot kg^{-1} \cdot h^{-1}$，CHO组）；碳水化合物+蛋白质（$0.3g \cdot kg^{-1} \cdot h^{-1}$ CHO和$0.2g \cdot kg^{-1} \cdot h^{-1}$ PRO，CHO+PRO组）；或碳水化合物+蛋白质+游离亮氨酸（$0.3g \cdot kg^{-1} \cdot h^{-1}$ CHO、$0.2g \cdot kg^{-1} \cdot h^{-1}$ PRO和$0.1g \cdot kg^{-1} \cdot h^{-1}$ Leu，CHO+PRO+Leu组）。结果显示，补充CHO+PRO+Leu（碳水化合物+蛋白质+亮氨酸）饮料比其他两种饮料更能显著提高净蛋白质平衡。此外，补充CHO+PRO+Leu饮料时，胰岛素反应比其他两种条件快。与含CHO的饮料相比，补充CHO+PRO饮料时血胰岛素水平较高。该研究表明，在恢复期间摄取蛋白质+亮氨酸（Leu，一种取代基氨基酸）+含糖饮料，比仅补充含糖饮料更有助于促进蛋白质合成。

亮氨酸可在胰岛素作用下通过多种途径刺激蛋白质合成。亮氨酸的特性是可作为营养信号分子调节蛋白质合成。研究显示亮氨酸还可通过减少降解影响肌肉蛋白质代谢（Nair, Schwartz & Welle, 1992）。这很有可能是通过增加血液中的胰岛素和与蛋白质合成调节有关的关键蛋白质磷酸化来实现的（Karlsson, Nilsson & Nilsson, 2004）。大多数体内和体外动物研究显示，应用亮氨酸可能抑制蛋白质裂解并刺激蛋白质合成；不过目前的人类体内研究结果是补充亮氨酸或支链氨基酸（BCCAs）能减少蛋白质分解，但是不刺激蛋白质合成。运动后恢复期间最大速率的蛋白质合成可能需要来自氨基酸（取代基氨基酸和支链氨基酸）的信号及运动提供的合成信号。

最后，尚未开展对其他取代基氨基酸（如异亮氨酸和缬氨酸）对恢复期蛋白质合成的作用的研究。由于氨基酸代谢路径较为复杂而且代谢路径间存在相互关联，因此给研究氨基酸转化带来一定困难。

支链氨基酸与运动后的精神表现

中枢性疲劳理论认为，支链氨基酸（BCCAs）可竞争性抑制色氨酸通过血脑屏障。借助口服支链氨基酸提高其在血液中的浓度，有可能减少色氨酸在大脑中转化为血清素。血清素是一种神经递质，在疲劳感知中发挥作用。血浆中SAA（Substituted Amino Acid，取代基氨基酸）——缬氨酸、异亮氨酸、亮氨酸——的浓度变化有可能引发血清素反应及催乳素浓度变化。纽肖尔姆（Newsholme，1986）认为SAA的浓度变化可能通过提高血清素合成速度调节中枢疲劳产生。在上述理论假设的基础上，研究者进行了补充SAA或色氨酸的人体实验。相关研究显示，摄入6%的碳水化合物饮料和支链氨基酸后运动员在足球比赛中精神表现改善（Blomstr&，Hassmén & Newsholme，1991）。波尔捷等（Portier，2008）的研究以高水平运动员为研究对象，调查了支链氨基酸的影响及其在恢复期对精神表现的作用。该研究探讨了富含SAA的膳食（50%缬氨酸、35%亮氨酸和15%异亮氨酸）对航海比赛后短期记忆测试成绩的影响。结果显示，与该项目运动员通常采用的碳水化合物为主的膳食相比，在比赛中摄取富含SAA的膳食可使运动员在恢复期更好地保持精神表现。在帆船等航海运动中，需要在一天中连续进行多场比赛，恢复时间有限，采用富含SAA膳食可能会对比赛有一定帮助。

糖类与恢复

人体的大部分能量由糖类（碳水化合物）和脂类代谢提供。在糖类代谢中，葡萄糖扮演主要角色，因为它可以直接进入能量代谢循环。葡萄糖通过血液进行运输，可进入细胞参与其能量代谢。因此机体各种细胞都可利用血糖供能。如中枢神经系统一般主要依靠血糖供给能量需求，其余能量来自酮体降解。不过人体的葡萄糖储备较低（25克），需要不断通过摄取食物来补充新的葡萄糖分子。摄入体内的一部分葡萄糖会用于补充各类组织的糖原储备，过多的葡萄糖则转化为脂肪在肝脏和脂肪细胞中储存。葡萄糖约占糖类供能的80%~90%。在有氧条件下，1摩尔葡萄糖完全氧化可生成38摩尔三磷酸腺苷（ATP）。在安静条件下，进食后食物中的葡萄糖会被逐步吸收。人体每吸收100克葡萄糖，其中大约有60克会在接下来的3个小时中被氧化供能。这样可以相对节省体内的脂肪储备。葡萄糖如转化为脂肪进行储存（供以后使用），约需额外消耗5%能量。

糖原再合成

长时间运动导致的肌糖原减少会刺激相关代谢路径，促使恢复期糖原合成增加。在运动后恢复期摄入含有糖类的食物会使糖原再合成速率增加，并可使糖原水平上升至高于运动前的水平。补充不同种类的糖，对糖原再合成会产生不同的影响。摄入葡萄糖或葡萄糖聚合物对恢复期肌糖原再合成速度的影响一致，服用果糖后肌糖原再合成速度则相对较慢（Blom，Hostmark & Vaage，1987）。但在胰岛素发挥促进糖原合成作用的前提下，补充果糖有助于增加肝糖原再合成速率。因此，恢复期间摄入高血糖指数碳水化合物可能更有助于糖原再合成。

　　在将血糖指数（GI）的概念纳入相关研究后，上面的结果得到了进一步证实。血糖指数有助于更好地认识摄入碳水化合物后的身体反应。血糖指数被定义为摄入含糖类食物后血糖反应曲线下的面积。血糖反应曲线一方面与被消化的糖类进入血液的速度有关，另一方面与血糖被组织吸收利用的速度有关。GI便于我们对不同食物的效应进行比较。伯克等（Burke，1993）进行了基于GI的研究，发现高水平自行车运动员以75%最大摄氧量强度运动2小时后，在补充高GI碳水化合物的情况下，运动后24小时肌糖原再合成（股外侧肌）水平显著高于低GI膳食。而且高GI膳食与低GI膳食在运动后24小时肌糖原水平的差异高达30%，伯克等认为受试者胰岛素和葡萄糖浓度所表现出的变化幅度，不足以解释肌糖原再生方面出现如此大的差异。当运动员需要在一天中完成多次训练或比赛时，膳食血糖指数可能对恢复产生至关重要的影响。

　　为了更好地解释为何低GI碳水化合物合成糖原效率较低，一些研究者指出低GI碳水化合物在肠道的吸收较差是一个可能的原因（Wolever，1986；Jenkins，1987）。约西等（Joszi，1996）的研究显示，摄入高浓度直链淀粉（低GI）混合物时消化吸收情况较差，使得运动后13小时糖原的恢复水平显著低于摄入葡萄糖或麦芽糖糊精（高GI）。因此，这些研究者认为可消化性较差的碳水化合物在肠道的吸收情况可能往往被过高估计了（Joszi，1996）。不过上述研究没有使用真正的食物，如能使用真正的食物进行此类研究，将会对运动实践有更好的指导意义。一项为期30天的纵向研究显示，当受试的运动人群采用低GI膳食时，其糖原合成水平与实验初始的基础值相比出现降低，并且低于采用高GI膳食的运动人群（Kiens & Richter，1996）。基于该研究成果，建议运动后慎用低GI膳食，因为这类膳食有可能不利于糖原再合成。鉴于碳水化合物摄入对于恢复的重要意义，有必要考虑其摄入时间对肌糖原再合成的影响。

运动后摄入碳水化合物的时间

　　恢复期碳水化合物的摄入及其时间安排会在很大程度上影响糖原再合成质量。合理的碳水化合物补充方法对于超长耐力运动（如铁人三项或马拉松）及需要在一天中进行多场次比赛的项目（如游泳、中距离跑或柔道等格斗项目）非常重要。比赛后碳水化合物补充越及时，肌糖原再合成水平就越高。有研究显示，运动后即刻摄入碳水化合物与运动结束后2小时摄入相比，运动结束6小时的肌糖原水平前者显著较高（Ivy & Lee，1988）。相关研究已经确定运动能够增强胰岛素敏感性（Richter，1989）和肌细胞膜对葡萄糖的转运能力，肌糖原再合成的最高速率出现在运动后1小时（Ivy & Lee，1988）。这主要与糖原耗竭激活了糖原合成酶有关（Wojtaszewski，2001）。运动后立刻进行糖类补充能够充分利用这一效应，使运动后最初2小时的糖原生成速率高达7.7mmol·kg^{-1}·h^{-1}。而一般情况下糖原生成速率仅为4.3mmol·kg^{-1}·h^{-1}，难以满足运动后快速恢复的需求（Ivy & Lee，1988）。

上述研究显示了糖原再合成对于运动恢复的意义：运动后摄入碳水化合物不足会导致糖原再合成速率偏低，这会对连续训练或比赛的运动表现造成不利影响。此外，不同于运动后立即摄入碳水化合物的效应，如果运动结束后4小时再摄入含碳水化合物的食物，不会获得较高的糖原再合成速率。当两次运动间的恢复期相对较短时（6~8小时），上述效应尤为明显。当恢复时间相对较长（8~24小时），如果运动后膳食摄入碳水化合物的总量足够，摄入时间对糖原储备不会产生太显著的影响（Parkin，1997）。

对于高水平运动员，如果需要一天进行两次训练，最好在运动后立刻补充碳水化合物，以促进糖原储备的恢复，避免糖原储备不足对第二次训练课造成不利影响。而对于每天训练不超过一次的运动员，运动后是否快速补充碳水化合物则并不存在太大问题，只需在下一次训练前通过膳食或加餐补充足够的碳水化合物即可。不过对于长时间运动或需要高速能量消耗的运动，则有必要考虑在运动期间补充糖类。

常用的碳水化合物补充策略有以下几种：运动员通过正餐摄入富含糖类的固体食物，或在训练日进行若干次加餐。针对24小时恢复的研究显示，每天摄入2顿富含碳水化合物的正餐，或每天摄入7次以碳水化合物为主的加餐，对于恢复糖原储备具有同等效力（Costill，1981）。伯克等（Burke，1996）一项针对高水平运动员的研究得到了类似的结果，每天摄入4次多种碳水化合物膳食或摄入16次加餐（每小时1次），糖原再合成速率没有显著性差异，不过运动后24小时的血糖和胰岛素水平存在差异（Burke，1996）。

此外，有研究发现糖原合成速率最高的补糖方式是在运动后每隔15~30分钟摄入大量碳水化合物，这样可使运动后4~6小时糖原水平达到最高（Doyle，Sherman & Strauss，1993；van Hall，Shirreffs & Calbert，2000；van Loon，2000；Jentjens，2001）。该方案对糖原合成的促进作用与其能够使胰岛素和血糖保持在较高水平有关。但这些研究没有将这种补糖方式与摄入含糖加餐进行对比。不过从现有的研究数据看，最有助于快速恢复糖原储备的方式似乎是在运动后即刻至4小时每15分钟摄入0.4克/千克体重的糖类（如体重75千克的运动员每小时碳水化合物补充量为120克）（Doyle，Sherman & Strauss，1993）。此外，研究者们指出，不同研究中运动类型（向心或离心收缩）的差异会导致糖原再合成数据难以进行横向对比。实际上，离心收缩后的糖原恢复比向心收缩低25%。

对于补糖来说，重要的不只是碳水化合物的摄入时间，还有葡萄糖的转运。葡萄糖转运进入细胞的过程依赖于胰岛素的作用，并需要特定的跨膜转运载体，如GLUTs（葡萄糖转运蛋白；Williams，2004）。运动期间，胰岛素和肌肉收缩作用于GLUT-4

转运蛋白，使GLUT-4转运蛋白转位至细胞外膜且活性增强，从而使肌细胞对葡萄糖的摄取增强（Holloszy & Hansen，1996）。即使循环胰岛素水平和肌肉收缩对GLUT-4转运蛋白的影响是非线性的并存在累积效应，但GLUT-4转运蛋白的转位机制是较为清晰的（Nesher，Karl & Kipnis，1985）。肌肉收缩和胰岛素会促使GLUT-4从细胞内的储存囊泡补充至细胞外膜（Thorell，1999）。有证据显示，与不活动的大鼠相比，在一天中进行了大负荷运动的大鼠肌肉GLUT-4水平上升，并使肌糖原合成能力提高（Richter，1989）。麦科伊等（McCoy，1996）以11名自行车运动员为研究对象，进行2小时70%最大摄氧量强度自行车运动，随后以100%最大摄氧量进行4×1分钟冲刺运动，组间歇为2分钟，并分析GLUT-4转运蛋白对糖原储备恢复的影响。该研究结果显示，高浓度的GLUT-4与运动后6小时恢复期出现的最高糖原再合成水平有显著相关性（$r=0.63$，$P<0.05$）。

运动后肌细胞膜对葡萄糖的通透率增加是由于肌细胞外膜的葡萄糖转运载体数量增加，并可能与肌细胞内部的转运载体活动增强有关（Ivy & Kuo，1998）。在此基础上，古德伊尔等（Goodyear，1990）的研究发现，运动后骨骼肌细胞膜葡萄糖转运速率立即增加4倍，而葡萄糖转运载体的数量只增加2倍。运动后30分钟，葡萄糖转运速率几乎减半，而细胞外膜葡萄糖转运载体的数量仅下降20%。恢复2小时后，细胞外膜的转运速率和转运载体数量回到运动前的基础水平。非常有趣的是，古德伊尔等（Goodyear，1990）观察到的葡萄糖转运时间减少与普赖斯等（Price，1996）发现的与胰岛素相关糖原合成阶段划分吻合。

碳水化合物摄入量

有关运动后恢复期间碳水化合物摄入量的研究始于科斯蒂等（Costil，1981）。根据他们的研究结果，与较低的碳水化合物摄入量相比，每天摄入150～600克碳水化合物可使运动后24小时内的糖原储备得到更好的恢复。随后的研究显示，力竭性运动后2小时内每千克体重摄入1.5克碳水化合物可以使糖原再合成达到较为理想的速率；当摄入碳水化合物的量加倍时（即体重为75千克的研究对象每小时摄入110克碳水化合物），糖原合成速率并未提高（Ivy & Katz，1988）。舍曼与兰姆（Sherman & Lamb，1988）的研究结果与此类似，运动后碳水化合物日摄入量460克或620克没有显著差异，而碳水化合物日摄入量160克和360克时则会导致肌糖原储备显著低于运动前水平。

运动后恢复期的碳水化合物摄入量经常存在争议。因此市售的以帮助运动员保持血浆容量和血容量为目的的运动饮料有很多种。克里斯韦尔等（Criswell，1991）测试了含7%葡萄糖（并含电解质）的运动饮料对足球比赛后血细胞比容和血红蛋白水平的影响，并与不含葡萄糖的饮料进行了比较。从44名足球运动员获得的数据显示，运动饮料有助于恢复期间稳定血浆容量，而仅含电解质的非葡萄糖饮料则不能很好地保持血容量（血浆容量降低5%），不过运动饮料无法改变无氧运动能力的下降。

碳水化合物与蛋白质的复合补充

近几年来，有研究者建议联合补充碳水化合物和蛋白质以提高糖原再合成速度。与单纯补充碳水化合物相比，这种补充方式似乎可以进一步提高胰岛素分泌水平（Pallotta & Kennedy，1968）。目前有关复合补充碳水化合物和蛋白质的研究结果并不一致，这可能与实验方案、补充频率或碳水化合物和蛋白质的补充量存在差异有关。例如，有的研究采用每2小时补充碳水化合物和蛋白质的方式，发现碳水化合物和蛋白质的组合对糖原再合成有促进作用（Zawadzki，Yaspelkis & Ivy，1992；Ivy，2002）。而未发现补充蛋白质对糖原再合成具有显著影响的研究通常采用15～30分钟的营养补充间隔（Tarnopolsky，1997；Carrithers，2000；van Hall，Shirreffs & Calbert，2000；Jentjens，2001）。此外，这些研究中有一部分采用高剂量的碳水化合物（van Hall，Shirreffs & Calbert，2000；Jentjens，2001），而另一些研究的蛋白质补充量相对较低（Tarnopolsky，1997；Carrithers，2000）。无论采用何种实验方案，研究结果均显示运动后以较为频繁的间隔补充富含碳水化合物的营养品会降低恢复期补充蛋白质的收益（参见表8.1）。

表8.1　恢复期摄入蛋白质+碳水化合物的研究比较

科学研究	运动后补充计划	各种来源的能量分布（%）	恢复期间的提供量（$g \cdot kg^{-1} \cdot h^{-1}$）	恢复时间（h）	再合成的糖原（$\mu mol \cdot g^{-1} \cdot h^{-1}$）
Zawadzki, Yaspelkis & Ivy（1992）	运动后即刻和2小时后	73%CHO 27%PRO	0.8 CHO 0.3 PRO	4	35.5[*]
Tarnopolsky（1997）	运动后即刻和2小时后	66% CHO 23% PRO 11%脂类	0.37 CHO 0.05 PRO 0.01脂类	4	24.6
Carrithers（2000）	运动后即刻及每隔30分钟	70% CHO 20% PRO 10%脂类	0.71 CHO 0.20 PRO 0.04脂类	4	28.0
van Hall, Shirreffs & Calbert（2000）	运动后即刻及每隔15分钟	77% CHO 23% PRO	1.0 CHO 0.3 PRO	5	39.0

（续表）

科学研究	运动后补充计划	各种来源的能量分布（%）	恢复期间的提供量（$g \cdot kg^{-1} \cdot h^{-1}$）	恢复时间（h）	再合成的糖原（$\mu mol \cdot g^{-1} \cdot h^{-1}$）
Van Loon（2000）	运动后和每30分钟	67% CHO 33% PRO	0.8 CHO 0.4 PRO	5	34.4[*]
Jentjens（2001）	运动后和每30分钟	75% CHO 25% PRO	1.2 CHO 0.4 PRO	4	25.0
Williams（2003）	运动后和2小时后	74% CHO 26% PRO	0.8 CHO 0.4 PRO	4	159[*]
Berardi（2006）	10分钟、1小时和2小时后	67% CHO 33% PRO	0.8 CHO 0.2 PRO	6	28.6[*]

注：*表示摄入蛋白质加碳水化合物使运动后恢复期的肌糖原再合成显著提高。

　　在恢复期间将蛋白质与碳水化合物混合补充的主要目的是增加胰岛素的分泌。胰岛素是糖原合成的决定因素，对促进葡萄糖转运进入肌纤维及提高糖原合成酶活性（糖原合成酶是糖原合成中的限速酶）有双重作用。在大多数情况下，摄入碳水化合物和蛋白质混合物可使胰岛素反应增强。有研究者对禁食12小时后进行2小时自行车训练的运动员进行研究，探讨这两种营养物质结合使用的功效（Zawadzki，Yaspelkis & Ivy，1992）。受试者运动后饮用含112g碳水化合物或40.7g蛋白质，或二者混合物的饮料，并在4小时后接受糖原再合成状况的评估。这项研究的结果显示，摄入碳水化合物和蛋白质混合物的运动员每小时生成的糖原量显著较高。不过此结果仍然存在疑问，因为恢复期摄入的碳水化合物量并没有达到最佳剂量。范哈尔等（van Hall，2000）采用更为理想的碳水化合物剂量进行了研究，发现将蛋白质与碳水化合物复合补充对糖原再合成没有表现出显著的促进作用。艾维等（Ivy，2002）的研究则显示，力竭性自行车训练后每隔2小时摄入碳水化合物和蛋白质混合物可导致肌糖原再合成增加。在相同的背景下，威廉姆斯等（Williams，2003）让8名耐力自行车运动员以65%～75%最大摄氧量强度进行2小时功率自行车训练，恢复2小时，随后以85%最大摄氧量的强度进行限定时间的运动。在恢复期间，运动后即刻和运动后2小时摄入碳水化合物或碳水化合物+蛋白质混合物。结果显示，碳水化合物+蛋白质混合补充时肌糖原再合成显著改善（128%）。碳水化合物+蛋白质混合饮料可延长运动至力竭时间。除1名运动员在混合补充碳水化合物+蛋白质时运动表现降低，所有其他运动员表现均显著提高：混合补充碳水化合物和蛋白质时运动至力竭时间为31分钟，仅摄入碳水化合物时为20分钟。

更近的一项研究（Berardi，2006）调查了营养补充对6名训练经验丰富的自行车运动员进行1小时自行车计时运动的影响。研究对象在运动后即刻、运动后1小时或2小时摄入不同的膳食和饮料。分组方式为C+P组（碳水化合物+蛋白质）、CHO组（碳水化合物）和安慰剂组（固体食物安慰剂）。受试者恢复6小时后，进行第二次1小时计时运动。运动前和运动后进行各种肌肉活检，从而量化糖原再合成。研究结果显示，尽管受试者两次自行车计时运动的表现接近（$P=0.02$），但是C+P组肌糖原再合成速率高于（+23%）CHO组。这一研究结果无可争辩地表明：当需要分次进行运动后营养补充且两次运动之间只有较短的恢复时间时，复合补充碳水化合物和蛋白质可能会对提高糖原再合成速度有很大的帮助。

实际应用

有证据显示，对于有训练经验的运动员，在恢复期间摄入充足的蛋白质具有两方面作用：第一，确保运动造成的形态学损伤得到修复；第二，为结构蛋白质合成提供原料，从而促进肌肉恢复。此外，还有一些值得关注的效应：

● 对于促进运动后肌糖原储备再合成，几乎所有相关研究数据都提示了尽早摄入食物（运动后即刻）的重要性，并强调摄入具有促胰岛素作用的蛋白质和氨基酸（Ivy，2002）。

● 建议补充碳水化合物（$0.3g \cdot kg^{-1} \cdot h^{-1}$）和蛋白质（$0.2g \cdot kg^{-1} \cdot h^{-1}$）的同时，补充取代基氨基酸——主要是亮氨酸（$0.1g \cdot kg^{-1} \cdot h^{-1}$），以更好地刺激运动后蛋白质合成和恢复（Koopman，2005）。

● 促合成代谢环境的重要性可从以下研究结果得到证实：增肌训练后即刻或训练后2小时摄入19g乳清蛋白（富含必需氨基酸），持续12周，训练后即刻摄入蛋白质的力量增长更显著（Esmarck，2001）。

● 糖原储备水平对氨基酸氧化分解有调节作用。因此运动期间糖原储备耗尽会使机体氨基酸分解代谢增加。为避免耐力运动员出现负氮平衡，一般建议蛋白质摄入量不少于$1.2 \sim 1.4g \cdot kg^{-1} \cdot d^{-1}$（Tarnopolsky, MacDougall & Atkinson, 1988）。

● 尽管SAA有助维持运动后的精神表现，但目前仍缺乏定量证据证明持续补充特定必需氨基酸对健康状况良好的运动员能够产生显著作用（Bigard & Guézennec, 2003）。

● 膳食成分在生长激素释放的调节中扮演重要角色。膳食摄入蛋白质后1小时可观察到骨骼肌收缩蛋白和结构蛋白的合成代谢增强（Matzen，1990）。

● 蛋白质合成存在阈值：当摄入的蛋白质的量超过这一阈值时（大于 $1.5g \cdot kg^{-1} \cdot d^{-1}$），多余的蛋白质将会被分解和氧化，而不会被机体储存（Tarnopolsky，MacDougall & Atkinson，1988）。

通常认为，能量补充存在代谢窗口。开启能量补充窗口最重要的因素是碳水化合物的供应。应注意以下要点：

● 运动后尽快进行能源物质补充（运动后0～4小时）：应以频繁的时间间隔补充 $1.0 \sim 1.2g \cdot kg^{-1} \cdot h^{-1}$ 碳水化合物（Jentjens & Jeukendrup，2003）。

● 在经过一天的中等强度至高强度耐力训练后：应摄入 $7 \sim 12g \cdot kg^{-1} \cdot d^{-1}$（Tarnopolsky，2005）。

● 在经过一天的艰苦运动训练后（训练时间＞4～6小时/天）：应摄入 $10 \sim 12g \cdot kg^{-1} \cdot d^{-1}$（Ivy，Katz，1988）。

● 通常建议在恢复期间摄入富含碳水化合物的膳食。日常膳食加入蛋白质（肉、鱼、蛋等）可加快肌糖原再合成。一般建议每天每千克碳水化合物搭配0.2～0.5克蛋白质，比例为3∶1（CHO∶PRO）左右。当运动员每天训练两次或者训练时间较长时，这一点尤为重要（Berardi，2006；Ivy，2002）。

● 若训练课的时间间隔小于8小时，运动员应在运动后尽快摄入碳水化合物，从而实现糖原再合成最大化。在恢复阶段早期摄入碳水化合物时采用少量多次的方式具有显著优势，特别是当距离进餐时间较远时（Ivy & Lee，1988）。

● 恢复期较长时（大于24小时），运动员应合理安排进餐内容和时间及零食中的碳水化合物含量，并根据其日常习惯和时间表采取可行性和舒适度都较好的方式。应注意，研究表明以固体或液体形式摄入碳水化合物时，没有观察到糖原再生方面的差异（Burke，Kiens & Ivy，2004）。

● 具有中等或较高GI的碳水化合物在恢复期间能够为糖原再合成较快提供能量。因此，它们应当成为运动后能量补充膳食的主要选择（Burke，Collier & Hargreaves，1993）。碳水化合物摄入量对肌糖原再合成至关重要。能量摄入不足的运动员容易出现糖原储备恢复困难，因此应注意对其进行评估，避免出现能量摄入不足过于严重的问题（Kerksick，2008）。

小结

为了补偿运动期间的蛋白质损失，运动后进行蛋白质补充的时机非常重要。运动结束后尽快摄入10克左右的蛋白质可使全身性蛋白质合成效率提高，并可在$t+3$小时观察到显著效果。恢复期营养补充的另一项重要任务是补充碳水化合物以恢复能源物质储备。当比赛间隔时间较短时，运动结束后尽快补充能量具有重要意义。运动后应尽快按照每千克体重1克碳水化合物的剂量进行补充，每小时重复一次，直到营养和膳食摄入水平能够满足每日能量需求。

国际曲棍球比赛恢复策略

伊恩·麦克考恩（Ian McKeown）博士，澳大利亚体育学院（Australian Institute of Sport）

曲棍球的重要国际性赛事（如奥运会、冠军杯、欧洲锦标赛）通常为期7～8天，参赛队伍需要进行5场以上比赛。一般情况下，除了在比赛接近尾声时可能有几天休息时间，其他大部分比赛的赛间恢复时间通常不超过24～48小时。曲棍球比赛需要运动员进行快速冲刺和移动，而且常需要在难度大、要求高的身体姿势下完成。运动员在曲棍球比赛中需要进行各种方向的冲刺或快速移动，动作与其他球类项目相似。下面将以2009年欧洲冠军杯为例对如何制订和执行合理的赛间恢复和再生计划进行分析和说明。

在赛前提前制订相关计划至关重要。由于赛时可能需要将球队入住的酒店作为球队基地，这意味着必须预订酒店内部和周围的相关设施。尽管可能存在费用等制约因素，但相关设施最好能够提供游泳池，如能配备深水池、可供有氧训练的健身房和团队室则更为理想。

作为计划的一部分，还应与酒店管理人员沟通球队的膳食安排，如能与主厨进行沟通则最为理想，以确保酒店能够提供丰富的膳食种类、数量和合理的供应时间。应为赛前和赛时的用餐时间制订详细计划，使其能够涵盖球队比赛进程的各种可能情况。

制订每日时间计划表时，需要根据每场小组赛的时间作出相应安排。赛前训练应涵盖赛前准备各要素，包括恢复。此外还需对球队用餐时间、游泳池专属使用时段及其他相关具体事宜作出安排。

在制订大赛计划时，还有一个需要考虑的因素是休息和恢复时间。可根据各球队的比赛时间确定休息和恢复时间，在此期间要求运动员进行充分的身体休息。对于较为年轻的球队，这可能尤为重要，因为一些运动员可能尚未充分意识到休息和恢复的重要性。我们的球队有时会利用这一时间在笔记本电脑上回放每名队员的录像剪辑。不过是否采取这种方式取决于比赛表现，而且只应针对部分队员。因为对于部分心理承受能力相对较弱的队员，回放技术录像有可能造成压力水平升高。

重大赛事前还应制订监控运动员训练和比赛反应及疲劳积累程度的计划。为确保监控的有效性和可行性，应在整个训练年度中对运动员进行系统的个体化监控。监控数据的收集和反馈报告应该为教练员提供有价值的信息，并提供应对各种程度疲劳的实际建议。重大赛事期间的疲劳难以避免，但应尽可能将其降低至最低水平，从而让运动员得以在随后的比赛中表现出最佳水平。

比赛后在教练员团队进行简短总结后，应尽快安排运动员进行主动恢复，如低强度放松跑和其他动态练习（如侧向移动、跳跃、反向跑等），持续时间约10分钟。在此期间，每名运动员均需补充水和电解质饮料，此外也可补充零食和甜点。摄入量可由运动员自主掌握。

由于时间有限，在运动员赛后按上述安排尽快补充饮料和食物后，可将球队分为几个小组进行低强度恢复。可采取放松性游泳，也可选择步行、跳跃、克力欧卡舞（carioca）、侧向移动等简易运动。选取多种练习方式组合（如移动步法、轻松的动态牵拉、游泳和轻松的主动牵拉）进行约持续15分钟的循环运动，一般可取得良好效果，其中一些练习项目需根据运动员情况进行个性化安排。需注意的是，运动员的游泳水平会对游泳放松训练的实际强度和压力产生很大影响，应区分水性不佳的运动员并为其安排更为适宜的放松运动。

在制订周密恢复计划的同时，还应注意适度的灵活性。球队的比赛表现和比赛结果可能会显著影响团队态度和氛围。教练组在执行恢复计划时需要根据实际情况作出调整，从而确保每名队员都得到良好的恢复。通过运动员日志可提供一些有价值的反馈。运动员日志应该每天进行记录，通常可让队员在早餐前进行填写。通过运动员对压力、睡眠和肌肉酸痛的主观感觉反馈，可为教练员提供训练决策的有效参考信息，并有助于确定相应的干预方式。在每天早上首先完成调查问卷有助于评估睡眠情况，并可给教练员留出足够的反应时间。如果运动员状态显著低于正常水平，应进行进一步调查。

运动员分组进行自我按摩和灵活性训练是常用的训练模式。在对运动员进行集中教育后，可安排其自行进行按摩放松，只需对其自我按摩时间、需重点放松的部位及按摩强度作出限定即可。由于比赛会造成肌肉损伤且恢复时间较短，因此通常采用中低强度按摩。可使用泡沫轴及其他相关工具进行轻快的激痛点按摩和自我按摩。特殊按摩治疗则需由团队理疗师制订方案和进行操作。患有慢性伤病的运动员也可选择低强度功率车训练等积极性恢复手段。

还需注意的一点是，运动员往往希望观看其他球队的比赛，特别是在随后比赛中可能遇到的对手的比赛。这当然是可以的，但要注意不影响正常训练和恢复。此外还应考虑观赛时是否存在可能对竞技状态产生不利影响的因素，如高温和日照、站立时间、不舒适的坐姿、食物和液体是否供应充足等。应强调的原则是，任何损害运动员健康的行为都是不允许的。

　　为使球队保障团队的所有成员能够及时全面地掌握球队情况，每天都应召开例会，讨论运动员反馈情况、赛时计划、时间安排、备用方案以及运动员的任何相关需求。实践证明这是一种有价值的工作方式，可以保证赛时各项工作得到有效覆盖，并有助于教练员和保障团队更好地掌握每日计划。

关键点

　　● 做好计划：确定可供使用的相关设施、膳食安排、训练设施使用安排和时间表。

　　● 确保相关方案在重大赛事前做好演练。

　　● 通过简要的日志记录及时收集运动员的反馈信息。

　　● 比赛后立即进行主动恢复，并在随后完成其他恢复工作。

　　● 执行计划时保持适度灵活，随时根据队伍状态作出调整。

　　● 采用分组训练的方式进行自我按摩和灵活性训练。

第9章　睡眠

扬・勒・默尔（Yann Le Meur）博士、罗布・达菲尔德（Rob Duffield）博士和梅丽莎・斯凯恩（Melissa Skein）博士

睡眠是一种重复发生的自然生理活动，伴有意识的可控和可调式丧失，同时感知能力依然存在（Beersma，1998）。睡眠在24小时的昼夜循环中以规律的间隔重复出现，入睡过程通常伴随肌张力的逐步降低及自主意识对机体控制的显著减弱（Frank，2006）。睡眠与失去知觉（如昏迷）的区别在于睡眠时机体仍然保持条件反射能力，使人有能力从意识丧失状态中随时苏醒（如睡眠者可睁开眼睛），并可对言语、触摸等多种外部刺激作出反应。尽管睡眠具有明显的规律性和毋庸置疑的重要性，但迄今为止，睡眠的真正作用并没有得到足够清晰的揭示（Beersma，1998）。我们为什么需要睡眠？关于这一根本问题我们仍然知之甚少，因为现有研究更多的是在描述**如何（how）**睡眠，而不是**为什么（why）**睡眠。不过，鉴于机体对睡眠时间存在严格的需求，因此较普遍的一种观点是睡眠可以确保多种心理和生理功能实现正常运转（Beersma，1998）。

弗兰克（Frank，2006）通过文献综述总结了各种有关睡眠功能的理论。第一种理论与身体功能相关，重点是睡眠对免疫和内分泌系统的恢复效果。第二种理论是神经代谢理论，认为睡眠有助于使神经和代谢系统在清醒状态时的消耗得到恢复。最后一种理论基于认知发展，认为睡眠在学习、记忆和突触可塑性方面发挥关键作用。最近的科学研究为后一种理论提供了更多的支持，认为睡眠对大脑的益处大于对身体的益处（Frank，2006）。尽管如此，更大的可能性是睡眠能够对涉及意识和身体的多种心理和生理机能的再生或适应产生作用（Frank，2006）。

体育运动会对机体产生显著的生理和心理压力，包括肌肉、能量代谢、认知等方面。几乎所有运动员都需要通过定期训练和比赛的刺激，使生理和认知系统承受超量负荷，从而实现运动适应，提升运动表现（Issurin，2010）。运动训练和比赛刺激往往会对机体产生很高的要求，因此，通过恢复来确保机体实现充分适应，对于短期运动表现（Barnett，2006；Mujika & Padilla，2003）和长期运动表现（Halson & Jeukendrup，2004；Issurin，2010；Roose，2009）而言都至关重要。正如前文强调

的，在人类生理功能的正常运转中，睡眠是规律进行并且非常重要的一环。睡眠对实现良好的恢复和竞技表现均有重要意义（Halson，2008）。因此，一般认为在运动后的恢复期应尽可能为运动员实现高质量睡眠创造条件，以确保其得到良好和充分的恢复，从而保持良好的运动表现。本章将讨论睡眠周期的各个时相，睡眠对生理、知觉和运动表现的影响，睡眠不足的负面效应，以及睡眠与水分及营养补充对运动恢复的综合影响。

睡眠时相

人类生命中几乎有三分之一的时间处于睡眠状态，相当于每24小时睡6~10小时。大负荷体力活动会导致人的生理和认知需求显著增加，使得机体需要更多的恢复时间，对睡眠的需求也可能相应增加（Walters，2002）。睡眠的增加可能有助于确保基因转录等活动持续进行，从而更好地实现机体的适应性改变（Kraemer，Fleck & Evans，1996），同时也有助于运动引起的代谢（Skein，2011；Trenell，Marshall & Rogers，2007）、神经（Takase，2004；Zhong，2005）和免疫（Lange，Dimitrov & Born，2010；Walsh，Gleeson & Pyne，2011）应激反应恢复至静息水平。睡眠由多个睡眠周期组成。每个睡眠周期通常包括浅睡眠、深睡眠和异相睡眠阶段（做梦发生在这一阶段）。这些阶段可根据脑电活动、血压、心率和呼吸频率、肌肉活动、眼球运动等参数进行区分（Lashley，2004）。

有观点认为，有效的睡眠需要完整经历睡眠周期的各个阶段，这样有助于身体和精神在睡眠结束后达到良好状态（Lee-Chiong，2006）。每个睡眠周期的持续时间一般为90分钟。充足睡眠通常需要经历4~6个睡眠周期，具体数量视个人需要而定（Lee-Chiong，2006）。而睡眠总时间一般为6~10小时，具体时长取决于个体情况、睡眠环境和身体需求。睡眠存在个体差异性。在进行睡眠干预时，确定每位运动员的睡眠时段和个性化需求十分重要；应使运动员在首个睡眠周期开始启动时即得到准确识别，令其在感受到睡意时尽快入睡。如果错过睡眠的早期迹象（打哈欠、眼皮发沉），可能需要等待90分钟才能再次出现睡意（Walters，2002）。所以，运动员和运动科研人员应掌握睡眠周期启动的个体特点，以帮助运动员更好地建立充足而规律的睡眠模式。

● 第1和第2阶段（浅睡眠，参见图9.1）：此阶段通常在上床准备睡觉并熄灭灯光后出现。在此期间，运动员逐步进入睡眠状态。意识活动可能会由活跃回顾白天的想法和影像转入静息状态。对周围环境的意识觉知程度降低，但是可以迅速和毫无困难地恢复清醒。当睡眠者进入这一睡眠阶段时，肌肉开始放松，同时血压和心率降低（Lee-Chiong，2006）。

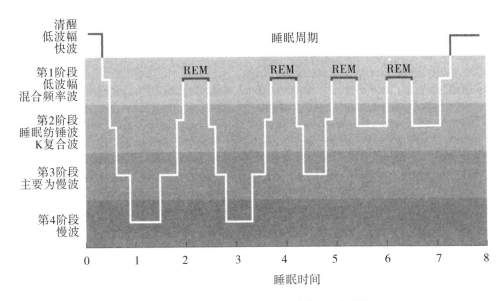

图9.1 正常的8小时夜间睡眠周期（睡眠时相序列图）

注：REM（Rapid Eyes Movement，快速眼球运动）阶段具有固定波幅和较低频率，眼球快速转动，肌肉完全松弛。

● 第3和第4阶段（深睡眠，参见图9.1）：在夜间睡眠的初始阶段，运动员可能会在浅睡眠开始后迅速进入睡眠周期的第3和第4阶段，即深睡眠阶段。此阶段的生理变化主要有呼吸减慢、血压和心率降低（Lee-Chiong，2006）。在这一阶段，由于肌肉松弛，睡眠者可能开始打鼾：上颚软组织随空气流动而震动，产生鼾声。深睡眠期间，心血管系统的负荷降低，而内分泌系统活动则显著增强。特别是在睡眠周期的前期，生长激素的分泌显著增加，可能对组织再生发挥重要作用（VanHelder & Radomski，1989）。深睡眠期间激素分泌的活跃现象往往从躺下入睡时就开始启动。如果运动员出现睡眠延迟或中断，应尽可能避免由深睡眠延迟转而进入过度兴奋状态。

● 异相睡眠阶段（Paradoxical sleep phases，也称为REM阶段）：第一个异相睡眠阶段在深睡眠阶段之后出现，通常发生在入睡80～100分钟后，其常见表现为做梦（图9.1）。在这一阶段，大脑活动增加，甚至有可能接近清醒时的活动水平（Lee-Chiong，2006）。此外，由于迷走神经紧张度增加，睡眠者的循环系统活动增强，使心率和呼吸加快。睡眠者的身体在异相睡眠阶段通常处于非活动状态，以免睡眠者对梦中的活动做出反应而产生身体运动。夜间第一个异相睡眠阶段的持续时间通常只有几分钟。随后会开始下一个90分钟的睡眠周期，仍然是先进入浅睡眠，然后进入深睡眠。第二个睡眠周期的异相睡眠阶段一般会比第一个周期更长（Lee-Chiong，

2006）。在整个夜间睡眠中，这样的睡眠周期周而复始。随着睡眠周期的递进，深睡眠持续时间逐渐缩短，并最终在早晨的最后一个睡眠周期中完全消失。与之相反，浅睡眠和异相睡眠的持续时间在整个夜间睡眠中逐渐增加，同时睡眠者清醒的可能性也逐渐增加（Lee-Chiong，2006）。不同于常见的大众观点，事实上睡眠良好的人并不是整夜都处于深睡眠中；即使是睡眠良好的年轻人，深睡眠时间的比例也很少超过20%，而异相睡眠时间则远超20%。夜间睡眠的其余时间则处于浅睡眠、困倦或觉醒状态。有研究者提出，较为健康的睡眠者常会在长时间的活跃异相睡眠后自动醒来，并且会在开启新一天的活动时拥有较为轻松愉悦的感觉。

睡眠剥夺的生理学

在大负荷训练阶段，过度疲劳（Overreaching）和过度训练（Overtraining）可能会对睡眠质量产生影响，下面介绍的研究成果将帮助我们分析其背后的原因（Halson，2006；Jurimae，2004；Taylor，Rogers & Driver，1997）。睡眠障碍究竟是导致过度训练的原因之一，还是伴随过度训练而出现的一种症状，仍有待于更深入的研究加以确定。现有研究结果显示，当睡眠模式出现紊乱时，有可能导致生理状态的改变，并进一步对训练质量和运动适应产生影响（Halson，2008）。因此，睡眠质量监测可作为过度疲劳乃至过度训练重要的预警指标（Urhausen & Kindermann，2002）。

● 能源物质的储备。斯凯恩等（Skein，2011）的研究显示，在摄入标准化膳食的前提下，与正常夜间睡眠相比，30小时（通宵）睡眠剥夺会导致男子集体项目运动员肌糖原含量降低。其可能原因是维持清醒状态造成额外的能量消耗，对肌糖原再合成产生不利影响（Skein，2011）。因此，延长清醒状态的持续时间会增加能量消耗，从而影响运动员通过肌糖原再合成恢复能源物质储备的能力（Skein，2011；VanHelder & Radomski，1989）。尽管相关研究采用的睡眠剥夺方式对于大多数运动员而言较为极端，但能够说明睡眠不足可能造成的生理后果。由于肌糖原储备对于长时间间歇运动具有重要意义（Krustrup，2006），因此运动前肌糖原储备水平的降低可能对长时间高强度训练时的耐力水平产生负面影响。此外，肌糖原储备不足可能影响肌肉和大脑功能，并最终导致工作能力降低（Costil，1988）。

● 内分泌反应和肌肉恢复。睡眠剥夺可能造成内分泌反应改变，从而延缓恢复进程（Van Helder & Radomski，1989）。睡眠减少可使血液皮质醇浓度升高，生长激素活性降低，这意味着分解代谢的压力增加（Obal & Krueger，2004）。当睡眠持续不足并随之出现分解代谢激素水平升高时，可能造成肌肉分解代谢增加和蛋白质合成减少。睡眠持续缺乏很可能会影响肌肉功能及急性运动后的恢复能力，不过睡眠持续不足的长期效应仍然有待进一步的研究加以确认（VanHelder & Radomski，1989）。

● 自主神经系统平衡。钟等（Zhong，2005）研究了18名自主神经功能正常的受试者在睡眠剥夺36小时期间的心血管自主神经调节变化。其研究结果显示，睡眠剥夺可引起心血管系统交感神经控制增强和副交感神经控制减弱。我们认为这一研究结果对于运动训练而言很有意义，因为一般认为过度训练的部分相关症状与自主神经系统（ANS）功能紊乱和失衡有关（Hedelin，2000；Hynynen，2006；Uusitalo，Uusitalo & Rusko，2000）。许多研究均显示大负荷运动会影响交感/副交感平衡，可能引起自主神经系统功能紊乱，最终导致过度疲劳或过度训练状态（Achten & Jeukendrup，2003）。自主神经系统在保持身体机能正常运转方面扮演至关重要的角色，因此，成功的训练周期安排应使运动员获得充分恢复，从而增强自主神经系统的功能储备，即副交感神经兴奋程度上升，交感神经兴奋程度降低（De Meersman，1993；Garet，2004；Iellamo，2002；Pichot，2000）。加雷特等（Garet，2004）的研究显示，在高强度训练期，训练水平良好的游泳运动员副交感神经兴奋性降低与运动表现降低存在关联；而在训练调整期，副交感神经兴奋性回升，伴随运动表现提升。由此可见，恢复的一个重要目标是增加训练后副交感神经的兴奋度（Aubert，Seps & Beckers，2003）。考虑到睡眠有助于恢复自主神经平衡（Takase，2004），使运动员能够再度承受高强度训练，因此确保睡眠充足对于维持强化训练期的自主神经平衡可能具有重要意义。

● 免疫防御。免疫功能与睡眠之间存在着密切的相互作用（Lange，Dimitrov & Born，2010）。在动物实验研究中，颅内注射白介素（IL）-1、干扰素-γ（IFN-γ）或肿瘤坏死因子-α（TNF-α）有诱发睡眠的趋势（Krueger & Madje，1990；Opp，Kapas & Toth，1992）。而针对白天嗜睡症（Excessive Daytime Sleepiness，EDS）患者血液细胞因子的研究显示，对动物睡眠有影响的免疫细胞因子对人类睡眠模式也会产生影响（Gozal，2010；Vgontzas，1997）。相关研究还观察了免疫功能异常和各种形式睡眠紊乱之间的关联。研究议题涉及睡眠剥夺、夜班工作和环球旅行的时差问题等（Bishop，2004；Richmond，2004）。不过很难确定相关研究中观察到的免疫应答变化究竟与睡眠紊乱本身有关，还是与激素分泌的昼夜节律性受到破坏（Kusaka，Kondou & Morimoto，1992；Lucey，Clerici & Shearer，1996；Nakachi & Imai，1992）、一般性压力反应或对睡眠不足的感知有关。综合来看，相关研究表明睡眠不足和免疫功能之间存在显著关联，提示规律睡眠可能有助于在长期训练和比赛期间实现最佳恢复（Halson，2008）。

● 心血管系统和体温调节系统。目前关于睡眠不足对心血管系统和体温调节系统的影响尚未得出确定的研究结论，不过有部分研究显示长时间（30～72小时）睡眠剥夺对稳态运动的血液动力学反应没有显著影响。霍恩等（Horne，1984）的研究显示，72小时睡眠剥夺对匀速自行车运动员的最大摄氧量、次最大摄氧量、总机械效率（Gross Mechanical Efficiency）和呼吸商产生的影响极小。马丁和加迪斯（Martin & Gaddis，1981）的研究则显示，72小时睡眠被剥夺后，分别以25%、50%和75%最大摄氧量强度进行8分钟自行车运动测试，摄氧量、二氧化碳排出量、通气量、心率和动脉血压相对于基线没有发生显著变化。而36小时睡眠剥夺后进行3小时低强度跑台步行运动时，心肺功能（心率、摄氧量、通气量）和核心温度的变化极小。穆然等（Mougin，2001）的研究则显示，夜间睡眠部分中断后，次最大强度运动（75%最大摄氧量）时心率和通气量增加。最后，有关睡眠剥夺后运动体温调节变化的研究结果也很不一致。索卡、冈萨雷斯和潘多夫（Sawka，Gonzalez & Pandolf，1984）的研究显示，在温暖环境中进行40分钟自行车运动时，睡眠剥夺会造成蒸发散热和非蒸发散热减少，而马丁和陈（Martin & Chen，1984）以及科尔卡（Kolka，1988）等分别报告，在稳态运动期间，身体核心温度和皮肤温度不受睡眠不足影响。身体核心温度改变与昼夜节律存在关联，早晨的散热能力通常低于夜晚，因此早晨体内的热能蓄积更容易增加（Aldemir，2000）。当睡眠不足导致生理节律紊乱时，可能影响机体在当日特定时段进行运动时的体温调节能力，从而有可能由于运动时热负荷过高而对运动表现产生潜在的不利影响（Waterhouse，2005）。

睡眠剥夺对运动表现的影响

由于受到比赛和训练安排、旅行、心理压力以及焦虑的影响，运动员常会出现睡眠模式紊乱、睡眠部分缺失或整夜睡眠剥夺（Bishop，2004；Richmond，2004）。运动员睡眠紊乱或不足的程度可能从轻微（2~4小时）至严重（通宵）不等，取决于其所处的具体环境。由于运动员经常需要承受长时间高强度比赛和训练，因此他们在运动时可能出现身体、生理和代谢压力增加，运动后的恢复进程会相应地出现延迟（Skein，2011）。此外，很多比赛和训练的时间安排会导致运动员连续数日承受大负荷运动。如果在运动后未能获得充足睡眠，可能会延缓随后的恢复进程，因为睡眠剥夺或紊乱会增加能量消耗和代谢需求（Berger & Phillips，1995）。睡眠剥夺或紊乱是运动员的常见问题，可能对运动表现或运动能力产生负面影响。尽管目前关于睡眠剥夺对休息和运动期间生理、体温调节、代谢和心理参数的影响仍然缺乏一致结论，但部分研究表明缺乏睡眠可能对运动表现产生多种影响（表9.1）。

表9.1 睡眠剥夺对各类运动的影响

参考文献	睡眠剥夺持续时间	运动类型	睡眠剥夺的影响
布尔布利安（Bulbulian, 1996）	30小时（完成计算机任务和步行）	以3.14度/秒的速度连续收45次	峰值力矩降低，对疲劳指数没有影响
霍恩和佩蒂特（Horne & Pettitt, 1984）	72小时	以40%、60%和80%最大摄氧量强度进行自行车运动，总时间40分钟	机械效率变化较大，对摄氧量影响极小
马丁和陈（Martin & Chen, 1984）	50小时	匀速步行，随后步行至力竭	运动至力竭时间缩短；对摄氧量、二氧化碳排出量、通气量、心率、血乳酸、肾上腺素、去甲肾上腺素或多巴胺没有影响
马丁和加迪斯（Martin & Gaddis, 1981）	30小时	以25%、50%和75%最大摄氧量强度在功率自行车上运动8分钟	对摄氧量、二氧化碳排出量、心率、通气量或动脉血压没有影响；中高强度运动时的RPE增加
马丁、本德和陈（Martin, Bender & Chen, 1986）	a. 两晚部分失眠 b. 36小时	a. 30分钟大负荷跑台行走 b. 3小时跑台行走	对心率、身体核心温度、摄氧量或通气量、皮质醇或β-内啡肽没有影响；情绪状态受到干扰
马丁和黑尼（Martin & Haney, 1982）	30小时	恒定跑速，通过调整坡度，使RPE保持在"非常困难"（very hard）	对跑台运动测试的平均坡度没有显著影响（17.1%和17.5%）
穆然，等（Mougin, 1991）	部分失眠（夜间3小时）	以75%最大摄氧量强度运动20分钟，随后进行递增负荷运动直至力竭	次最大和最大强度运动时的心率、通气量增加；次最大和最大强度运动时的血乳酸增加
奥利弗，等（Oliver, 2009）	30小时	在跑台上以60%最大摄氧量强度运动30分钟，然后自主控制跑速运动30分钟	跑动距离减少；对RPE、核心温度和皮肤温度、心率没有影响；30分钟固定速度运动结束时的摄氧量增加
普莱利（Plyley, 1987）	64小时	睡眠剥夺前后进行最大摄氧量测试。64小时睡眠剥夺期间每隔3小时进行1小时跑台步行	最大摄氧量和通气量降低；对心率、静息能量消耗和血乳酸没有影响；对跑台步行运动测试没有显著影响
赖利和皮尔西（Reilly & Piercy, 1994）	部分失眠（夜间3小时）	最大和次最大力量：肱二头肌弯举、卧推、坐姿蹬腿、硬拉	对次最大力量抗阻运动时的力量衰减有较大影响

（续表）

参考文献	睡眠剥夺持续时间	运动类型	睡眠剥夺的影响
斯凯恩，等 （Skein，2011）	30小时	50分钟自主控制速度的间歇冲刺运动	运动测试最初和最后10分钟完成的冲刺次数和距离均降低
西蒙斯、凡赫尔德和迈尔斯（Symons，Van Helder & Myles，1988）	60小时	最大和次最大等长肌力测试；Wingate无氧能力测试；反应时；以70%最大摄氧量强度进行20分钟跑台运动	稳态运动期间心率和RPE升高；对肌力、Wingate无氧能力测试输出功率、反应时没有影响

对目前有关睡眠剥夺影响运动表现的研究结果进行横向比较存在一定困难，因为这些研究的设计往往存在较大差异，包括研究所采用的运动类型及其持续时间、睡眠剥夺时间、饮食方案和助眠类药物的使用等（Martin & Haney，1982；Oliver，2009；Skein，2011）。从相关研究的整体情况来看，睡眠紊乱或剥夺可对运动表现产生负面影响。不同研究中睡眠对运动表现的影响程度则存在差异，这主要与运动员的生理和代谢紊乱程度、主观用力程度和情绪状态的负面变化有关。递增负荷运动能力测试显示，36小时睡眠剥夺后受试者运动至力竭时间缩短11%（Martin & Gaddis，1981）。此外，运动员常会由于晚睡或早起而导致睡眠相对不足（Sargent，Halson & Roach，2013），研究发现这会导致递增负荷力竭运动的最大运动速率较基线水平出现降低（Mougin，2001）。不过，穆然等（Mougin，1991）的研究显示，一夜的睡眠紊乱对于运动至力竭的时间并没有产生显著影响，表明睡眠剥夺对运动表现的影响可能具有多种不同情况。

采用自主控制速度式运动（即运动员在运动过程中自主控制运动负荷）的研究显示，睡眠剥夺会降低此类运动的表现。奥利弗等（Oliver，2009）报告，当运动前一夜存在睡眠不足时，在30分钟自主控制跑速的跑台运动测试中的跑动距离缩短。而马丁等（Martin，1982）早前的研究显示，当按照预设的主观用力程度（RPE）进行跑台运动时，经历30小时睡眠剥夺的受试者完成的运动负荷并没有显著差异。这些研究结果表明，当采用自主控制速度的运动方式时，睡眠紊乱可能不仅会影响生理或代谢活动，还会影响对运动强度的感知和调控能力，从而导致运动表现变化。不过迄今为止，相关研究多采用自主控制负荷的耐力运动，有关睡眠剥夺影响间歇性高强度运动能力的研究还相对较少。

最近，斯凯恩等（Skein，2011）研究了30小时睡眠剥夺对自主配速的间歇冲刺运动能力的影响，发现睡眠剥夺使受试者在间歇运动测试最初10分钟和最后10分钟的跑动距离显著降低，平均速度减慢。此外，研究者们还发现睡眠剥夺使膝关节伸肌群完成15次最大等长收缩时的自主用力和神经肌肉激活水平降低。该结果与同类研究一致，此前有研究显示，连续3晚睡眠紊乱使上肢与下肢的最大力量和次最大力量降低（Reilly & Piercy，1994）。不过，研究还显示，60小时的睡眠剥夺对上肢与下肢25次最大等速收缩力量的影响很小，再次证明了相关研究结果的不一致性。

睡眠剥夺对知觉状态的影响

睡眠剥夺可导致易激惹、精神疲劳和动力丧失（Meney，1998）。显而易见，睡眠紊乱还会导致困倦感增加（Blagrove，Alexander & Horne，1995；Waterhouse，2007）。此外，失眠还与负面心境状态相关，如精神疲劳、活力不足和意识紊乱等（Bonnet，1980；Meney，1998；Reilly & Piercy，1994），并可降低疼痛耐受度（Onen，2001）。缺乏睡眠可对多种心理机能产生负面影响，心理机能变化的严重程度取决于所承担的任务的复杂性（Ikegami，2009）。当任务相对简单或单调、且环境刺激较小时，睡眠不足的负面影响会表现得更为显著（Folkard，1990；Rosekind，2008；Van Dongen & Dinges，2005；Waterhouse，2001）。易受睡眠剥夺影响的简单能力包括警觉性、简单反应时和选择反应时（Scott，McNaughton & Polman，2006；Waterhouse，2007）及短期记忆（Kim，2001；Waterhouse，2007）。此外，早前的研究显示，睡眠剥夺会对听觉灵敏度、逻辑推理、加法心算和视觉搜索能力产生负面影响（Angus，Heslegrave & Myles，1985；Bonnet，1980）。

睡眠紊乱对复杂性较高的任务及基于规则的任务的影响似乎较小，不过当受试者对任务的熟悉程度增加时，其对睡眠剥夺的敏感程度会增加（Harrison & Horne，2000）。也有证据显示，整晚睡眠剥夺可对较复杂的技能产生负面影响。其原因可能在于这些任务主要涉及前额叶区和大脑皮质，而睡眠剥夺会影响大脑这些区域的功能（Harrison & Horne，2000）。基于上述研究成果，考虑到运动员在强化训练期会在心理和认知方面承受较大压力，因此有必要对其睡眠质量进行严密监测。因为睡眠不足造成的工作能力下降不只会影响运动表现，还有可能降低本体感受能力，而后者正是导致运动损伤的常见原因（如导致扭伤）（Ivins，2006）。最后，睡眠不足会影响记忆能力，这可能会对涉及技战术学习的训练课产生不利影响（Brawn，2008）。洛雷等（Laureys，2002）的研究进一步强调了充足睡眠对于实现动作控制和认知的重要意义，因为动作认知和技能学习可能会在训练后睡眠的记忆巩固阶段得到进一步发展。值得注意的是，午睡可能有助于运动员减少睡眠剥夺对冲刺时间、机敏程度和短期记忆的负面影响（Waterhouse，2007）。

色氨酸与睡眠时相

睡眠和能源物质的补充对恢复进程有重要意义。研究表明，膳食摄入时间（Dollander，2002；Roky，2001）和宏量营养素含量（Phillips，1975；Wells，1997）会对睡眠产生影响。多种宏量营养素可影响睡眠质量，其中最为显著的是色氨酸（Trp）。色氨酸是大脑血清素的前体，研究显示色氨酸是一种睡眠诱导剂（Hartmann，1982；Hartmann & Spinweber，1979）。色氨酸属于必需氨基酸，主要可转化为血清素（也称为5-羟色氨或5-HT）（Jouvet，1999）。当游离色氨酸与支链氨基酸的比例上升时，会促使色氨酸穿过血脑屏障，使大脑色氨酸水平上升。游离色氨酸可转化为5-HT，即血清素，并可进一步转化为褪黑素（Jouvet，1999）。Trp和5-HT之间的关联及其对睡眠的促进作用表明，通过营养调控措施改变体内游离色氨酸和支链氨基酸的比例可能有助于改善睡眠（Markus，2005）。

Trp通过血脑屏障的影响因素之一是其血液浓度与其他长链中性氨基酸（LNNAs：酪氨酸、苯丙氨酸、亮氨酸、异亮氨酸、缬氨酸和蛋氨酸）的比例（Wurtman，2003）。目前已知在胰岛素的直接作用下，高血糖指数碳水化合物可提高血中Trp与LNAAs的比值（Trp LNAAs），并会促使肌肉选择性吸收LNAAs（Berry，1991）。阿法伊等（Afaghi，2007）的研究显示，高血糖指数膳食的促睡眠作用是通过升高血液Trp：LNAAs比值，从而增加大脑Trp和血清素含量而实现的。与睡前4小时摄入低血糖指数膳食相比，睡前4小时摄入高血糖指数膳食使入睡时间显著缩短48.6%；睡前1小时摄入上述饮食时，高血糖指数膳食可使入睡时间缩短38.3%。此外，哈特曼（Hartmann，1982）报告，摄入色氨酸可以使入睡延迟时间减少45%。阿努尔夫等（Arnulf，2002）的研究则显示，持续数晚的睡眠碎片化和快速眼动增加与体内色氨酸耗竭存在关联。体内Trp和5-HT含量对睡眠质量的影响是饮食摄入影响睡眠周期的例证。

除了睡眠质量，马库斯等（Markus，2005）还研究了晚餐Trp摄入量对次日清晨警觉性和注意力的影响。该研究采用的Trp来源为乳清蛋白（即牛奶蛋白），是Trp含量最丰富的一种食物来源。与安慰剂组相比，乳清蛋白组饭后2小时血浆Trp与支链氨基酸比值增加130%，并使次日清晨困倦减少、认知能力增强（Markus，2005）。这表明晚餐摄入足量Trp可能对随后的夜间睡眠产生积极影响（通过摄入牛奶、肉、鱼、家禽、豆类、花生、奶酪、绿色叶菜等食物）。不过，仍有必要通过进一步研究确定摄入色氨酸的最佳时间和剂量，以对随后的睡眠产生积极影响。到目前为止，一般建议通过摄入富含色氨酸的食物进行补充，而不是过度依赖营养补剂补充色氨酸。

有关斋月的特殊议题

斋月的习俗涉及全世界数以亿计的穆斯林人士。在斋月中，相关人士需要在每天日出后到日落前的时段内禁酒、禁食和禁烟，为期1个月。罗基等（Roky，2001年）的研究显示，8名穆斯林受试者在斋月期间深度睡眠减少。分析其原因，可能与血浆皮质醇增加或体温升高有关。这有助于我们更深入地理解斋月期间穆斯林运动员疲劳水平升高的问题。该研究还有助于我们考虑一个更具普遍性的问题，即运动员为控体重而限制食物摄入时可能面临的困难。良好的睡眠习惯对于这些运动员而言可能尤为重要。无论运动员经历的是何种形式的饮食限制，都应格外注意保证睡眠质量和时间。

过度水合与睡眠障碍

哈尔森（Halson，2008）的研究显示，过度水合可能会降低运动员的睡眠质量。从运动营养学的角度出发，通常强调训练后需要摄入充足水分以补充体液损失，因此运动员可能会在训练后的当天晚上大量补水。当训练引起体液损失发生在一天中较晚的时段时，这一问题会尤为显著。运动员可能在训练后至上床前摄入大量低钠液体（如水）。这种补水方式可能导致运动员在夜间多次醒来进行排尿，对睡眠质量产生不利影响（Halson，2008）。这表明我们在运动恢复阶段需要考虑如何在充分补水与确保睡眠质量之间取得适度的平衡。较为明智的做法可能是在全天摄入足够水分，并且饮用富含碳酸氢盐的饮料，而避免集中在晚上大量补水。

酒精与刺激剂对睡眠质量的影响

饮酒无论在业余运动员还是职业运动员中都并不鲜见。酒精至今仍然是运动员人群最常使用的麻醉剂（O'Brien & Lyons，2000）。然而，即使仅在睡前30～60分钟摄入中等量的酒精，亦可导致睡眠障碍（Stein & Friedmann，2005）。而且饮酒后血液中的酒精浓度与睡眠质量降低之间存在显著关联（O'Brien & Lyons，2000）。此外，当酒精在体内被完全代谢时，睡眠紊乱的程度似乎达到了最高点（O'Brien & Lyons，2000）。在中度饮酒时，血液酒精平均水平为0.06%~0.08%，此后每小时下降0.01%~0.02%，4~5小时后的酒精清除率与8小时睡眠后期的睡眠中断存在关联（O'Brien & Lyons，2000）。因此，如果酒精代谢与睡眠周期同步进行，运动员睡眠周期后半程可能会经历时断时续的睡眠，中途醒来时可能会发现再度入睡变得较为困难（O'Brien & Lyons，2000）。这些发现表明，饮酒可能对运动员的睡眠质量和时间产生不利影响。还有研究显示，饮酒可导致心率和呼吸频率加快，以及消化系统不适和头痛，这些都可能影响睡眠（Roehrs，Yoon & Roth，1991）。因此，建议运动员人群限制饮酒量，特别是在大强度训练期间，因为此阶段充足的优质睡眠对于实现良好的恢复至关重要。

　　睡眠对于短期和长期运动恢复都十分重要，但运动员常会在日常训练和比赛中使用外源性刺激剂（如咖啡因、牛磺酸等），以提高运动表现。咖啡因是一种促力剂，可对中枢神经系统产生刺激。咖啡因存在于多种食物来源中，如咖啡和茶。若干研究显示，摄入咖啡因可对睡眠产生影响，不过当使用者习惯了使用咖啡因之后则可能对其产生耐受性（Roehrs & Roth，2008）。邦尼特和阿兰德（Bonnet & Arand，1992）在一项关于咖啡因对睡眠影响的文献综述中指出，睡前数小时摄入咖啡因超过100毫克（相当于1~2杯咖啡）有可能导致入睡时间延迟，并且可减少深度睡眠和整体睡眠持续时间。卡拉坎等（Karacan，1976）的研究发现咖啡因对睡眠的影响存在量效反应（Dose-Response Effect）：咖啡因摄入量越大，对睡眠产生的负面影响越严重。此外，希洛等（Shilo，2002）也报告，褪黑素分泌在摄入咖啡因时会显著减少，从而使其睡眠周期调节功能受到影响。因此，相关研究提示，咖啡因摄入可能会对白天的运动表现产生促进作用（Graham，2001），但对夜间睡眠质量和睡眠时间则有不利影响，特别是在咖啡因摄入时间较晚的情况下。不过希德玛芝等（Hindmarch，2000）的研究显示，咖啡因对睡眠的负面影响主要出现在不习惯摄入咖啡因的人身上，提示咖啡因摄入具有习服性效应。总的来说，相关研究表明，应当限制晚间（晚上6点以后）的咖啡因摄入，并应避免在此期间饮用含有高浓度咖啡因或牛磺酸的能量饮料，以免影响运动员随后的睡眠质量。

午休的作用

　　在许多文化中，特别是在欧洲，会在午后进行短时间的睡眠或休息。众所周知，人们在下午容易出现困倦和表现降低（Dinges，1989，1992）。有研究显示，下午的困倦现象并不受进餐的影响（Stahl，Orr & Bollinger，1983），因此它可能是一种生物节律现象（Broughton，1989）。午休是应对午后困倦的一种有效方法（Broughton，1989；Dinges，1989，1992）。午休具有提神醒脑和提高表现水平等积极作用，但也有可能表现出睡眠惯性（即醒来时的敏锐性降低）等负面效应（Dinges，1989，1992）。午休产生何种影响取决于睡眠持续时间、睡前精神状态以及睡眠发生时段（Naitoh，Englund & Ryman，1982）。多项研究显示，白天进行较短时间的睡眠（30分钟）能够有效保持日间充沛精力（Hayashi，Ito & Hori，1999；Horne & Reyner，1996；Naitoh，Kelly & Babkoff，1992；Stampi et al.，1990）。

沃特豪斯等（Waterhouse，2007）调查了睡眠不足的受试者在午餐后进行午休对其主观警觉性和运动表现的影响。10名健康男性受试者在进行4小时夜间睡眠（晚上11点至凌晨3点）后于下午1点至1点30分进行小睡或静坐。其测试结果显示，小睡可提高警觉性、减轻困倦感、增强短期记忆和"8-选择反应时"准确度，但是对反应时间和握力没有显著影响。此外，2米冲刺平均时间从1.060秒加快至1.019秒，20米冲刺平均时间从3.971秒加快至3.878秒。上述结果表明在夜间睡眠不足的情况下，午饭后进行午休有助提高警觉性，并可提高精神和运动表现，这对于在训练期或赛前睡眠不足的运动员有一定的借鉴意义。此外，如果在午休的基础上进一步采取措施使夜间睡眠得到改善，可以使运动表现得到更大程度的提升（Takahashi，2004）。

实际应用

　　尽管睡眠对于生理功能和认知功能的恢复具有重要意义，但当时间紧张时，睡眠时间常是最容易被牺牲掉的（Sargent，Halson & Roach，2013）。睡眠缺乏可能源于自愿或非自愿的需求和行为。例如，自愿减少睡眠时间的行为包括工作到深夜或者在夜间交替进行睡眠和活动。而非自愿的睡眠减少则可能包括无法成功入睡等失眠问题。非自愿性睡眠减少常在焦虑（Uhde，Cortese & Vedeniapin，2009）或过度训练（Halson，2008）时出现，运动员可能会经历连续几夜的糟糕睡眠。此外，上床时担心难以入睡也会对睡眠产生负面影响，加剧失眠的恶性循环。不过，通过改变生活方式、态度和习惯，即使不足以治愈，也可以有效缓解失眠问题。学习睡眠知识有助于更好地解决失眠问题。以下列表提供了处理睡眠相关问题的策略清单。此外，在Helpguide.org网站（Smith，2011）可以查阅改善睡眠的详尽建议，包括遇到怎样的睡眠问题时应当求助医生进行相关评估。

采取以下生活方式将有助于运动员改善睡眠：

1. 高强度训练应安排在晚上6点前。

2. 保持有规律的睡眠时间表。

   ● 设定有规律的睡觉和起床时间。
   ● 进行30分钟午休，以弥补睡眠不足。

3. 合理饮食。

   ● 晚上避免吃大餐。
   ● 午饭后不再摄入咖啡因。
   ● 杜绝饮酒。

4. 创造放松的就寝程序。

   ● 关闭电视机和电子显示设备。
   ● 睡前进行热水淋浴或享受泡澡。
   ● 铺好床，准备睡觉。

5. 让你的卧室更有利于睡眠。

   ● 减少噪音。
   ● 房间保持黑暗和凉爽。
   ● 确保床拥有良好的舒适度。

6. 管理焦虑和压力。

7. 使用基本的入睡技巧。

   ● 在床上保持放松的姿势。
   ● 把放松作为目标，而不是睡觉。

小结

　　当运动员拥有优质和充足的睡眠时，会对运动表现和运动后恢复产生显著效益，并有助于降低过度运动或过度训练的风险。事实上，睡眠常被视为精英运动员的最佳恢复手段。

　　要使运动员获得最佳的生理适应，从而实现运动表现的提升并保持良好的健康状况，就有必要重视各种能够帮助运动员改善睡眠质量的方法策略。有助于改善运动员睡眠的常用方法主要涉及合理的训练安排和压力管理、营养和水分补充。

联合式橄榄球国际比赛的恢复策略

坎贝尔 · 汉森（Campbell Hanson），澳大利亚橄榄球联盟（ARU）小袋鼠队（Junior Wallabies Squad）2011赛季物理治疗师

联合式橄榄球（Rugby Union，也称英式橄榄球）是一种包含激烈身体对抗的运动项目，运动员需要在80分钟的比赛时间中反复进行次最大强度运动。该项目的独特之处在于15名场上球员需要承担各不相同的任务并具备相应的个人技术。这使得联合式橄榄球运动员们的体格和生理结构表现出广泛的差异性。

国际橄榄球理事会（International Rugby Board，IRB）世界青年锦标赛（Junior World Championships）是最高级别的联合式橄榄球青年赛事，每年举行一届，参赛对象为年龄在17~20岁的男子运动员，参赛队伍需要在17天内进行5场比赛。这对于任何集体运动项目而言都意味着非常高的比赛强度，对于橄榄球这样需要进行高强度身体对抗并且软组织损伤相应增加的项目而言更是如此。在这样的大赛中，恢复最快或最能有效控制疲劳积累程度的球队会在赛事进程中获得更大的成功机会。

上述比赛特点决定了医疗保障团队需要采取有效手段以实现良好的恢复和运动表现。我们应用了多种对抗疲劳和肌肉酸痛的基本策略。我们认为对于这些年轻运动员而言，首要问题不在于应用最先进的技术手段或复杂的恢复程序，而在于始终坚持正确的基础手段和培养良好的职业习惯。由于连续比赛的间歇期只有3天时间，我们通常采用以下恢复计划：

● 第1天：恢复计划包含游泳池恢复性训练、牵拉、冰水浴、损伤评估和治疗，以及休息时间。训练计划则包含比赛视频分析、运动员比赛情况评价等。出场时间少于20分钟的运动员需要去健身房进行身体训练。

● 第2天：上午进行场地训练，通常不进行身体对抗。运动员可进行跑步训练。下午安排按摩放松。

● 第3天：上午进行跑步训练，下午适应比赛场地，并安排较多的休息时间。

对于恢复，最为关键的三个要素是：睡眠、营养和有效的监控手段。

其中睡眠是最重要的恢复因素，因此提前制订好队伍在旅途中和抵达赛区后的睡眠保障方案至关重要，特别是在长途飞行并穿越多个时区的情况下（乘坐长

距离航班从澳大利亚飞到北半球比赛时会出现这种情况）。我们总结了一套行之有效的旅行方案：

- 为所有运动员配备眼罩，这对于在飞机上的睡眠会有帮助。
- 指导运动员在长途飞行中合理安排睡眠时间，以使他们在抵达赛区时尽快适应当地时差。
- 飞行途中避免摄入含咖啡因或糖的饮料，但应注意补水，以使身体处于良好的水合状态并且避免睡眠受到负面影响。
- 转机或中途停留时，可在机场休息室的空地上安排集体牵拉训练。
- 抵达酒店后集体进行户外步行和牵拉训练，通过暴露在自然光下帮助运动员调整昼夜节律。
- 抵达目的地后，鼓励运动员避免在当地就寝时间之前睡觉，除非他们已无力保持清醒。
- 提前与酒店进行规划，确保所有房间的空调系统都能够有效运行。这对于为运动员提供最佳睡眠环境至关重要。
- 为了实现有效恢复，应确保年轻运动员在赛区期间能够把训练之外的时间真正用于休息。

在每天早餐前进行水合状态（尿液）测试，为存在脱水风险的运动员提供补液建议。训练后立刻为运动员提供加餐。外出参赛前应对运动员进行相关教育，让运动员清楚地知道自己应该摄入多少克碳水化合物和蛋白质。提供体重秤以辅助运动员计算训练前后的体液损耗。基本营养体系的建立是运动员发展和教育过程的重要组成部分。

我们制订了运动员每日健康状况监控方案，采用视觉模拟量表（VAS）评分对运动员的肌肉酸痛、总体疲劳程度、睡眠、情感压力和能量水平等进行监测。我们发现这是一种行之有效的方法，能够为教练组确定训练负荷提供有价值的信息，并有助于甄别存在运动表现下降或受伤风险的运动员。

由于联合式橄榄球需要进行激烈的身体对抗并存在显著的位置差异，因此需要制订有效的监测方案，使教练团队能够及时发现存在疲劳或严重肌肉酸痛的运动员，合理调整其训练负荷。在连续比赛的后期，运动员常会由于疲劳或软组织损伤而不得不调整训练负荷。有效的运动员监测还有助于更好地实现积极恢复。

此外还应重视精神层面的恢复。小型的集体外出活动是一种好方法，最好安排无须运动员长时间站立的活动内容。这会使运动员有机会身处酒店之外的环境，把心绪暂时从橄榄球中抽离几个小时。

　　对于联合式橄榄球项目来说，要使运动员在外出比赛期间表现出最佳竞技状态，就需要在出发参赛前制订合理的睡眠和营养方案，并且建立有效的运动员监测体系，使教练组能够灵活地对运动负荷做出个性化调整。如果睡眠、营养和监测这三个要素都得到充分优化，将有助于运动员在赛时有限的时间框架内充分发挥潜力和实现最佳恢复。

关键点

- 应在外出参赛前制订相关计划。
- 制订有效的睡眠和营养方案。
- 建立有效的监控系统。
- 确保计划的灵活性，以更好地应对变化。

第10章　按摩与物理治疗

安托万·库蒂里耶（Antoine Couturier）博士
以及：扬·勒·默尔（Yann Le Meur）、塞西尔·于邦（Cécile Huiban）、马克·索尼耶（Marc Saunier）和弗朗索瓦-泽维尔·弗雷（François-Xavier Férey）

自古代起，人们已经认识到按摩对个体健康的积极作用。一般认为，按摩作用于皮肤、肌肉、肌腱和韧带，能够为身心带来多种益处，包括对循环和肌肉骨骼系统产生良性作用、缓解疼痛及产生放松效应。但是，尽管按摩是最受欢迎和应用最广的运动恢复手段，其确切效果却备受争议，有大量研究文献就按摩对运动员产生的实际益处提出质疑。

随着技术的发展，20世纪出现了多种基于物理手段的治疗方法，统称为物理治疗（physiotherapy，或physical therapy）。虽然物理治疗（如加压疗法、电刺激疗法、光照疗法和芳香疗法等）在最初诞生时主要被用作医疗手段，但在后来的发展中逐渐获得越来越广泛的应用，尤其对于运动员人群而言，往往寄希望于通过物理治疗手段获得良好的治疗效果。

本章总结了有关按摩（包括徒手按摩和器械按摩）与物理治疗对恢复和运动能力产生影响的最新科学知识，目的在于厘清相关的观点与事实。接下来将首先介绍相关技术手段背后的生理学原理，然后分析相关科学文献中的研究数据。基于本书的背景，我们将重点关注与健康或运动有关的研究，而不涉及与疾病和功能障碍治疗相关的研究，尽管与后者相关的研究文献数量众多。

按摩技术

人类对身体疼痛部位进行揉按是一种自然和本能的反应，这正是按摩的起源。从古代开始，关于按摩在剧烈运动后提高表现或促进恢复的文字记载就开始出现，特别是按摩对于运动或战争所致损伤的治疗作用（Goats，1994a）。

人们普遍认为按摩有多重好处，如增加血流量、舒缓肌肉紧张和兴奋，以及增加幸福感。因此，常见的观点是按摩有助于提升运动表现和减少损伤风险。在运动实践中，按摩广泛应用于训练期间或比赛准备期和连续比赛期间，以促进运动恢复（图10.1）。

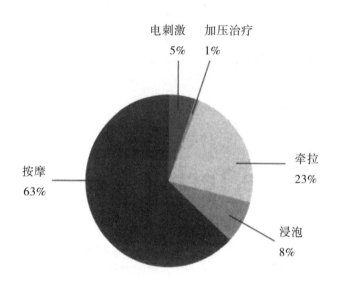

图10.1   2008年北京奥运会期间法国代表团运动员使用的恢复手段（CNOSF数据）

数据来源：法国国家体育委员会（French Sport National Committee, CNOSF）。

关于按摩对循环系统、肌肉骨骼和神经系统的作用机制有多种理论假设。然而，按摩对恢复（生理和心理）和运动表现的作用仍然存在争议（Weerapong，Hume & Kolt，2005）。下面我们将在总结经典按摩方法的基础上，讨论其作用机制的理论假设及其对运动表现和恢复的影响。

按摩指对机体组织进行按压和揉捏，以提升身心健康和舒适度（Dufour，1999）。按摩方式包括徒手按摩或器械按摩。

徒手按摩

徒手按摩可分解为若干基本手法递进操作，常用步骤如下：

● 推法（Effleurage）：由柔和而连续的手指和手掌动作组成。推法通常用于按摩开始和结束时。一般认为按摩采用由轻到重的力度有助于降低肌肉紧张度和诱导全身放松，使按摩对象为更重的按摩力度做好准备。

● 按压（Pressure）：力度可轻可重，将软组织压向较为坚硬的下层组织（如骨骼）。按压可以采用滑动式或固定式手法。一般期望通过按压达到的效果是改善血液和淋巴循环、促进引流和减少水肿（Goats，1994b）。

● 揉捏（Kneading）：该手法采取分离特定部位组织、皮肤或肌肉的方式，对其重复施压和放松，一般需要由轻到重循序施力（Dufour，1999）。揉捏可牵拉紧缩或粘连的组织，缓解肌肉痉挛。一般的看法是这种手法与按压相比能够更深地刺激血液和淋巴循环，从而有利于引流和减少水肿。

● 揉按（Friction）：按摩时不与皮肤产生摩擦，而是紧贴皮肤施力于深层组织进行往复滑动。此手法通常用于改善不同组织平面之间的活动度，从而分离纤维粘连或产生放松效果（Dufour，1999）。

● 叩击（Tapotement）：叩击的目的是诱导皮肤反射和局部血管扩张。一般期望通过叩击达到的效果是增加肌肉张力和促进组织液扩散，以缓解肌肉损伤或炎症导致的组织液淤积。

● 振动（Vibrations）：该手法涉及以多种强度和频率进行间歇静态按压。采用低强度高频率振动手法时主要起放松作用，采用高强度低频率振动时则起刺激作用。

● 滚动（Rolling massage）：该手法采用滚动和触摸的方式移动皮肤，有助于消除过多的水分和脂肪，以及促进局部引流。

引流（静脉回流和淋巴回流）按摩和瑞典式按摩是运动员最常采用的按摩手段。此类按摩持续时间一般在30分钟左右，通常依次采用推法、揉捏、揉按和叩击等手法，最后再以一组推法收尾。瑞典式按摩是涉及运动恢复的研究文献中最常采用的按摩方法。

器械按摩

器械按摩通过各种机械装置模拟徒手按摩的手法，以产生与徒手按摩近似的效果。举例来说，滚动按摩器是一种常见的按摩设备，能够模拟滚动按摩手法。该装置的顶端配有空气压缩系统的独立电动滚轮，可捏合并直接作用于组织（腱膜、肌肉筋膜、肌肉、肌腱等）。滚动按摩器可直接施用于皮肤，也可配合专用按摩服装进行操作。水床也是一种常用的按摩设备，水隔着橡胶垫向皮肤喷射，形成按摩效果。按摩位置、压力大小和喷嘴移动方式可在设备系统中通过设置相应程序进行控制。

最后，间歇式充气加压（Intermittent Pneumatic Compression，IPC）装置是另一种常见的按摩设备，可改善静脉回心血量和淋巴引流。该设备采用若干可以连续充气和放气的加压套包覆需要治疗的肢体，从肢体远端向近端施加压力。

按摩的生理学作用

按摩的生理学效应可通过监测关节活动幅度、皮肤温度和肌肉温度、超声脉冲多普勒、肌电、血液内啡肽，以及问卷调查等手段进行评估。

对肌肉骨骼系统的作用

一般认为在按摩过程中施加的机械压力有助于减少组织粘连和肌肉骨骼系统的僵硬程度，并可通过测量相关运动环节的活动幅度加以评估。有关按摩对活动幅度影响的研究文献数量很少，其研究结果有的没有观察到任何显著性影响，有的存在难以解释的偏倚（Weerapong，Hume & Kolt，2005）。一项新近的研究（Ogai，2008）显示，在功率自行车上进行两组高强度运动后，在运动后恢复阶段进行10分钟的揉捏按摩时，肌肉僵硬度降低。不过，对于缓解肌肉僵硬程度而言，牵拉似乎是比按摩更简便有效的方法（Weerapong，Hume & Kolt，2005）。

对皮肤温度和肌肉温度的作用

按摩可引起相关部位温度上升和充血。研究显示，皮肤和股外侧肌的温度在按摩过程中会升高，并且与按摩持续时间没有显著关联（采用5~15分钟推法按摩）。不过这种温度的升高主要发生在相对浅表的部位，深度不超过2.5厘米（Drus，2003）。按摩对皮下毛细血管和组织产生作用力，可能通过机械应力或反射机制诱导肥大细胞分泌血管舒张物质，如组胺、血清素和乙酰胆碱。尽管难以获得实验证据，但浅表血管舒张可能有助于改善细胞和血液之间的物质交换（供给营养素和氧气，清除代谢废物和二氧化碳；Dufour，1999）。

对循环系统的作用

按摩可能对循环系统产生的作用包括以下几方面：
● 静脉循环。多普勒监测显示（Dufour，1999），滑动式或固定式按压可提高静脉回心血量（Goats，1994b）。要取得较好的效果，可在按压时采取较为缓慢的节奏，两次按压之间间歇5~10秒。这种效应可能与机械作用有关，按摩施加的压力可导致具有抗回流静脉瓣结构的血管发生内陷，从而促使静脉血液回流。采取较慢的节奏进行按压，有助于使血管在通过手法操作排空血液后更好地实现血流再填充。各种相关按摩手法均具有类似的原理，如淋巴引流手法按摩。该手法沿浅表淋巴网络进行推拿，从而有助于加速淋巴回流。

● 动脉循环。由于循环系统是闭合回路，因此按摩可能通过作用于静脉系统间接对动脉系统产生影响。休梅克等（Shoemaker，1997）使用脉冲式超声多普勒对此进行评估。该研究采用推法、揉捏和叩击手法组合分别对小肌群（前臂肌群）和大肌群（股四头肌）进行按摩。按摩前、中、后未见肱动脉、股动脉的血流或直径发生显著变化。

相比之下，只需较低强度的运动（膝关节弯曲和伸展）即可使动脉循环显著增强（较安静水平升高近3倍）。因此研究者们认为要促进动脉循环，中等强度运动是比按摩更值得推荐的方法。海因兹等（Hinds，2004）新近的研究显示，按摩组与对照组相比，股动脉血流量、血乳酸、心率或血压均无显著性差异，按摩组仅表现出浅表循环和皮肤温度显著上升。由于浅表循环和皮肤温度增加与血流量增加并无直接关联，因此按摩对运动表现和恢复的确切作用仍然有待商榷（Weerapong，Hume & Kolt，2005）。

● 间歇式充气加压（Intermittent Pneumatic Compression，IPC）。间歇式充气加压设备最初用于治疗静脉功能障碍的病人。研究表明该方法在相关的病患人群中能够取得显著效果，可增加动脉血流、静脉和淋巴回流以及减少水肿（Gilbart，1995；Harfouche，2008；Mayrovitz，2007；Morris，2003；Tochikubo，Ri & Kura，2006）。有研究发现该方法同样可引起健康受试者的血流增加，其效应与中等强度运动接近（Whitelaw，2001）。

对神经系统的作用

神经系统对按摩的反应包括降低神经肌肉兴奋性、促进肌肉放松及缓解肌肉抽筋和僵硬。

● 神经肌肉兴奋性。按摩通过刺激感觉感受器，降低神经肌肉兴奋性，可缓解肌肉痉挛和紧张。滚动按摩器（Naliboff & Tachiki，1991）、推法、滑动式或固定式按压、叩击和揉捏均具有肌肉放松的作用。上述按摩方式可使按摩期间的H反射（H Reflex）降低（图10.2），该指标主要反映脊髓反射的兴奋性（Goldberg，Sullivan & Seaborne，1992；Weerapong，Hume & Kolt，2005）。

当肌肉、皮肤和腱膜机械刺激感受器（aponeuromechanoreceptors）及运动神经元兴奋性反馈回路受到刺激时，H反射可能减弱（Morelli，Chapman & Sullivan，1999）。这种效应通常是局部的和选择性的（图10.2）（Sullivan，1991），但也可能观察到对侧效应（Dufour，1999）。

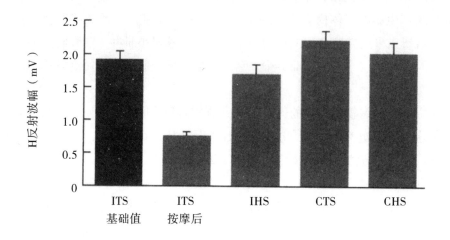

图10.2　按摩前（基础值）和4种方式按摩后的H反射振幅平均值和标准误差

注：I，同侧；C，对侧；TS，肱三头肌；HS，腘绳肌）。H反射测量部位为ITS（右侧远端）。

（Sullivan，1991）

● 肌肉痉挛。肌肉痉挛是指一块或多块肌肉发生持续的非自主收缩，并伴随疼痛感。肌肉痉挛时的疼痛可能是由于伤害感受型肌肉机械刺激感受器（nociceptive muscle mechanoreceptors）受到刺激而引发，并间接地受到痉挛导致的局部缺血和肌肉酸中毒影响。按摩有助于打破导致持续痉挛的恶性循环，并可能有助于肌纤维复位、减轻伤害感受器刺激程度和重建微循环（Weerapong，Hume & Kolt，2005）。

不过有关肌肉痉挛机制的分析仍属理论假设。首先，按摩对动脉循环似乎没有显著的促进作用。其次，尚未见到有研究报道按摩对于肌纤维复位的作用。

● 疼痛。关于按摩减轻低至中度疼痛的机制存在多种解释（Dufour，1999；Ernst，1998；Farr，2002；Goats，1994b；Weerapong，Hume & Kolt，2005；Willems，Hale & Wilkinson，2009；Zainuddin，2005）。最常见的解释基于闸门控制理论（Gate Theory或Gate Control）（Melzack & Wall，1965）：由按摩等产生的触觉信息通过快速传导型Aα和Aβ神经纤维传递。当这些神经纤维传递的非伤害性信号超过来自脊髓的慢速传导型Aδ和C神经纤维传递的伤害性信号（即疼痛信号），疼痛信号传导将受到抑制（图10.3）。

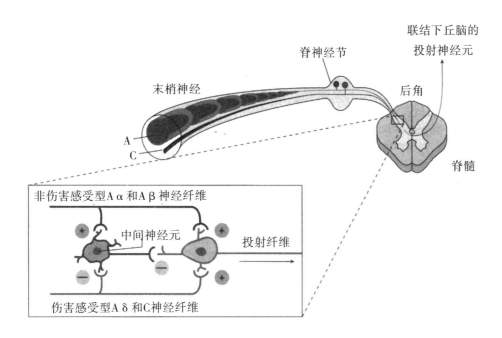

图10.3　疼痛闸门控制理论示意图

注：当刺激非伤害感受型Aα和Aβ神经纤维时，可调节脊髓背角伤害感受型Aδ和C传入纤维的疼痛信号传递。

　　关于按摩缓解疼痛的另一种解释与中脑对疼痛的下行性抑制有关。当身体受到更强烈的疼痛刺激时（如用力按摩敏感区域触发的刺痛），中脑可向脊髓下行传导信号，增加内源性镇痛物质（如血清素或β-内啡肽）的分泌（Goats，1994b；Weerapong，Hume & Kolt，2005）。因此，当身体不存在任何特殊疼痛的健康受试者接受按摩时，不会导致β-内啡肽水平上升（Bender，2007；Day，Mason & Chesrown，1987）。

心理生理学效应（Psychophysiological Effects）

　　相关研究运用心境状态量表（Profile of Mood States，POMS）、状态-特质焦虑量表（State-Trait Anxiety Inventory，STAI）或感知恢复量表（Perceived Recovery Scale）测评，发现按摩具有积极的心理生理学效应。温伯格和杰克逊（Weinberg & Jackson，1988）研究了183名体育教育系学生进行30分钟瑞典式按摩或体育活动（游泳、慢跑、网球、美式壁球等）的心理学效应。该研究发现，只有按摩和慢跑具有显著改善情绪的作用（采用POMS评估），包括显著减少紧张、困惑、疲劳、焦虑、愤怒和沮丧；而且只有按摩具有使STAI（状态-特质焦虑量表）测试评分降低的效应。另据研究报告，按摩对处于训练期的拳击运动员也有类似的效应（Weerapong，Hume & Kolt，2005）。

　　除了上述有关按摩对情绪健康积极作用的研究，还有部分研究考察了运动员对自身恢复的感知情况。有趣的是从现有研究的结果看，尽管运动员进行按摩后的生理指标（血乳酸、血糖、心率）和肌肉参数（最大力量、力竭时间、纵跳高度、专项测试）不一定会发生显著变化，但大部分研究均显示按摩可使运动员自我感知的恢复水平得到改善（Hemmings，2000；Micklewright，2005；Ogai，2008；Weerapong，Hume & Kolt，2005）。有学者认为，专业按摩师在按摩过程中准确定位疼痛敏感区会对被按摩者产生心理影响（Keir & Goats，1991）。这种安慰剂效应对各种徒手治疗的影响力均有很大贡献。

按摩与恢复

　　相关研究探讨了训练前、中、后进行按摩对活动幅度、动脉血流、代谢物消除、力量恢复、感知恢复和延迟性肌肉酸痛（DOMS）的影响。

运动前或运动间歇按摩的效应

　　在运动训练实践中，常会在比赛前进行按摩，因为一般的看法是按摩可促进血液循环。血液流动增强有可能增加细胞的氧气和营养供应、提高肌肉温度以及提高血液缓冲能力，从而提升运动表现。但是到目前为止，上述假设仍然缺乏足够的研究证据支持。前文已经提到，按摩期间或按摩后没有观察到血液流动的显著增加。有研究表明，次最大强度运动（80%最大心率）前进行10分钟按摩，对运动中摄氧量（$\dot{V}O_2$）、每搏输出量、心率、血压、心输出量和动静脉氧差、血乳酸均无显著影响（Callaghan，1993）。30分钟按摩对短跑运动员的步频也没有显著影响（Weerapong，Hume & Kolt，2005）。不过该研究中步频最高的运动员来自按摩组。令人遗憾的是该研究未记录所有受试者的步长。

　　当进行两组5公里功率自行车运动时，与安静休息或主动恢复相比，单独进行按摩并没有产生更显著的恢复效果（Monedero & Donne，2000）。但当按摩与主动恢复组合进行时，恢复效果最佳（图10.4）。

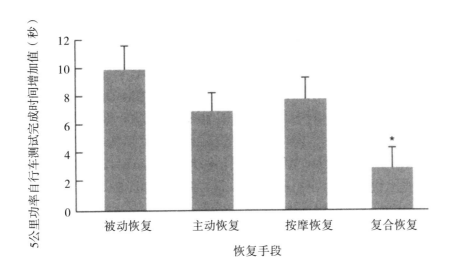

图10.4 采取不同恢复方法对5公里功率自行车测试完成时间增加值（秒）±标准误（SEM）的影响

注：主动恢复（以50% VO_2max强度骑行15分钟）、被动恢复、按摩、复合恢复（主动恢复3.5分钟+按摩7.5分钟+主动恢复3.5分钟）。$n=18$。结果以2组功率自行车测试完成时间的差值表示。

*表示恢复方法之间存在显著差异（$P<0.05$）。

（Monedero & Donne，2000）

　　相比之下，有研究显示采用模拟徒手滚动按摩的器械进行按摩可使疲劳水平降低（Portero，Canon & Duforez，1996）。在局部力竭测试（以180度/秒的速率进行30次全力屈膝和伸膝运动）之后，与安静休息相比，按摩15分钟的受试者在以66%最大自主用力的强度运动时，力竭时间延长，力量下降幅度减少。研究者认为其疲劳程度的降低可能与代谢物消除得到改善有关。

　　还有研究比较了拳击运动员连续运动期间（包括专项运动能力测试）按摩和安静休息对恢复情况的影响（Hemmings，2000）。研究结果表明，专项测试期间心率、血糖、测试成绩等相关参数没有显著性差异，但是按摩组的恢复感知水平得到改善，而且血乳酸水平更高。分析其原因，可能是由于按摩改善了恢复感知水平，使运动员在接下来的运动中能够保持更高的运动强度，从而使血乳酸显著升高。有研究在等长收缩或功率自行车力竭运动中观察到类似的结果（Ogai，2008；Robertson，Watt & Galloway，2004）。在进行两组90秒躯干等长伸展运动时，与安静休息相比，组间歇时进行按摩可使第二组运动的疲劳程度显著降低（H. Mori，2004）。此外，按摩组血乳酸、心率、平均功率、最大功率与对照组没有显著差异（Robertson，Watt & Galloway，2004），但是按摩组的恢复感知水平、总爆发力（Ogai，2008）和疲劳指数（Robertson，Watt & Galloway，2004）得到显著改善。由此可见，在多组运动过程中进行按摩或许可通过安慰剂效应改善运动员对后续高强度运动的耐受性（Goats，1994b）。

米克尔怀特等（Micklewright，2005）的研究验证了这一假设。进行Wingate无氧功测试之前，受试者安静休息或接受30分钟按摩。为了考察按摩的心理学效应，只进行背部按摩，而避免按摩随后运动中需要动用的肌肉。结果显示，尽管两组受试者的POMS（心境状态量表）问卷结果没有显著性差异，但是按摩组保持高强度运动的时间更长，且平均爆发力（+2.5%）和总运动负荷（+2%）高于对照组并具有统计学意义（图10.5）。Wingate无氧功测试的平均爆发力与25米游泳或300米跑步成绩相关，因此尽管在该研究中按摩仅使平均爆发力增加2.5%，仍然是有意义的。该研究中按摩使受试者表现出更好的运动耐受性，但由于其POMS评分与对照组没有显著差异，因此在解释按摩的心理学效应时存在困难。按摩的心理学效应可能取决于个体运动员。在运动前和运动之间进行按摩应当十分谨慎。尽管按摩可能有助于一部分运动员更好地为随后的运动做准备，但运动员对按摩的反应可能存在个体差异性并且难以预测。因此，运动前和运动间按摩应当有选择地进行，最好只对先前观察到积极效应的运动员实施按摩。

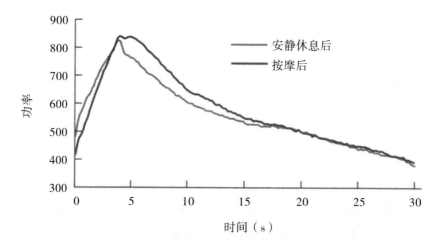

图10.5 安静休息或按摩30分钟后功率自行车测试的功率输出

（引自：D. Micklewright. "Mood state response to massage and subsequent exercise performance"，
The Sport Psychologist，2005，19（3）：234–250）

在使用这种恢复策略时需要注意的是，如果徒手按摩或器械按摩的力度较大，可能导致肌肉微细损伤，伴随血液肌酸激酶（CK）、乳酸脱氢酶（LDH）或肌红蛋白升高（Barnett，2006），这可能对运动表现产生不利影响（Cafarelli & Flint，1992；Callaghan，1993）。

有研究评估了在两组80% $\dot{V}O_2$强度力竭性功率自行车运动的组间歇进行20分钟间歇式充气加压的效果，对照组采用被动恢复（Zelikovski，1993）。研究结果显示，血液指标（血乳酸、pH值、碳酸氢盐、丙酮酸盐、血氨）和摄氧量没有显著性差异。但加压疗法使受试者第二组力竭运动的持续时间增加了45%。由于加压疗法对代谢物消除没有产生显著影响，因此其提升运动表现的机制尚不明确。作者提出以下解释：运动引起体液在肌肉和细胞间隙中堆积，增加了毛细血管和肌肉细胞之间的扩散距离，而且使细胞膜特征随之改变。这些变化会对肌肉功能造成干扰。因此，通过间歇式充气加压去除过多体液可以使这种不利影响最小化。最后，按摩产生的愉悦感可能发挥心理学效应，改善受试者对第二组力竭运动的承受能力。

运动后按摩的效应

运动员进行按摩的主要目的是缓解疲劳，加快恢复进程，尤其是在比赛期间。按摩对身心的双重放松效果还有助于消除比赛相关压力（Cafarelli & Flint，1992）。

不过有研究显示，半程马拉松后进行30分钟按摩并不能提高比赛后1天或4天时最大力量的恢复水平（Tiidus，2004）。有关按摩对运动员人群影响的研究综述显示，按摩对4天大负荷自行车训练（日均训练距离161公里）没有产生显著影响（Callaghan，1993）。在这4天大负荷自行车训练的恢复期间，运动员接受按摩或安慰剂治疗。相关生化指标、比赛成绩、主观恢复感知水平和POMS问卷结果均未表现出显著性差异。另一篇综述性文章总结了按摩对血乳酸的影响（Weerapong，Hume & Kolt，2005），发现有关按摩对血乳酸影响的研究相对较少，而仅存的少量研究显示，按摩结合主动恢复可增加血流量，从而加快乳酸消除。

根据巴尼特的研究，在运动后进行按摩不会使最大力量降低最小化，也不会加速其恢复；但另一方面，按摩的确可对运动员对疼痛和恢复的主观感觉产生正向影响（Barnett，2006）。不过，这也可能存在潜在风险，因为低估疲劳状态和过早回归训练可能增加受伤机率。

延迟性肌肉酸痛

肌肉发热或延迟性肌肉酸痛（Delayed-Onset Muscle Soreness，DOMS）常见于运动员进行高强度且未经适应的离心运动后24～72小时。教练员和运动员都很关注这一重要问题，因为DOMS的慢性疼痛会引起肌肉功能的改变，包括肌肉力量下降、运动环节的活动幅度缩小、肢体僵硬以及安静代谢率上升等。一般认为DOMS与肌纤维受到机械牵拉，导致肌节、肌细胞膜和肌浆网发生微细损伤有关。这会引起炎症反应和局部水肿。在反应的初始阶段，中性粒细胞和巨噬细胞在炎症部位聚集，进一步加剧损伤反应（导致疼痛在训练后48小时左右达到高峰），同时中性粒细胞和巨噬细胞还会在细胞再生过程中发挥一定的作用（Cheung，Hume & Maxwell，2003；Gulick & Kimura，1996）。

部分有关运动性DOMS的研究显示，按摩对活动幅度、最大力量的降低程度或恢复速度没有显著影响（Hilbert，Sforzo & Swensen，2003；Howatson & van Someren，2008；Zainuddin，2005）。其研究结果表明，肱二头肌离心运动后接受按摩（运动后3小时进行手臂按摩10分钟）对随后两周中最大自主力量的变化趋势没有产生显著影响（Zainuddin，2005）。按摩组在运动后0~4天及7、10、14天的最大力量变化曲线与对照组相比并无显著差异。不过，按摩确实降低了DOMS（30%）和血浆肌酸激酶浓度（运动后第4天），以及臂围（运动后第3和第4天）。还有研究在上肢离心运动后进行了为期5天每天20分钟的间歇式充气加压治疗，取得了与上述研究相似的结果，运动后第2天和第3天臂围显著减小，且运动幅度得到改善；同时未观察到对力量恢复有显著影响（Chleboun，1995）。

有研究者认为按摩的作用主要与心理学效应有关（Hilbert，2003）。其研究方案采用腘绳肌离心运动，受试者在运动后两小时接受20分钟按摩，并在运动后即刻至48小时进行最大力量和活动幅度测试，填写POMS和疼痛感问卷，并监测血液中性粒细胞数。该研究结果显示，按摩仅对疼痛感评分产生显著影响。

另一项研究发现，当运动方案采用下坡跑时，按摩会产生较为显著的效应（Portero & Vernet，2001）。该研究的受试者在进行下坡跑运动后的6天中每天对一侧大腿的后群肌肉进行10分钟机械滚动按摩，另一侧腿作为对照。与对照侧相比，按摩侧在运动后第2天时水肿、疼痛和最大力量下降均得到显著改善。

有关按摩对DOMS的影响已有多篇综述性文章（Cheung，Hume & Maxwell，2003；Ernst，1998；Weerapong，Hume & Kolt，2005）。通过总结相关研究，可以看到尽管研究结果存在多种形式，但整体而言，运动后两小时开始采取按摩手段有助于显著降低DOMS。按摩产生的机械性压力有助于改善血液和淋巴微循环，从而减少水肿、局部缺血和疼痛。有研究发现与未接受按摩的对照组相比，按摩组血循环中性粒细胞数相对较高（Smith，1994）。提示按摩有可能减少了中性粒细胞在肌肉损伤部位的聚集，从而在一定程度上抑制了炎症反应。不过减少或中断炎症反应尽管有短期效益，但必须记住，炎症反应是受损肌肉纤维再生过程的一部分。从长远来看，抑制炎症反应可能实际上对运动员更好地实现运动适应造成不利影响。

在形成结论前，我们有必要进一步了解莫拉斯卡的研究（Moraska，2007）。该研究安排95名物理治疗专业的学生对317名参加了10公里比赛的运动员进行15~60分钟按摩。这些物理治疗专业的学生根据按摩经验水平分为3组，分别拥有450、700或950小时按摩工作经验。而接受按摩的运动员并不知道操作者的水平存在这样的差异。非常有趣的是，按摩经验水平最高的按摩师所治疗的运动员在赛后48小时的疼痛感评分显著低于其他组。这一发现与按摩的益处纯粹源于安慰剂效应的假设相反。

电刺激

电被用作治疗手段已有久远的历史。在古埃及时代，已有医生使用电鲇治疗各种疼痛类疾病。在过去20余年，特别是在面向大众的电刺激设备推出以来，电刺激技术的运用得到了迅速发展。电刺激作为物理治疗手段具备多种优点，因此得到了越来越广泛的应用。

电刺激治疗简便易行，而且对肌肉的募集方式不同于自主收缩，因此电刺激可能通过增加动脉血流量、改善静脉回流和诱发痛觉抑制来帮助运动员改善恢复进程。

电生理学基本原理

人体细胞中只有神经和肌肉细胞具备兴奋性。它们通过发生在细胞膜的电活动（动作电位）对内源性（自主收缩时）和外源性（如电刺激时）的电信号作出反应。

当神经细胞或其延伸部分（轴突）触发动作电位时，会迅速传导到肌肉–神经接点，激活肌细胞膜，引起肌肉收缩。

触发神经或肌肉兴奋所需的电流强度和持续时间密切关联。每种神经或肌肉细胞有特定的电刺激强度和持续时间阈值（各种神经纤维的募集阈值见图10.6）。由图10.6中可见，电流强度或持续时间的逐渐增加具有分级效应：刺激较弱时首先被激活的是触觉（激活Aβ神经纤维），然后是运动功能（激活α运动神经元），最后最强烈的刺激产生疼痛感（刺激Aδ和C神经纤维）。由于神经细胞的兴奋性比肌肉细胞高几百倍，因此对于健康人而言，电刺激诱发的肌肉收缩总是经由运动神经元间接触发。

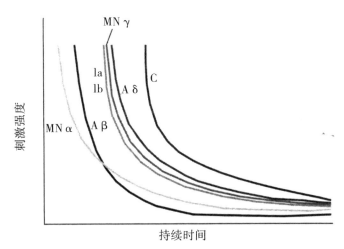

图10.6 各种神经纤维的募集阈值

注：Aβ纤维，镇痛敏感纤维；Aδ纤维，伤害感受型快速传导纤维；C纤维，伤害感受型慢速传导纤维；MNα，α运动神经元；MNγ，γ运动神经元；Ia，与梭内纤维相连的主要上行神经纤维；Ib，与肌腱高尔基体相连的上行神经纤维。

　　在电刺激触发运动的过程中，运动单位的募集数量与电流的强度和持续时间成正比，称为空间总和（Spatial Summation）。电流脉冲频率影响运动单位的强直融合程度，称为时间总和（Temporal Summation）。电流还可调节肌肉收缩力量，但不影响肌肉激活水平。健康的人群使用电刺激时的常用电流强度为几毫安至几十毫安（mA），持续时间为100微秒至1毫秒，频率为1 ~ 150赫兹（Hz）。

　　在肌肉自主收缩时，运动单位的募集遵循埃内曼"由小至大原则"（Henneman's Size Principle，即先激活小的、低阈值的运动单位，而后是大的、高阈值的运动单位；Milner–Brown, Stein & Yemm, 1973），慢肌纤维的激活先于快肌纤维。由于支配II型纤维（快肌纤维）的运动神经元比支配I型纤维（慢肌纤维）的运动神经元更易兴奋，因此多年来一直有理论假设认为电刺激时激活肌纤维的顺序不同于自主收缩，可优先激活快肌纤维。不过目前学术界的观点是电刺激时运动单位募集的顺序尽管与自主收缩时存在很大不同，但并未发生完全的逆转。运动单位的募集方式可能受到相关神经纤维在电场中的定位和方向等因素的影响（Duchateau, 1992；Knaflitz, Merletti & De Luca, 1990）。肌肉自主收缩和电刺激收缩时运动单位的募集存在很大差异。自主收缩时，在中枢神经系统的控制下产生的一系列动作电位，并对各运动单位具有特异性（非同步激活）。而在电刺激时，由电刺激仪产生的动作电位会同等作用于所有被募集的神经纤维（同步激活）。

　　目前使用的绝大多数电刺激仪采用矩形双相对称电流（图10.7）。这样既能够对人体组织产生有效刺激，又可避免灼伤组织的风险。有的电刺激仪能够产生干扰电流，其原理如图10.8所示。

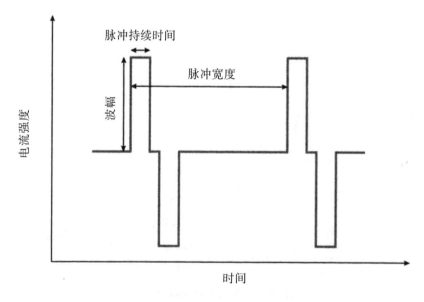

图10.7　电刺激采用的电流

图10.8中所示的干扰电流式电刺激仪设有两组独立的电流发生器（电极通道1和电极通道2），产生略有不同的高频信号（几千赫兹）。当这两组电流信号在人体组织中出现交叉时，则产生具有调制幅度的信号，其频率等于两组源信号之差。这种技术使得高频信号能够更深入地穿透人体组织，并且具有更好的耐受性（Goats，1990；Roques，2003）。不过，干扰电流式电刺激仪目前仅用于物理治疗领域，因为其操作难度较大。

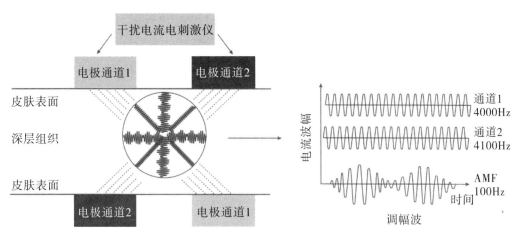

图10.8 干扰电流式电刺激仪原理示意图

电刺激的生理学效应

进行电刺激时，电流的选择取决于所需的效应。电刺激用于运动恢复时，常见目的是止痛和增强肌肉血流供应。

经皮神经电刺激（Transcutaneous Electrical Nerve Stimulation，TENS）通过刺激特定的感觉或传入神经纤维以减轻疼痛。根据电流参数的不同，其可能的作用机制有两种：局部感觉抑制和促进内啡肽释放。

局部感觉抑制

根据疼痛闸门控制理论，通过刺激直径较大的Aα和Aβ型神经纤维，可抑制脊髓后角直径较小的Aδ和C型神经纤维传输疼痛信息。其镇痛作用可快速起效于刺激部位，但在电刺激停止后，镇痛效果随即丧失（Roques，2003）。该方法采用较小的电流强度，仅引起刺痛感（达到触觉灵敏度阈值，频率50～100赫兹）。在进行局部镇痛治疗时，可将一个较小电极（10～20厘米^2）贴于疼痛区域，另一个较大电极（50～100厘米^2）贴于肢体横截面的另一端，或置于神经支配对应的脊椎部位。

促进内啡肽释放

其作用原理在于刺激痛觉传入神经纤维（Aδ纤维）可增加下丘脑β-内啡肽的生成（Roques，2003），从而提高疼痛阈值并产生止痛效应。该方法采用面积较大的电极，以非常低的频率（几赫兹）和较高强度对脊柱施加电刺激。这种电刺激方式会产生一定的不适感乃至疼痛感。但其所诱发的β-内啡肽分泌效应可在刺激后持续数小时。

神经肌肉型电刺激（Neuromuscular Electrical Stimulation，NMES）通过触发运动神经动作电位引起肌肉收缩。这种电刺激方式可能引起多种效应：首先，肌肉在电刺激的作用下进行收缩可能产生与自主收缩相似的使血流增强的效应。肌肉有节奏的收缩可对血流产生泵压效应，可能有利于代谢物的消除，并可刺激静脉和淋巴回流。其次，局部施加的电流可能有助于降低微血管对血浆蛋白的通透性，改善水肿问题；并且可能有助于缓解炎症反应引起的渗透梯度改变，减少细胞内液向细胞间隙扩散（Holcomb，1997）。

血流反应

多项研究显示，电刺激后血流增加。考虑到肌肉收缩的泵压效应和代谢需求的增加，这种效应的出现合乎逻辑；不过其中也可能还涉及其他机制，如交感神经对血管收缩产生抑制、感觉神经元释放血管舒张物质。

为了验证上述假设，克兰普等（Cramp，2002）对正中神经施加经皮神经电刺激（TENS，4赫兹、200微秒），通过激光多普勒检测三种不同刺激强度（感觉阈、低于运动阈和高于运动阈）产生的效果。该研究检测了前臂电刺激部位及手指的血流量与皮肤温度，这两个部位由相同的神经支配。

该研究的结果显示，只有当电流强度足以引起肌肉收缩时，才能观察到前臂血流增加。与对照组相比，三种强度的电刺激均未使皮肤温度发生显著改变。在手指的测试指标在各种电刺激条件下都没有表现出显著变化。这些结果不支持植物性神经系统在电刺激反应中有显著作用。研究人员认为血流增加的可能机制是肌肉泵压效应和代谢需求增加。其他研究采用相似的研究方案对小腿后群肌肉（Sherry，2001）和斜方肌（Sandberg，Sandberg & Dahl，2007）进行了监测，得到了相同的结论。

米勒等（Miller，2000）比较了小腿后群肌肉自主收缩或电刺激引起的血流、心率和血压变化。血流和血管阻力监测显示，这两种收缩模式之间的唯一区别是电刺激运动时血管舒张可持续至运动后15秒。这可能与电刺激使Ⅱ型纤维募集增强而使促血管舒张类代谢物（H⁺、腺苷、磷酸盐）生成增加有关。由此可见，电刺激引起的血流变化主要由肌肉收缩引起，而非电流本身。

疼痛反应

闸门控制理论已被公认为电刺激缓解疼痛的一种机制，但电刺激引起的内啡肽释放对于健康人群的止痛效果则尚存争议（Bender，2007；Sluka & Walsh，2003）。

休斯等（Hughes，1984）发现，当采用促内啡肽释放模式的TENS（经皮神经电刺激）时，止痛效果在治疗后15～30分钟显现，并可持续几个小时。由于注射吗啡受体拮抗剂纳洛酮（Naloxone）时，上述镇痛作用会受到抑制，因此研究者认为电刺激的镇痛机制与β-内啡肽释放有关。

但是，有关痛觉神经在电刺激作用下引发疼痛感的研究（O'Brien，1984）得到了与上面的研究相反的结果。该研究未观测到β-内啡肽浓度或疼痛阈值升高，而且注射纳洛酮不会产生任何影响。不过另有研究表明，当采用闸门控制或内啡肽诱导模式的TENS时，可增加高温、低温和机械压力下的疼痛阈值（Cheing & Hui-Chan，2003；Sluka & Walsh，2003；Tong，Lo & Cheing，2007）。这些研究认为内啡肽诱导模式下的TENS可增加脑啡肽（Encephalin）、β-内啡肽（β-Endorphin）和内啡肽（Endorphin）分泌，而闸门控制模式TENS增加强啡肽（Dynorphin）的分泌。此外，相对高强度的电刺激可能有助于分散受试者对疼痛的注意力（Tong，Lo & Cheing，2007）。

有研究考察了闸门控制模式TENS对局部缺血所致疼痛的止痛效果（Johnson & Tabasam，2003）。这种疼痛与代谢物堆积有关，因此相对于其他类型的疼痛，与剧烈运动的关系更为密切。该研究显示，尽管电刺激组与安慰剂组相比，疼痛程度有降低的趋势，但二者之间并无显著性差异。

电刺激与恢复

电刺激是一种得到广泛应用的恢复方法。令人惊讶的是，有关电刺激的科学文献数量很少。不过我们查找到的为数不多的研究仍然提供了一定的信息，有助于我们了解运动间歇和运动后进行电刺激的效果与其他恢复手段的对比情况。

运动间歇进行电刺激的效果

与被动恢复相比，运动间歇进行电刺激〔运动方式为5组 × 10次哈克深蹲（Hack Squat），负荷采用最大自主收缩力量的80%〕，可减小运动过程中功率下降幅度，以及运动结束时最大力量的下降幅度（Maitre，2001）。

拉蒂耶等（Lattier，2004）比较了以18%坡度进行上坡跑后，进行20分钟恢复（被动恢复，以50% $\dot{V}O_2$max强度慢跑进行主动恢复）或电刺激对递增速度力竭运动的影响。递增速度力竭运动测试安排在初始的18 %坡度跑结束后1小时，受试者以90% $\dot{V}O_2$max强度再次进行坡度跑，直至力竭。电刺激组运动至力竭的时间相对较长，但三种恢复方式的力竭时间和最大力量均无显著性差异。还有研究考察了200米冲刺后游泳运动员采用与前述研究相同的恢复手段的效果（Neric，2009），发现主动恢复和电刺激的恢复可产生同等效果，而且均好于被动恢复。

最后，有研究观察了不同恢复手段（主动恢复、被动恢复、水浴疗法和电刺激）对参加20天足球训练营的运动员所产生的影响（Tessitore，2007）。研究结果显示，各种恢复手段对蹲跳（Squat Jump，SJ）、下蹲跳（Counter-Movement Jump，CMJ）、弹跳（rebounds）、10米冲刺等无氧运动能力测试结果没有产生显著性影响。不过，主动恢复组和电刺激组拥有近似的恢复感知水平，并且高于被动恢复组和水浴疗法组。

延迟性肌肉酸痛反应

有关电刺激对延迟性肌肉酸痛（DOMS）影响的研究显示，电刺激对疼痛感、关节屈曲或功能恢复没有显著效果。

有研究对比了单腿下坡运动（速度7千米/小时，坡度12%斜坡）后，电刺激（自主确定电刺激强度，8赫兹，400微秒，持续30分钟）、主动恢复（以50% $\dot{V}O_2$max强度运动30分钟）和被动恢复的效果（Martin，2004）。结果显示，在运动结束后30分钟和4天时，三种恢复手段对最大自主力量、激活水平或疼痛感的影响没有显著性差异。还有若干研究取得了类似的结果，包括使用125赫兹频率对股四头肌进行电刺激（Butterfield，1997）、使用闸门控制模式（200微秒，110赫兹）和内啡肽释放模式TENS（200微秒，4赫兹或2赫兹）对手臂进行电刺激（Craig，1996；Denegar，1989），而且β-内啡肽水平未见显著升高。

还有研究在肱二头肌离心运动后使用TENS（90赫兹）、冷敷或TENS加冷敷的恢复手段（Denegar & Perrin，1992）。结果显示，与对照组相比，这些恢复方法尽管能够降低疼痛感，但可能是安慰剂效应。因为安慰剂治疗组（使用TENS，但未通电流）

也报告疼痛减轻。

最后，有研究观测了3组30次股四头肌离心收缩后进行电刺激（5赫兹，250微秒，持续25分钟）的效果（Vanderthommen，2007）。尽管与对照组相比，电刺激并未使疼痛感和最大力量出现显著性变化，但电刺激组在恢复阶段的血清肌酸激酶水平显著降低。分析其原因，可能是因为电刺激引起肌肉局部血流增加，加快了受损细胞的清除速度，从而减轻了炎症反应。

光疗

和所有生物体一样，人类的生命和健康离不开阳光。人的体温、睡眠、梦境、食欲、性欲、身体健康和情绪都可直接被自然光强度所影响（Cermakian & Boivin，2009）。

光是最强大的环境同步因子。它决定了人在昼夜循环中体力和脑力的变化，从而实现对生物钟或昼夜节律的调节。

光照生理学

下丘脑主要负责调节身体的内分泌功能。大脑中的这个区域与视网膜直接相连，可通过感知光照强度来控制清醒和睡眠状态的昼夜交替。

其具体机制如下，阳光或强光可改变视交叉上核活动，使觉醒期间精氨酸加压素（Arginine–Vasopressin，AVP）的分泌增强，并使夜间睡眠诱导肽（Sleep-Inducing Peptide）的分泌增强。白天，视网膜中的光感受器感知光的存在，触发视神经传输信号至视交叉上核，抑制褪黑素分泌。因此，视交叉上核在白天使体温和血浆肾上腺素浓度升高，促进精神和身体活动；夜间，上述现象则出现逆转。

褪黑素在夜幕降临后增加以引起睡意，并在凌晨2～5点达到峰值。视交叉上核会使多种与入睡或苏醒相关的身体功能实现同步，如体温、激素分泌、尿液生成和血压调节。在夜晚的后半段，体内生物钟会使这些功能的变化趋势逆转，为机体从睡眠中苏醒做好准备。

除了清醒和睡眠的转换，上述系统还会调节多种生理功能和活动，使其与昼夜循环同步：活力水平、饥饿、口渴、感觉辨别、温度调节、基础代谢调节、激素分泌、多种神经递质的受体活性等。

在春夏季节天气晴朗时，户外光照强度可达10,000～100,000勒克斯（照明单位，Lux），而冬季则很少超过1000勒克斯，室内很少超过500勒克斯。有研究显示，在冬天因为日照时间较短，而且由于环境寒冷使得人们较常待在室内低强度人造光下，下丘脑的控制会减弱，使褪黑素有可能在白天继续分泌（Lahti，2008）。

季节性情感障碍

季节性情感障碍（Seasonal Affective Disorders，SAD）有一个更通俗的名称是季节性抑郁（Seasonal Depression），是一种与自然光照不足有关的抑郁症。这种抑郁症一般出现在日照时间变短的季节（通常是秋季和冬季），在春季开始后才能有所改善。表10.1总结了有关季节性抑郁的研究中报告的各种表现和症状。

表10.1　季节性抑郁相关症状

问题类别	相关症状
心理情感	焦虑 活力和能量水平降低 人际关系困难 自尊水平降低 自杀倾向（很少） 易怒 与社会脱离 悲伤
警觉性	虚弱 难以集中注意力 神经运动性反应减慢
性欲	性欲降低
饮食和消化	对高糖食物有难以控制的渴望（79%） 食欲亢进（66%~80%） 便秘 体重增加（2~5千克，75%）
睡眠	睡眠紊乱 嗜睡（86%~97%）
其他	肌肉痉挛 经前期综合征加剧 头痛 免疫应答减弱

（数据来源：Attar-Levy，1998；Cizza，2005；Lurie，2006）

光疗（Luminotherapy）是季节性情感障碍的一线治疗方法之一（Lavoie，2002）。由于过度疲劳或过度训练可能加剧SAD（季节性情感障碍），因此光疗对于改善运动员恢复和提高运动表现可能有潜在益处。从这个角度来看，运动员在冬训时喜欢选择气候温暖的地区进行集训，可能并不完全是出于巧合。

法国运动医学学会的过度训练筛查问卷（Screening Questionnaire For Overtraining，参见www.sfms.asso.fr）纳入了季节性情感障碍的所有症状。多种训练体系会将冬训作为重要的基础训练期。这会增加运动员出现过度疲劳并引发SAD的风险。运动训练相关人员（运动员、教练员和医务人员）有必要对SAD的成因进行更充分的了解，以建立有效的应对策略，降低其发生风险。

在法国普通人群中，有2%～10%患有SAD（Attar-Levy，1998；Sartori & Poirrier，1996）。首次发生SAD的年龄多在20~25岁，但在儿童和青少年人群中也有发生SAD的报告。人口流行率为2%～5%（Sartori & Poirrier，1996）。女性SAD发生率比男性高4倍（Sartori & Poirrier，1996）。

光疗的作用

近年的研究表明，光疗有助于改善睡眠障碍、饮食失调和情绪障碍。

睡眠障碍

慢性疲劳综合征的主要症状是极度嗜睡和疲倦，而且即使在睡眠充足时这些症状仍然持续存在。它与冬季光照不足存在关联。由于冬季光照强度较低而且白天时间较短，大脑接收到的阳光刺激不足，褪黑素在白天未能停止分泌，导致身体在应该清醒时仍然处在类似于待机的状态。生物钟与睡眠–清醒模式转换的同步性出现问题，这是睡眠障碍的主要原因（Dumont & Beaulieu，2007）。这可能对身体和心理健康产生不利影响，而且在运动员身上会表现得更加严重。由于光照是生理节律的主要控制因素，因此不难理解强光照射为什么有助于治疗生理节律紊乱（睡眠紊乱是生理节律紊乱的表现）。研究显示，运动员在清晨（或醒来时）接受强光照射也有助于更好地保持生理节律同步。

饮食失调

光疗可刺激血清素生成，因此对食欲有一定的调节作用（Adam & Mercer，2004）。此外，个人饮食行为会受到激素的调控：瘦素增加饱腹感，胃饥饿素（ghrelin）则引发饥饿感。关于冬季SAD患者的研究显示，光照不足引起的抑郁状态与食欲过盛和体脂增加存在关联（Cizza，2005）。

但上述饮食紊乱状态并未伴随着血浆瘦素/胃饥饿素水平的变化，表明光照不足可能使机体对这些激素的敏感性发生了改变。动物研究表明，很多物种冬季体重增加与瘦素敏感性降低有关，使得这些动物在冬季更容易产生饥饿感，从而增加摄食量（Adam & Mercer，2004）。有若干项研究显示，光疗在神经性贪食症和厌食症治疗中取得了良好的效果（Frank，1998）。对于进行大负荷训练的运动员而言，光疗有助于防止其摄食模式在冬季发生改变，并使其饮食更符合大负荷训练与比赛的需要。

情绪障碍

光疗有助于增进整体身心平衡并提高睡眠质量，从而改善情绪问题（Kohsaka，1999）。光疗可以刺激体内生成更多的5－羟色胺（血清素），它是一种天然的抗抑郁物质。对于在比赛或大负荷训练期间承受巨大心理压力的运动员而言，光疗可能具有潜在益处，并有可能发展为一种有效的运动员精神恢复手段。因为当运动员的情绪状态和自信水平得到改善时，可能对运动表现和训练投入程度产生影响（Robazza，2008）。

光疗的应用

尽管光疗是季节性情感障碍的一线治疗方法，但是学术界对于光疗采用的光照强度、光谱、光照持续时间和治疗的理想时机并未形成一致意见。相关研究显示，光疗持续时间应取决于使用的光源强度。

相关研究多采用2500勒克斯强度进行1~2小时光疗，不过后续的研究显示，以10,000勒克斯照射30分钟可产生同等效果（Lam & Levitt，1999）。由于缩短光照时间更符合实际治疗的需要，因此以10,000勒克斯照射30分钟成为光疗的临床标准。

关于光疗的最佳时机仍然存在争议。多数研究显示，在觉醒状态下进行光疗效果较好。相对于光照类型，光照强度的选择更为重要，不过白光似乎比单一颜色的可见光更加有效（Hawkins，1992；Lam & Levitt，1999）。治疗时无需直视光线，但眼睛应保持睁开状态。为减少副作用，治疗开始时光照时间可缩减至10分钟，再逐渐延长到30分钟。最后应注意的是，光疗需要在整个冬季持续进行，因为一旦治疗中断，症状很快就会再次出现（Lahmeyer，1991）。

芳香疗法

芳香疗法以芳香类植物精华的应用为基础。此类芳香精华通常被称为精油（Essential Oils，EO）。

芳香疗法常用于治疗咳嗽、头痛、鼻窦炎、哮喘、消化问题、失眠、疲劳、运动损伤等问题，并可用作抗菌剂/杀虫剂（对抗细菌、病毒、真菌和寄生虫），或用于室内卫生。此外，芳疗还可能具有心理治疗作用，特别是在治疗焦虑方面。

需要注意的是，精油含有高浓度的活性化合物，具有潜在的危险性。其中有几种化合物可能对皮肤和黏膜产生刺激或者引起过敏。还有一些化合物在高剂量或长时间使用时可能具有毒性（Lardry & Haberkorn，2007a，b）。

有关芳香疗法用于运动恢复的研究文献相对较少。基于健康人群使用芳疗获得的结果，可以推测精油在单独使用或与其他恢复方法联合使用时可能产生多种积极作用。

用于恢复时，精油与按摩复合使用可增强按摩效果。此外，使用精油进行香薰可能对空气产生净化和除菌效果，还能够营造有助恢复的平静氛围。如果条件允许（室内训练），精油也可应用于训练中，通过香薰使精油扩散在空气中，可能对运动员的情绪和应激产生积极影响，并有助于提升警觉性和反应时（大脑信息处理能力）。

精油的作用

精油有多种益处，包括止痛或减轻疼痛（洋甘菊、松树、薰衣草、薄荷）、令人精力充沛（薄荷、黑胡椒、迷迭香、檀香、鼠尾草）、镇定（洋甘菊、没药、橙子）、抗炎（柠檬、乳香、天竺葵）、调节身体功能（洋甘菊、薰衣草）和愈合（桉树、薰衣草、牛膝草、迷迭香）。精油也可与其他恢复方法协同作用，缓解训练和比赛引起的生理和心理压力（Lin & Hsu，2007，2008）。表10.2和10.3介绍了可用于改善运动表现和恢复的主要精油。

表10.2 体育运动中常用的按摩精油

名称	放松/缓解压力	循环	痉挛	疼痛	炎症	肌肉/关节
欧蓍草				×	× ×	× ×
罗勒			× ×		× ×	
热带罗勒	× ×					× ×
佛手柑					× ×	× ×
桦木			× ×		× ×	× ×
洋甘菊			× ×		× ×	
樟脑			× ×			× ×
香茅					× ×	× ×
柠檬	× ×				× ×	× ×

（续表）

名称	放松/缓解压力	循环	痉挛	疼痛	炎症	肌肉/关节
柏树		× ×				
风毛菊			× ×	×	× ×	
龙蒿			× ×	×	× ×	
桉树				×	× ×	× ×
冬青	× ×		× ×		× ×	× ×
杜松	×					× ×
波旁天竺葵	× ×					× ×
姜				× ×		× ×
蜡菊		× ×				× ×
月桂			× ×	× ×		× ×
薰衣草	× ×		× ×	× ×	× ×	× ×
柑橘	× ×					
马郁兰	× ×					× ×
薄荷	× ×	× ×		× ×		× ×
芥末						× ×
肉豆蔻				× ×		× ×
红桃金娘	×	× ×				
绿花白千层		×				
甜橙	×					
苦橙	× ×					×
欧洲赤松						×
辣根				× ×		× ×
山葵						× ×
罗文莎叶	× ×					
1,8-桉叶油型迷迭香		× ×				× ×
胶冷杉		×				
高山香薄荷						×
莎罗	× ×					
黄樟			× ×			
雪松						× ×
百里香（芳樟醇）						×
百里香（百里香酚）						× ×
依兰	× ×					×

注：× ×＝主要适应症；×＝次要适应症。

（根据：Lardry，2007；Faucon，2009）

表10.3　体育运动中常用的芳香扩散（香薰）类精油

名称	放松	疼痛	疲劳	炎症
当归			×	
月桂		×		
小豆蔻	× ×			
香茅	×			× ×
柠檬			×	
小茴香		×		
云杉			×	
桉树			× ×	× ×
丁香		× ×	×	
柑橘	× ×			
茶树油			× ×	
蜂斗菜	× ×	×		
欧洲赤松			×	
香薄荷			× ×	

注：× ×＝主要适应症；×＝次要适应症。

（根据：Lardry，2007；Faucon，2009）

精油的作用方式

精油可通过冷雾化的电扩散器广泛散布至空气中，随后可通过呼吸道被吸入人体。精油活性分子在呼吸道中可进入血液，进而到达身体各个部位。此外精油还可通过刺激嗅觉中心，作用于中枢神经系统。

研究表明，精油可影响大脑活动（Diego，1998；Masago，2000；Satoh & Sugawara，2003）和植物性神经系统（Haze，Sakai & Gozu，2002；Heuberger，2001）。

研究还显示精油具有若干心理效应，包括镇定、缓解压力、改善情绪和增强注意力。其可能的原理是，大脑处理嗅觉和情感信息的方式存在密切关联，使得个人感受与特定气味产生联系（Cooke & Ernst，2000；Heuberger，2001；Ilmberger，2001；Weber & Heuberger，2008）。此外，精油还具有安慰剂作用，其具体效应与个人预期有关（Ilmberger，2001）。

精油可与植物油或中性乳膏混合，用作按摩介质或药膏。精油可穿透皮肤，被毛细血管吸收（Lardry & Haberkorn，2007b）。精油按摩兼具按摩的效力和精油对中枢神经系统的作用，有助于缓解焦虑和压力，使人放松，并可产生镇静或刺激作用。精油还可能对免疫系统产生刺激作用（图10.9；Kuriyama，2005）。

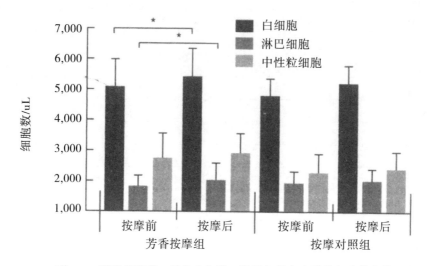

图10.9　精油按摩前、后的白细胞、淋巴细胞和中性粒细胞数变化

注：*治疗前后具有显著差异（$P<0.05$）。

（数据来源：Kuriyam，2005）

芳香疗法对运动表现和恢复的作用

在此需要特别加以说明的是，有关芳香疗法的大多数研究是基于动物或病人进行的。涉及健康运动员恢复和运动表现的研究寥寥无几。因此，我们将假设从普通健康人群获得的结果可以扩展到运动员。

根据我们目前的了解，只有一项研究考察了精油对恢复的作用（Romine，Bush & Geist，1999）。该研究的受试者以中等速度（约90步/分）步行2分钟后，在普通房间或经薰衣草精油香薰的房间中进行10分钟恢复。一般认为薰衣草具有镇静、放松和舒缓的作用。尽管该研究的结果没有统计学意义，但是暴露于薰衣草精油的步行者心率、收缩压、舒张压和动脉压均低于对照组。遗憾的是，该研究没有选择更能产生疲劳的运动方式进行考察。

对心理的作用

有若干研究讨论了精油对参加考试的学生的影响，发现精油可缓解压力、焦虑以及与之相关的身体症状，从而改善情绪（McCaffrey，Thomas & Kinzelman，2009；

Seo，2009）。

许多学者认为，运动表现与情绪等心理状态相关（Cockerill，Nevill & Lyons，1991；Hassmen，Koivula & Hansson，1998；Archer，2002；Seggar，1997）。一些研究者甚至提出，70%~85%的获胜（或失败）运动员可通过其心理特征、情绪和性格测试加以识别（Raglin，2001）。因此，精油可能对运动员产生很大帮助。

对警觉性和认知表现的作用

精油可能有助于提高警觉性和信息在大脑中的处理速度，有研究者通过多任务测试证明了这一点（Baron & Kalsher，1998）。该研究测试了回答数学问题时的相关指标，发现薰衣草精油可使脑电 β 波增加、回答速度及正确率得到提升，表明它具有一定的放松作用。而迷迭香精油则使焦虑减少、脑电 α 和 β 波增加以及回答数学问题的速度（但不包括正确答案的数量）加快，提示其具有一定的刺激作用（Diego，1998）。最后，鼠尾草精油对数学和记忆测试引起的紧张环境中的焦虑、警觉性和认知表现有积极影响，在测试结束之后则具有镇定作用（Kennedy，2006）。

对心理表现的作用

有研究选取76名11~13岁自信水平较低的儿童作为受试者。首先根据年龄组对其进行心理技术测试，记录正确作出反应的次数和完成测试所需时间。48小时后，将这些儿童分为三组进行实验。第一组儿童（对照组）在没有特殊气味的房间里填写问卷。另外两组则在特定嗅觉刺激（薄荷或草莓）下完成问卷。开始第二轮测试前，孩子们被告知，由于没有适合其年龄组的测试，他们将进行为年龄更大的儿童设计的难度较高的测试，要求他们尽最大努力完成测试。其实这些测试比第一天进行的测试简单。又过了48小时后，所有儿童再进行一轮类似于第一天的测试。对照组儿童在和第一次相同的条件下进行测试。两个实验组则分为四组：两组进行和上一次一样的嗅觉刺激测试，两组采用另一种嗅觉刺激。比较第一天和最后一天的测试分数，暴露于相同气味的儿童分数显著提高，而对照组或在不同气味条件下完成测试的受试者则未观察到显著变化。因此，通过将气味与成功经验联系起来，有助于提高自信，从而使测试表现得到改善（Chu，2008）。

关于恢复手段的小结和应用建议

对相关研究文献的回顾表明，并不存在可以奇迹般改善运动员恢复的方法。对患有疾病的人群有益的方法不一定能够对健康运动人群产生同等作用。虽然有些方法是有益的，但是还有一些方法仍然存在争议，甚或是可能被推翻的。

按摩并未表现出对血流或活动幅度的显著影响，而且它所引起的体温升高也只发生在身体浅层。因此，按摩较适合用于运动前热身。在多组运动的间歇进行按摩并不会显著加快代谢物消除速度，但是按摩可改善主观恢复感知水平，从而增加随后运动时的投入度和耐受性。按摩可能有助于减轻低至中度疼痛，并有助于获得身心愉悦感和改善心理情绪反应。按摩可通过降低神经肌肉兴奋性，使肌肉痉挛和僵硬程度得到缓解。最后，一些研究观察到按摩可减少延迟性肌肉酸痛（DOMS）。然而从长远来看，这或许并不一定是一件好事，因为考虑到按摩减轻DOMS所涉及的理论机制，这种改变可能会对细胞再生带来不利影响。

间歇式充气加压可能有效减少水肿，促进静脉回流和淋巴引流，改善主观恢复感知水平。

当采用电刺激引起肌肉收缩时，可使肌肉血流量产生与自主收缩时相似的增加。电刺激的促恢复效果似乎与主动恢复接近，不过电刺激促进代谢物清除的作用尚未得到足够的证明。TENS（经皮神经电刺激）型电刺激的镇痛作用是节段性感觉抑制的结果（可能还存在安慰剂效应）。内啡肽对健康人群电刺激效应的可能贡献仍有很大争议。

迄今为止，电刺激能否有效改善DOMS的疼痛感知水平、活动幅度和功能恢复尚未得到证明。

有关光疗和芳香疗法影响运动表现和恢复的研究数据非常少。根据从健康研究对象获得的结果，我们可以假设，这些治疗手段有可能影响压力水平、警觉性、动机乃至大脑中信息处理的方式，从而使运动员直接或间接受益。

高水平花样游泳运动员的恢复优化

克里斯托弗·豪斯沃斯（Christophe Hausswirth）博士，INSEP
以及：卡琳·沙尔（Karine Schaal）、弗朗索瓦·比耶赞（François Bieuzen）、
克里斯托弗·科佐利诺（Christophe Cozzolino）和杨·勒梅尔（Yann Le Meur）

在高水平花样游泳比赛中，运动员常常需要连续进行多场比赛。在技术自选和自由自选比赛、初赛和决赛之间，每场比赛后的恢复时间往往非常短（少于1小时）。尤其在双人比赛中，运动员常会面临最艰苦的赛程。双人选手经常是由队内实力最强的两位运动员组合而成，她们很可能需要同时参加双人、集体或单人项目。因此，在各场次比赛之间实现运动后恢复的优化，对于运动员在整个比赛中保持良好的竞技能力至关重要。由于每场比赛对于运动员的能量代谢均有很高要求，既需要良好的最大有氧运动能力，也需要关键的无氧能力，因此恢复工作的重点是选取能够最有效地使生理系统在下一场比赛前回到正常静息水平的恢复手段。优先选择这样的恢复手段，会更有助于运动员在整个赛事期间保持良好的竞技状态。

我们比较了代表法国参加双人比赛的两名高水平花游运动员使用6种不同的恢复方法的效果。她们共完成2轮、合计6天的测试赛，由教练员对其进行打分。每场比赛后有70分钟恢复时间，每天采用一种恢复方法：

1. 主动恢复：以40% VO_2max 强度游泳15分钟，然后进行15分钟低强度的花样游泳技术练习。

2. 全身超低温冷疗（Whole-Body Cryotherapy，WBC；采用德国Zimmer公司设备）：采用-110℃，持续时间为3分钟。

3. 冷热交替式水疗（Contrast Water Therapy，CWT）：1分钟冷水（9℃）和1分钟温水（39℃）交替进行7个周期。

4. 蒸汽室（土耳其浴）：10分钟×2个周期，间歇采用1分钟冷水浴。

5. 被动恢复：平躺30分钟。

6. 按摩：30分钟下肢和上肢按摩。

超低温冷疗对于这两名运动员的血乳酸消除效果最好。效果次好的方法存在个体差异，一名运动员为冷热交替式水疗，另一名为主动恢复。被动恢复和按摩是消除血乳酸效果最不显著的恢复方法。

运动员在每场比赛前对此前所用恢复方法的主观有效性进行打分。结果显示，两名运动员对被动恢复的评分均为最低，而她们评分中最高的三种恢复手段则都包含主动恢复和冷热交替式水疗。

心率变异性（HRV）可作为运动后植物性神经压力的评定指标。这两名花游运动员在采用超低温冷疗和主动恢复时，能够使下一场比赛前的HRV实现最有效地回到基线值，表明这两种恢复手段可以有效促进植物性神经系统的恢复。

花游运动员有氧能力的恢复情况也会受到恢复手段的影响。两名花游运动员在进行超低温冷疗、冷热交替式水疗和主动恢复后，下一场比赛前的摄氧量峰值较高；而土耳其浴、按摩和被动恢复后，摄氧量峰值则较低（图1）。

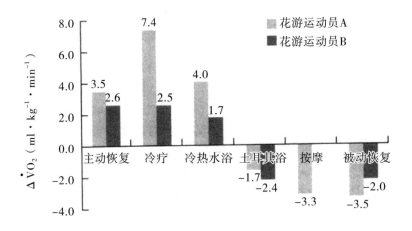

图1　花游运动员采用不同恢复手段时的$\dot{V}O_2$（每分摄氧量）峰值差异

（来源：C. Hausswirth, Optimizing recovery in elite synchronized swimming）

使用各种恢复手段时，血糖和血乳酸几乎遵循相同的变化趋势，在每场测试赛结束时达到峰值（第2组测试赛的峰值低于第1组测试赛），在比赛结束后的恢复期回落到基线水平（或稍低）；其中在测试赛2结束后15分钟，血糖基本恢复到基线水平（图2）。在第2组测试赛中，在使用超低温冷疗（WBC）后两名运动员的血糖发生了显著下降。比赛前后血糖的波动是由于在比赛中完成高强度运动需要大量依靠葡萄糖供能，使得葡萄糖释放速率增高，并在赛后逐步回落。超低温冷疗使血糖显著降低的现象可通过产热反应得到解释，因为机体为应对超低温会提高代谢率，以维持内部温度。两名花游运动员在对恢复手段进行热舒适评分时，都给超低温冷疗的热舒适度打了最低分，其次是冷热交替式水疗。由于在这项研究中，运动员在测试期间没有通过食物或液体补充能量，因此超低温冷疗引发的产热反应使得能源物质消耗增加，引起血糖显著下降。所以，在参加重要比赛时，有必要给运动员进行充分的营养和水分补充。在本实验能量摄入受限的条件下，两名花游运动员仍然在使用超低温冷疗后表现出摄氧量峰值上升的趋势，提示在采取这种恢复手段时，为抵消低温暴露引起的额外能量消耗，在恢复期及时摄入食物可能尤为重要。

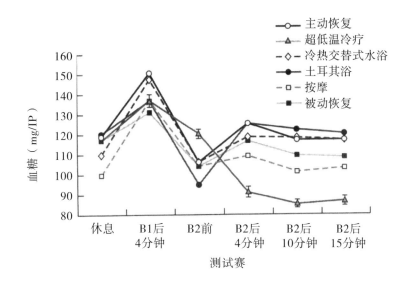

图2　花游运动员测试赛血糖变化（采用两名运动员的平均值）

注：B1，第1组测试赛；B2，第2组测试赛。

（来源：C. Hausswirth，Optimizing recovery in elite synchronized swimming）

在该实验采用的几种恢复方法中，只有超低温冷疗和冷热交替式水疗可使运动员在第2组测试赛后的肌肉疼痛评分降低。其他恢复手段的肌肉疼痛评分均相对较高。主观运动强度等级评分（RPE）没有明显差异。

尽管两名花游运动员对这些恢复方法的反应存在一定的个体差异，但还是表现出一些共同的趋势，据此可对这些恢复方法的整体有效性进行如下排序：

生理指标（心率变异性、血糖、$\Delta \dot{V}O_2$峰值）：

超低温冷疗＞主动恢复＞冷热交替式水疗＞土耳其浴＞按摩＞被动恢复

主观感知类指标（主观有效性和肌肉疼痛评级）：

超低温冷疗＞冷热交替式水疗＞主动恢复≈按摩＞土耳其浴＞被动恢复

从上述结果可以看到，对于这两名训练水平接近的优秀花样游泳运动员，在面临大负荷连续比赛的特定代谢需求和恢复时间限制时，可优先选择的促恢复手段是超低温冷疗、冷热交替式水疗和主动恢复，而按摩、被动恢复和土耳其浴效果则相对较不显著。

关键点

● 在尝试各种恢复手段时，量化评估其有效性，从而确定选择恢复手段时的优先顺序十分重要。

● 评估恢复手段时应兼顾生理（客观）和心理（主观）指标。

● 在实际比赛中，时间往往非常有限，所以应该首选能够在有限的时间里取得最佳效果的恢复方法。

第11章　压力服

安托万·库蒂里耶（Antoine Couturier）博士和罗布·达菲尔德（Rob Duffield）博士

在运动训练中，对大负荷运动的承受能力和恢复能力对于实现运动适应和提高成绩至关重要（Barnett，2006）。因此，有助于增强运动后骨骼肌血液循环以促进肌肉恢复的手段广受欢迎（Barnett，2006；Vaile，2011）。高水平竞技训练和比赛会对心血管和肌肉骨骼系统产生慢性压力，进而有可能导致静脉系统出现退行性变化（Couzan，2006）。基于实际需求，相关厂商开发了供运动员使用的压力服，以期实现提高竞技能力和加快运动后恢复的效果。加压疗法已被多种运动项目的运动员广泛用于改善竞技表现和提升恢复质量。

加压的生理学效应

在高度低于心脏的身体部位，动脉血流主要通过心脏收缩和液体静压力驱动。而当身体处于直立位时，静脉血流则需要对抗液体静压力实现回流，因此站立状态下静脉回流的困难程度会大于平躺时（Bringard，2007）。此外，由于毛细血管壁通透性以及血管和周围组织之间压力梯度的存在，体液可能滞留于血管外区域，导致水肿（Bringard，2007）。为缓解此类问题，人体存在特定的生理机制帮助静脉血从下肢回流至心脏。双脚的足底静脉丛（Lejars' Sole）负责静脉回流，身体移动时足底每次触地可将少量的静脉血输送到小腿，而小腿肌群的收缩则可对静脉血起到泵压作用。小腿肌群放松时，血液从浅静脉流经穿支静脉（Perforating Veins），到达深静脉。穿支静脉中的静脉瓣可确保血流在此过程中仅向单一方向流动。当小腿肌群收缩时，静脉血被输送到深层腘静脉和股静脉，进而通过膈肌的泵压作用被运送至心脏（Bringard，2007）。基于这样的机制，加压疗法能够沿静脉血流方向进一步辅助血液流动。在医学上，加压疗法用于辅助因年龄或疾病（生病或术后护理）而发生退行性变化的静脉系统（Kahn，2003）。

　　对于体育运动而言，由于肌肉骨骼系统和心血管系统在运动期间承受的压力显著增加，因而需要心脏在动力学上及时进行调整，以保证足够的心输出量和良好的静脉回流。研究表明，大多数运动方式会增加静脉血液淤积的可能性（Couzan，2006），具体如下：

- ●耐力运动可能导致心脏输出和输入之间的不平衡。
- ●身体对抗类运动可能导致突然的极端静脉高压。
- ●爆发性或静力性用力加上屏气，可导致静脉回流受阻。
- ● 长时间保持特定姿势时，由于肌肉持续收缩或运动装备的压迫，可导致静脉回流减慢。
- ●频繁反复外伤引起血肿和微血栓，导致静脉扩张、静脉腔壁和瓣膜损伤。

　　此外，耐力训练提高了静脉顺应性，使运动员易患静脉曲张和静脉功能不全（Millet，2006）。显而易见，运动中和运动后有必要采取有效措施以应对静脉承受的压力及维持回心血量。

　　加压疗法的原理是人为增加血管外压力，以帮助静脉血回流至心脏，或使血管内外的压力差恢复正常水平。外部加压可能的生理作用包括以下几种（Couzan，2006；Perrey，2008）：

- ●限制静脉扩张和血液淤积。
- ● 引导静脉血流由浅静脉经穿支静脉到达深静脉，从而促进静脉回流和代谢物消除。
- ●改善微循环。
- ●增加毛细血管外周压力，使淤积的体液更容易进入静脉循环。
- ●提高肌肉泵压效率。
- ● 减少跑动过程中的地面冲击造成的肌肉机械性震动，减少神经肌肉传导改变并优化募集方式。

　　压力服可向体表施加不同程度的压力。以法国标准协会（Association Francaise de Normalisation）提供的划分标准为例，用于治疗静脉功能不全的压力服可分为4类。该分类根据静脉功能不全的严重程度进行划分：压力最小的级别是轻度加压（Light Compression），踝部压力为10~15mmHg（毫米汞柱），适用于较轻的静脉功能不全，或用于缓解双腿沉重感；压力最高的级别是超高强度支撑（Extra-Strong Support），踝部压力超过36毫米汞柱，适用于慢性或严重静脉功能不全和腿部溃疡（Bringard，2007）。针对静脉疾病患者的压力服采用由下至上递减式压力，压力最高点位于踝关节。而针对运动人群的压力服则采用相反的压力梯度，脚部和踝部压力较小，小腿部位压力最大，不阻断血流（Couzan，2006）（图11.1）。

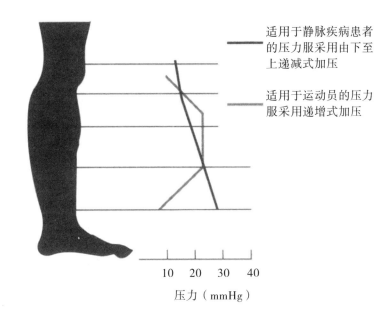

适用于静脉疾病患者的压力服采用由下至上递减式加压

适用于运动员的压力服采用递增式加压

压力（mmHg）

图11.1　压力服的不同加压方式

（数据来源：S. Couzan. Le sportif：un insuffisant veineux potentiel［The athlete：A venous insufficient potential］. Cardio and Sport，2006，8：7-20）

压力服对运动表现的影响

制造厂商着力宣传压力服具有提升运动表现的功效，许多项目的运动员也都会使用压力服。但是相关研究显示，三种专为运动设计的全身式压力服对板球运动员的投球能力（5次全力投掷和6次准确投掷）和重复冲刺能力（20米重复冲刺，总时间30分钟，每分钟交替进行低、中、高强度运动）没有显著影响（Duffield & Portus，2007）。此外，重复冲刺运动时的末梢血乳酸、pH值、氧合指数和主观体力感觉也没有表现出显著差异。还有研究考察了压力服对自行车运动（Scanlan，2008）、模拟集体项目比赛的循环训练（Higgins，Naughton & Burgess，2009；Houghton，Dawson & Maloney，2009）和跑台运动（Ali，Caine & Snow，2007）的影响，得到了与上面的研究相似的结果。其中斯坎伦等（Scanlan，2008）以训练有素的自行车运动员为研究对象，让运动员首先在穿着压力服（踝部压力为20mmHg、小腿17 mmHg、大腿15mmHg和臀大肌9 mmHg）或不穿的条件下进行递增负荷测试（测定无氧阈和最大摄氧量）；随后以无氧阈强度骑行1小时。结果发现压力服组与对照组相比，力学指标（平均功率、最大功率、总功）或生理指标（血乳酸、心率、最大摄氧量、肌肉氧合）没有显著差异。

与此类似，对无挡板篮球运动员的研究显示，压力服对爆发力测试（冲刺或CJ/CMJ跳跃测试）或模拟比赛（通过GPS监测运动速度和距离）的相关指标没有显著影响（Higgins，Naughton & Burgess，2009）。还有研究调查了一场曲棍球比赛（4×15分钟）时穿着压力服（短裤和T恤）对体温调节的影响（Houghton，2009）。该研究显示，与普通服装相比，压力服对身体核心温度、出汗、心率、血乳酸或主观体力感觉没有显著影响。最后，有研究考察了支撑袜（踝部压力20mmHg，小腿压力6mmHg）对10公里跑的影响（Ali，2007）。结果显示，尽管在统计学上未表现出显著性，但受试者在穿着支撑袜跑步时运动心率较低、跑步时间较短。研究者认为运动成绩的这种变化趋势可能与支撑袜在一定程度上改善了静脉回流有关。此外，该研究人员此前还对弹性紧身服进行了研究，未观测到显著的生理作用；不过受试者对肌肉酸痛的感知评分较低，说明可能有一定的安慰剂作用（Ali，2007）。尽管上述研究大多没有观察到压力服对运动能力产生显著影响，但是另有一些研究者报告了压力服的积极效果。在近期的一项研究中，21名运动员首先进行递增负荷测试，确定穿着或不穿压力袜进行跑台运动时的最大摄氧量；并在10天后反转实验条件（即穿着或不穿压力袜），再次进行跑台最大摄氧量测试。结果显示，穿着压力袜的受试者的运动时间、运动负荷，以及无氧阈和最大摄氧量对应的运动成绩均显著较高（Kemmler，2009）。不过另一项新近的研究显示，无论是在热（32℃）或冷（10℃）环境温度下，下肢压力服对以$\dot{V}O_2$max速度跑步至力竭的时间没有影响（Goh，2011）。

尽管压力服最初的设计目的是改善静脉回流，但是它们对运动能力最有意义的影响可能表现在机械和神经肌肉层面，而非心脏动力学层面。有研究比较了压力短裤、弹性紧身服或普通短裤对不同运动强度时氧气消耗的影响（Bringard，2006）。该研究选择了最大摄氧量没有显著差异的受试者，发现在以12千米/小时的速度（80%$\dot{V}O_2$max强度）运动时，穿紧身短裤的运动员能量消耗相对较低，其摄氧量慢成分（$\dot{V}O_2$ Slow Component，指高强度运动开始后数分钟摄氧量达到稳态前的一个阶段，本研究采用运动中第15分钟和第2分钟的摄氧量之差）比穿着弹性紧身服或普通短裤的运动员分别低26%或36%。紧身短裤改善能量消耗的可能原因是使肌肉震荡减少、神经肌肉传输优化，从而提升了肌肉的协调性和动力性能。一项关于弹性压力服的文献综述中报告了类似的作用，包括更好地维持弹跳能力、提升力量和爆发力、减少重复纵跳时的肌肉震荡以及降低冲刺运动时腿部屈肌群的肌电活动（Bringard，2007）。此前的研究发现，压力服可改善重复爆发用力时的最大力量（Kraemer，Bush，1996），不过也有一些研究得出了不同的结果（Doan，2003）。

上述作用可能与压力服对包围肌肉和肌腱的浅表组织提供了弹性支撑，缩短了肌肉的拉长–收缩周期有关。在这种情况下，压力服对运动的帮助与在肌肉收缩期间为其提供额外的外部"弹簧"效应有关，而不是由于对肌肉加压（Kraemer，Bush，

1996；Doan，2003）。总之，多种证据显示，在运动过程中穿着压力服可对运动产生助益，特别是与速度和爆发力有关的运动，但其作用机制与静脉回流的生理性改变并无明显关联。而有关压力服对长时间运动能力或生理反应的作用的研究则很少，而且压力服对长时间运动的意义可能也较小。

压力服与运动恢复

尽管运动成绩往往是运动员或科研人员关注的焦点，但压力服对运动能力的改善作用可能并不是它真正的优势所在，它更大的价值应该是对运动后恢复的作用（Duffield，Cannon & King，2010）。然而，目前在这一领域仍然缺乏足够的研究证据，两项已知的研究将压力服与其他恢复方法进行了比较，得到的结论不尽一致（Gill，Beaven & Cook，2006；Montgomery，Pyne，Hopkins，2008）。其中一项研究在为期3天的篮球比赛中将29名队员分为3个恢复组：补充碳水化合物+牵拉组、冷水浸泡组和压力袜组（平均压力18mmHg），比赛前、后分别进行运动能力测试（冲刺、敏捷性、纵跳）。结果显示，冷水浸泡的恢复效果最佳，其次是补充碳水化合物+牵拉，最后是压力袜（Montgomery，Pyne，Hopkins，2008）。然而，另一项研究比较了23名英式橄榄球运动员在赛后恢复期（比赛后3天）使用冷热交替式水浴、压力服、主动恢复和被动恢复的效果，发现被动恢复效果最差，其余3种恢复方法对赛后CK（肌酸激酶）恢复有近似的影响（Gill，2006）。尽管该研究未对运动能力指标进行测试，但研究者认为压力服（以及水浴和主动恢复）有助于改善运动后微细损伤所致血清CK水平升高的恢复速率。

近期有关压力服对运动后恢复影响的研究也报告了不尽相同的结果。相关研究考察了运动中及运动后24小时穿着压力服对恢复的影响。研究对象为集体项目运动员，分别穿着下肢压力服（Duffield，Cannon & King，2010）和全身压力服（Duffield，2008）进行间隔时间为24小时的训练（20米重复冲刺、超等长收缩跳、英式橄榄球并列争球训练机、模拟比赛）。与对照组相比，穿着压力服的运动员在恢复期间和恢复后，运动测试成绩、最大力量、血乳酸、pH值、心率或肌肉损伤标志物均未表现出显著性差异；不过压力服使英式橄榄球运动员疼痛感知评分和主观疲劳感显著降低。

在另一项考察了板球运动员在温度较低的环境（15℃）中运动的研究中（实验方案参见前一节"压力服对运动表现的影响"中的相关研究；Duffield & Portus，2007），运动员恢复24小时后，压力服组除了皮肤温度较高、肌肉损伤标志物水平较低和感知评分较低之外，大部分测试指标均未表现出显著差异。该研究表明，恢复阶段穿着压力服可能有助于缓解肌肉损伤标志物升高和主观疼痛感（Duffield & Portus，2007）。相关研究人员还提出压力服在温度较低的环境中或当运动中穿插较长的休息期时可发挥隔热保温作用。不过有研究显示，在热环境和冷环境中压力服均导致皮肤温度升高，但不会对核心温度和跑台运动成绩造成显著影响（Goh，2011）。因此，虽然压力服对恢复的影响研究结果不尽一致，但它可能对恢复产生积极作用。尽管很少有研究直接报告压缩服改善恢复期的运动能力，但代谢产物和损伤标志物的降低表明压力服可能存在潜在的益处。此外，比赛或训练后使用加压疗法也有助于主观恢复感知水平的改善。

对无氧代谢物清除的影响

压力服对无氧代谢标志物血乳酸的影响仍有待进一步确定。有研究考察了压力袜对健康受试者力竭性自行车运动的影响（Berry & McMurray，1987）。该研究使用的压力袜最初是为静脉功能不全患者而设计（踝部压力18mmHg，小腿压力8mmHg）。当健康受试者在运动和恢复期间穿着压力袜时，恢复期血乳酸水平低于仅在运动中穿着压力袜的受试者。不过，相对于未穿压力袜的受试者，穿压力袜的受试者在恢复期的变化并无显著差异。这表明压力服在运动中和运动后都可能产生影响。此外，考虑到运动前后血浆容量保持不变，因此压力袜降低运动后血乳酸可能与减少了肌肉中乳酸向外扩散有关。换言之，运动产生的乳酸更多地停留在肌细胞内部，这可能与压力袜产生的反向压力梯度有关。但是，同一研究者在此后的研究中采用相似的方案（即分为运动中和恢复期穿着压力服、仅运动中穿着压力服、不穿压力服三种实验条件）测试了弹性运动压力服对跑台运动的影响（Berry，1990）。结果显示，三种实验条件下运动前、运动中和恢复期的血乳酸、红细胞压积、耗氧量和心率均无显著性差异。该研究者认为，市面上出售的压力服所产生的压缩作用似乎不足以对运动后恢复产生显著影响。这一推测在近期的相关研究中得到了证实（Duffield，2008；Duffield & Portus，2007）。

对延迟性肌肉酸痛的影响

讨论压力服对肌肉僵硬的影响的研究一般采用一次性或多次高强度离心运动，以引发肌肉微细损伤（Maton，2006）；通过让受试者使用压力服或其他恢复手段，研究加压疗法对离心运动引起的DOMS（延迟性肌肉酸痛）的影响。不过，由于相关研究未让受试者在运动期间穿着压力服，因此无法获得运动中使用压力服对DOMS预防的有效性。一项研究采用了负重（背着重量为体重12%的背包）下坡行走30分钟（25%坡度）的方式，8名研究对象在运动后一条腿穿着压力袜，每天5小时，共3天，另一条腿作为对照。尽管受试者认为运动强度较低，但是测试显示他们在运动后的自主用力、自主激活水平和动力峰值均降低，表明该运动足以引起肌肉损伤（Perrey，2008）。该研究的结果显示，穿着压力袜可降低运动后72小时的疼痛感，而且神经肌肉功能恢复速度比不穿压力袜快（Perrey，2008）。

还有研究评估了压力服对大负荷运动后恢复情况的影响，也得到了有益的效果，运动方式包括下肢运动（5组20次台阶跳；Davies，Thompson & Cooper，2009）和上肢运动（2组50次肱二头肌全力离心收缩，其中每做4次动作进行1次最大向心收缩）（Kraemer，2001）。研究结果显示，穿着加压服并不能显著促进肌肉收缩功能恢复，但肌肉损伤标志物、疼痛感、肿胀和关节伸展度均下降。因此克雷默等（Kraemer，2001）提出，压力服可提供外部压力，限制运动，防止收缩肌纤维过度损伤，并有助于减少炎症反应。不过目前仍然缺乏足够的证据支持这一观点（Maton，2006；Duffield，Cannon & King，2010）。此外有若干研究显示，压力服可使高强度运动后疼痛感降低（Duffield，Cannon & King，2010；Duffield & Portus，2007），而且其中一项研究报告压力服有使炎症反应降低的趋势（Duffield & Portus，2007）。还有研究显示弹性紧身服（Elastic Tights）也有缓解疼痛感的作用（Ali，2007）。总之，压力服可通过为肌肉提供支撑而缓解离心运动对肌肉的负面影响（Kraemer，2001），减少运动后的延迟性肌肉酸痛反应。在运动中和运动后恢复期穿着压力服对于恢复都有一定帮助。

实际应用

应根据个体需求和活动（运动或恢复）选择适宜的压力服。通常首选压力递增式压力服，而不是压力递减式压力服。

● 压力服对运动表现的作用：压力服的支撑作用可能改善运动时的能量消耗。不过压力服对心血管系统的影响似乎很小。

● 压力服对运动恢复的作用：研究显示压力服可改善恢复感知水平，其促恢复效果优于被动恢复。

小结

目前的研究文献中关于运动压力服改善运动能力和恢复的作用尚未形成明确的结论。为健康运动人群设计的压力服装不仅必须适应个人需求，而且还必须适应所进行的活动（锻炼或恢复）。此外，递增式压力服可能比递减式压力服更适合运动人群。大部分医疗用途的压力服采用递减式压力，并不一定适合运动人群。不过，许多市售的运动压力服降低了压力梯度，其压力有可能不足以引起显著的生理变化。

压力服的可能作用可概括为以下几方面：

● 运动表现方面，对心血管系统的作用很小，尽管压力服的支撑作用可能改善肌肉收缩-舒张周期的能量消耗和效率。

● 运动恢复方面，医用压力服（压力水平高于为运动设计的支撑式压力服）可能具有消极作用，因为会阻止代谢物从肌肉扩散至血液。使用压力服可能改善运动员的恢复感知水平，但是似乎不能显著改善骨骼-肌肉功能。

● 与其他恢复方法相比，压力服的效果优于被动恢复，但可能不如水浴疗法、主动恢复或碳水化合物补充+牵拉。

世界皮划艇锦标赛的赛间恢复

弗朗索瓦·比耶赞（François Bieuzen）博士（INSEP）

世界皮划艇锦标赛一般在每年七月或八月举行。2011年世界皮划艇锦标赛由于两个原因而具有更加重要的意义：首先，2012年伦敦奥运会85%的参赛名额将通过这次世锦赛确定。第二，男子皮划艇比赛的赛制发生了重大调整。国际皮划艇联合会（ICF）在2012年奥运会将取消500米比赛，代之以200米比赛。以往200米主要为业余皮划艇比赛所采用，如今一跃而成为大多数国家皮划艇比赛的主要竞赛项目，这使得运动员的热身和恢复策略都需要根据200米比赛的特殊需求进行调整。高水平运动员K1（单人皮划艇）-1000米的成绩一般为3分30秒至3分40秒，而200米比赛一般只需35秒左右。

因此，法国国家队决定将一名运动员调整到男子K1-200米项目。这名运动员以前的专项是1000米，但也会定期参加200米比赛。2011年4月，国家队开始调整这名运动员的专项训练安排和计划，并对恢复方案作出相应改变，以满足新的专项需求。围绕该运动员主要作出了以下调整：

这名运动员以往的恢复方案主要采取主动恢复加按摩的方式。在训练结束后即刻开始主动恢复，持续时间5~20分钟，采用接近无氧阈的强度。30~40分钟后，由一位经验丰富的物理治疗师负责对他进行1小时按摩。

该运动员的专项调整为200米后，为他重新制订了恢复方案，以适应200米比赛的需要。新的恢复方案根据30~40秒全力运动的需求特点制定了针对性策略，比如代谢副产物的快速消除成为恢复的重点之一。1000米比赛和200米比赛后恢复策略的对比参见表1。

表1　1000米和200米比赛后恢复策略对比

	时间	恢复策略
1000米 （2011年4月前）	0分钟至5~20分钟	主动恢复
	30~40分钟至90~100分钟	按摩（上半身和下半身）
	0~60分钟	补水（水+碳水化合物+钠离子）
200米 （2011年4月后）	0~20分钟	肌肉电刺激和静脉回流电刺激（Veinoplus）
	20~60分钟	按摩（上半身和下半身）
	0~60分钟	补水（水+碳水化合物+钠离子）
	0至下一轮比赛	降温服（Cryovest）
	0至下一轮比赛	定制式前臂压力服

新恢复方案的主要目标是加速血液中代谢副产物的清除，因此促恢复手段选择肌肉电刺激加前臂压力服，并且需要及时适量补充含有碳水化合物的饮料，以快速恢复能量储备。取消了之前采用的主动恢复方式，因为尽管其有效性已得到广泛证明，但有可能减缓肌糖原再合成的速度。在炎热环境中比赛时，还会给运动员使用降温服（Cryovest）。图1是运动员使用各种恢复方法的照片。

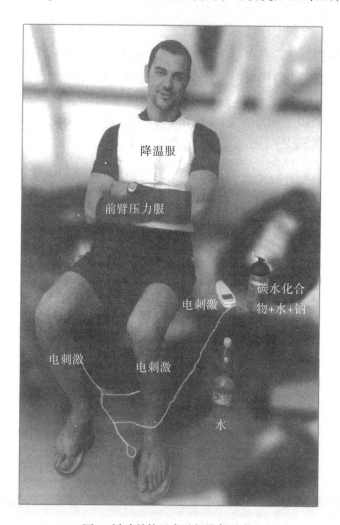

图1 运动员使用多种促恢复手段

（照片：法国国家皮艇队运动员Maxime Beaumont。由Francois Bieuzen提供）

关键点

- 选择符合专项特点和比赛需求的恢复方法非常重要。
- 需要不断尝试和检验新的恢复方法和设备。
- 恢复计划包含多项内容时应明确其优先级别。

第12章　局部冷疗和热疗

西尔万·多雷尔（Sylvain Dorel）博士

以及：塞德里克·卢卡斯（Cédric Lucas）和洛伦佐·马丁内斯·帕切科（Lorenzo Martinez Pacheco）

　　局部冷疗和热疗（尤其是冷疗）是临床治疗软组织损伤的常用方法。尽管目前冰敷仍然是其中应用最广的治疗方法，但近年来亦有多种新型治疗手段得到发展。局部冷疗和热疗不只具有治疗作用，还可能具有损伤预防作用。例如，局部超低温冷疗可缓解延迟性肌肉酸痛（DOMS）症状，使运动肌群更快恢复工作能力，减少肌肉微细损伤，从而有助于改善恢复进程。因此，本章的目的是讨论局部冷疗和热疗技术在高水平竞技训练中的应用。我们将介绍有关肌肉（和肌腱）局部冷疗和热疗的多种技术手段。文中会总结目前有关局部冷疗和热疗的生理学知识、对于相关治疗手段有效性的研究结果，以及冷/热疗技术的最新进展。我们还会通过具体的应用实例来说明各种相关技术的使用方法，并提供若干应用建议。

局部冷疗和热疗的生理学效应

　　对肌肉进行局部冷疗或热疗会引发几乎相反的生理学效应。局部冷疗的主要作用是使作用部位的新陈代谢减缓、毛细血管收缩（冷源移除后发生的血管舒张则会产生反弹效应）、产生抗炎症效应（减轻局部水肿）、神经传导降低（产生镇痛效应，使痛感降低）及肌肉顺应性降低（即肌肉硬度增加）。局部热疗则会导致代谢活动和血管舒张度上升（氧气、营养和抗体供应增加）、神经肌梭活动减弱和对牵拉的敏感度降低。本章还对局部冷疗与其他冷疗方式（如冷水浸泡）的特点进行了比较。如果读者需要进一步了解相关方法，可参阅相应的章节。

　　目前，局部冷疗的方法手段日趋丰富多样。一些常用的局部冷疗方式包括：

● 直接冰敷或将冰放在湿布/冰袋里使用。这也是最常用的冷疗手段。

● 低温凝胶包（或蓄热垫）或由水和特殊盐类制成的速冷冰袋。

● 由二氧化碳微晶或脉冲式冷空气制成的冷气雾剂、气溶胶，以及技术更为先进的配备制冷压缩机的冷却镇痛设备。

● 内置冰块或低温凝胶包的降温背心。该技术常用于运动恢复，或在显著热应激（环境温度较高、身体核心温度升高等）条件下进行持续性运动时。

在实际应用中，上述冷疗手段常会与其他方法（特别是加压、按摩或冷热交替疗法）联合使用。在这种情况下，通常只能对多种恢复手段的累积效果进行评估，而无法单独评估冷疗的效果。

相对于冷疗的广泛应用，局部热疗在运动实践中的使用相对较少，因此相关的研究数据仍然十分有限。热疗通常可采用温热的湿布、发热贴（或蓄热紧身衣）以及可加热物质（如黏土、藻类或石蜡）作为热源。

以上冷疗和热疗手段主要作用于局部组织，产生相应的生理学效应。其中部分手段也可对身体核心部位发挥效应（主要通过影响核心温度或心率）。本节将通过考察常用的局部冷疗和热疗方法对皮肤温度、肌肉温度（或身体核心温度）、肌肉酸痛或疼痛水平，以及局部炎症反应等生理和机能指标，来探讨这些技术手段对运动恢复的影响。在此基础上，我们还会进一步讨论相关手段对运动功能（乃至竞技表现）的影响。

对皮肤和肌肉温度的影响

局部冷/热疗可通过改变治疗部位（深层）肌肉内部的温度而引发显著的生理反应。而皮肤温度尽管可以在一定程度上反映冷/热疗的热力学效应，但有时并不足以反映深层肌肉的情况。一般的看法是，冷疗时如需在肌肉水平产生显著的生理学效应，皮肤温度的目标区间应为10~15℃（MacAuley，2001）。

直接冰敷

直接进行冰敷时，产生的生理学效应主要受冰敷方式、持续时间和频率的影响。借助湿布对皮肤直接进行冰敷可能是最有效且危险性（主要指冻伤风险）最低的方法之一（MacAuley，2001）。使用装有冰块或碎冰的布袋进行冰敷（即湿式冰敷）时，可使皮肤温度在15分钟内降低12℃（Belitsky，Odam & Hubley-Kozey，1987）。在同一研究中，当使用装有冰的塑料袋或低温凝胶包进行冰敷（即干式冰敷）时，温度下降幅度仅为9.9℃和7.3℃。戴克斯特拉等（Dykstra，2009）研究了不同类型的冰对冰敷效果的影响，发现当皮肤与冷源之间为干燥界面时，采用内容物为冰水混合物的冰敷袋使肌肉温度下降的幅度略大于使用装有冰块的冰敷袋，而使用装有碎冰的冰敷袋时肌肉温度的下降幅度则显著较小（在冰敷中和冰敷后都是如此）。

冰敷时皮肤温度的下降在最初10分钟最为显著，随后减慢。目前一般建议将冰敷时间控制在15～20分钟。这样的时间安排主要出于两方面原因：一是可以使皮肤（和肌肉）温度充分下降，二是能够避免冷疗可能产生的负面效应，尤其有助于避免长时间冷疗引起的皮下神经损害。如需使肌肉温度维持较低水平或进一步下降，可采取间歇式冷疗，每次冷疗持续10～15分钟，间歇一定时间后再重复进行。这种方式既可使身体深层温度长时间保持在较低水平，又允许体表温度在此过程中适度恢复至机体可承受的水平（MacAuley，2001）。

皮肤与冰敷袋之间接触面积的大小以及冰的用量均会对冷疗效果产生影响。一项近期的研究显示，冰的用量对温度下降幅度影响更为显著（Dykstra，2009）。该研究建议，要较好地实现降低皮肤温度和肌肉温度的目的，冰敷所使用的冰袋重量应不低于0.6千克。

皮下脂肪组织的隔热效应是影响冷疗效果的一个重要因素，而且较难进行评估（Hocutt，1982；MacAuley，2001）。不过仍有研究显示，与脂肪层较厚者（>20毫米）相比，脂肪层较薄的受试者（<8毫米）使用碎冰袋冰敷20分钟后肌肉温度的降低更为显著（Myrer，Draper & Durrant，1994；Myrer，2001）。通常情况下，深层肌肉温度（脂肪层以下3厘米）在冷疗后10～20分钟仍然会继续下降。有意思的是研究结果显示，在冷疗停止后，脂肪层较薄的受试者深层肌肉温度的降低更为显著。脂肪层较薄的受试者接受冰敷后30分钟脂肪层下1厘米及3厘米的温度下降幅度分别为9.04℃和7.35℃，显著大于皮下脂肪较多的受试者（5.48℃和4.52℃；Myrer，2001）。因此，尽管在应用层面尚未形成一致意见，但上述研究提示，在制订肌肉降温方案时，有必要将治疗部位的脂肪量纳入考虑因素。

冰块/冰袋按摩

除了单纯的冰敷，还可以使用冰块或冰袋进行按摩。这种方法可增强冰和皮肤之间的接触，从而提高热传导效率。此外，它还可以减少局部血流，延缓升温进程（MacAuley，2001；Waylonis，1967）。因此，这种方法可能有助于治疗急性创伤（如关节扭伤），还可能有助于加速运动后局部肌肉损伤的恢复，如高强度离心运动（尤其当运动员采用较不常用的运动方式时）引发的肌肉微细损伤等。而且有研究显示，尽管冰块/冰袋按摩最终达到的降温水平与单纯冰敷接近，但是按摩可加快肌肉温度的下降速度（按摩式冰敷时肌肉温度下降5℃需要18分钟，不按摩时则需要28分钟）并在随后保持该温度（Zemke，1998）。

冷水浸泡

对特定身体部位（如腿或前臂）进行局部冷疗的另一种方法是将其浸泡在冷水

中。研究显示，浸泡在10℃的冷水中20分钟可使肌肉温度降低5~7℃，降温幅度略大于使用碎冰袋进行冰敷，但无显著性差异（Myrer，Measom & Fellingham，1998）。不过该研究进一步显示，冰敷结束后5分钟，局部温度即开始回升；而冷水浸泡后局部温度的回升则明显慢得多，肌肉温度在浸泡结束后30分钟还继续降低了1.8℃。关于冷水浸泡法的详细介绍参见第14章。

尽管多项研究显示，冷疗结束后肌肉温度的下降还可能持续数分钟。但要想获得这一效应，似乎需要接受冷疗的身体部位在冷疗结束后保持相对静止。有研究证实，小腿三头肌冰敷20分钟后，即使只进行中低强度运动（如以5.5千米/小时的速度步行），肌肉温度在10分钟后即会回升至接近正常水平（Myrer，Measom & Fellingham，2000；图12.1）。而在运动实践中，由于时间有限，在冷疗后保持静止不动并非易事。因此，可考虑采用的替代方案是用冰袋使冷疗部位在治疗后继续保持低温，具体方法是在治疗结束后先将冰袋（可利用冷疗剩余的冰袋）捆扎或粘贴在冷疗部位，再让运动员带着冰袋继续进行随后的活动。这种方法的预期作用是延长冰敷时间，并通过局部冰袋加压进一步增强冷疗效果。但有研究显示，当运动员采用这种方法并进行步行运动时，只有皮肤温度出现降低，而小腿深层肌肉温度并未受到显著影响（Bender，2005）。不过，如果是在较少活动的肌群（如上身肌肉）应用这一方法，则可能是有益的。

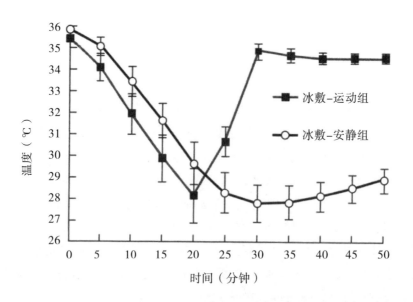

图12.1　两个实验组在冰敷中（20分钟）和冰敷后30分钟的肌肉温度变化

注：冰敷-安静组在冰敷后进行安静休息，冰敷-运动组在冰敷后10分钟进行中等强度步行运动。

（来源：J.W. Myer, G.J. Measom, G.W. Fellingham. Exercise after cryotherapy greatly enhances intramuscular rewarming. Journal of Athletic Training, 2000, 35: 412-416）

冷热交替疗法

冷热交替疗法（即交替进行冷疗和热疗的方法）的效果与冷疗存在差异。研究显示，与20分钟一次性冰敷相比，交替使用热凝胶包（75℃，5分钟）和冰袋（5分钟）进行20分钟治疗对肌肉温度没有产生显著影响（Myrer，1997）（图12.2）。由此提示，冷热交替疗法的有效性可能尚存疑问，因为深层温度产生明显变化是产生相关生理效应的前提条件。与冷热交替疗法有关的研究较多采用冷热交替式浸泡法（有关浸泡法促进恢复的内容详见第14章）。相关实验表明，冷热交替式浸泡疗法可交替引起血管收缩和血管舒张，从而增强泵血功能。

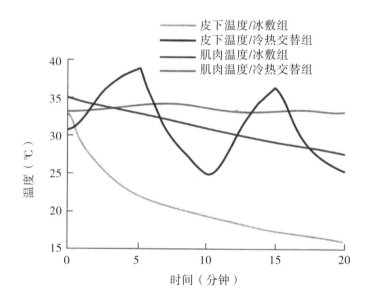

图12.2　20分钟冰敷或冷热交替疗法后皮肤和肌肉温度的变化

（来源：J. W. Myrer et al.. Cold- and hot-pack contrast therapy：subcutaneous and intramuscular temperature change. Journal of Athletic Training，1997，32：238-241）

喷射式低温空气冷疗

喷射式低温空气冷疗（Cryotherapy With Pulsed Cold Air）是近年发展的一种新型局部冷疗手段，主要借助超低温气体进行冷疗（也称为神经性低温刺激技术，Neurocryostimulation）。该技术通常采用干燥的超低温（-30～-80℃）空气或其他气体（较常用的是二氧化碳），通过喷射枪以较高的强度和压力直接喷至冷疗部位的皮肤上。这种冷疗方式对机体组织产生的冷却效果大于一般的冷疗手段。研究显示，此类冷疗可导致皮肤温度出现快速而显著的降低（Mourot，2007）。例如，进行2分钟低温空气冷疗（二氧化碳，温度-78℃，压力75bars），可使手部皮肤温度下降26℃（即降至7℃）；而采用冰袋冰敷15分钟，温度下降幅度为19℃。低温空气冷疗结束后，早期温度回升幅度（6℃）大于冰敷（3℃）。但如果从治疗开始时起计算时间，在第17分钟时，两种疗法的皮肤温度均回升至21℃（即冰敷结束后2分钟，低温空气冷疗结束后15分钟），并在此后保持相似的变化趋势。

由于喷射式低温空气冷疗是一种新近出现的技术，有关其功效的科学和医学证据还非常有限，其对于深层温度的影响仍然需要进一步的研究。不过值得关注的是，有研究显示，该方法应用于手背时会导致手掌面的皮肤温度显著降低，降温幅度与冷水浸泡接近。尽管手部的脂肪层相对较薄，但是这一结果仍然提示喷射式冷空气可能具有使深层组织降温的效果。不过，由于该方法对皮肤的降温效应仅持续较短的时间（与这种冷疗方式持续时间较短且温度回升速度较快有关），因此仍有待进一步的研究来确定其是否能够有效降低肌肉温度。

喷射式低温空气冷疗的主要功效与温度快速变化引起的热休克（Heat Shock）效应有关。这种热休克效应可能引发中枢性反应：首先是心血管系统收缩压和舒张压升高（提示存在广泛的血管收缩），伴随交感神经兴奋性快速升高；随后，当温度回升至正常水平时，则出现心血管副交感神经性兴奋（Mourot，Cluzeau & Regnard，2007）。这是一种值得关注的效应，因为运动后副交感神经系统的重新激活（可通过心率变异性对其进行监测）对运动员的恢复能力具有积极影响。关于喷射式低温空气冷疗对运动后副交感神经活动的确切作用，仍然有待更多的实验证据提供进一步支持，不过近期研究显示，运动后采用局部冷疗（如把脸浸泡在冷水中）有助于使副交感神经系统重新激活的速度加快（Al Haddad，Laursen & Ahmaidi，2010）。

局部冷疗对肌肉疼痛、酸痛和炎症的作用

一些运动形式会对局部肌群产生显著刺激，使得肌肉在几小时至几天后出现疼痛症状，即延迟性肌肉酸痛（Delayed-Onset Muscle Soreness，DOMS）。DOMS与肌细胞内部和细胞间隙的组织液发生的一连串生理变化有关，包括炎症反应、局部水肿、肌细胞分解等。下面我们将讨论局部冷/热疗是否可对DOMS相关指标产生积极影响，包括神经（痛觉）、肌肉和血液指标等。

现有的研究证据已经清楚地表明，血管收缩和代谢活动减少可改善组织水肿、炎症、疼痛感和损伤程度（Enwemeka，2002）。有研究显示，肌肉损伤后即刻或一定时间后（1.5小时）进行局部冷疗可减少白细胞对肌细胞的破坏，并且改善局部组织的营养供应（Schaser，2006）。在治疗急性肌肉骨骼创伤时，冷疗可有效缓解炎症反应和

水肿引起的局部组织缺氧，从而减少肌细胞损伤（Merrick，1999；Swenson，Sward & Karlsson，1996）。

尽管有证据显示，当采用适宜的治疗持续时间和间歇时间时，局部冷疗可有效影响皮肤和肌肉温度，但它对DOMS（延迟性肌肉酸痛）的真正作用仍有待确定。现有的冷疗研究证据除了显示冷疗具有镇痛效应，并未充分证明冷疗能够对DOMS产生实质性的预防和治疗作用（无论采用什么样的持续时间；Cheung，Hume & Maxwell，2003）。相关研究在此问题上尚未取得一致结果。有研究观察了向心/离心式屈肘运动至力竭后进行冰敷（或同时冰敷和运动）的效果，发现并未对主观疼痛感和血肌酸激酶（CK，曾为常用的肌肉损伤指标，目前认为该指标受多重因素影响）产生显著影响（Isabell，1992）。

还有其他研究得到类似的结果，发现在力竭性运动后进行15分钟冰块按摩，治疗结束后即刻、20分钟、24小时或48小时的肌肉酸痛感并无显著性差异（Gulick，1996；Yackzan，Adams & Francis，1984）。有研究综述（Cheung，2003）指出，此类结果（即局部冷疗对DOMS没有产生显著影响）似乎并不受训练水平的影响。传统观念一般认为高水平运动员能更好地抵抗离心运动引起的DOMS并对冷疗有更为良好的反应，但根据现有的研究证据，这一观点可能并不完全成立。

考虑到低温疗法对急性损伤或创伤（Acute Injury or Trauma）的治疗具有积极作用，因此上述结果提示肌肉酸痛可能涉及不同的炎症模式或程度较轻的炎症过程。当运动引起局部创伤或显著的肌肉损伤、大面积的炎症反应并形成水肿时（如大负荷离心运动或超等长训练），局部冷疗可能对恢复进程产生积极影响，这似乎是一种合乎情理的假设。有关这一假设的研究中，豪沃森等（Howatson，2005）的研究设计相对较为完整，考察了前臂屈肌群创伤性（引起肌肉损伤）离心运动后进行15分钟冰块按摩的作用。结果显示，冰块按摩后数小时及数天中监测的各类与DOMS相关的指标（酸痛感知程度、血液CK、不同速度的等速力量测试指标、关节活动度等）并未得到显著改善。因此豪沃森等认为，冷疗对急性损伤的治疗作用可能无法直接迁移到肌肉恢复领域，即便是创伤性离心运动后的恢复也是如此。不过该研究只针对单次冰敷，并未考虑多次冰敷的效果。

细胞内pH值

细胞内pH值是反映高强度运动对肌肉内环境稳态影响的一个很有意思的指标。高强度运动（尤其是使糖代谢速率显著升高的运动）可引起肌肉中H^+浓度升高，从而使肌细胞内pH值降低。一般认为这会引起运动能力降低或肌肉恢复延迟。动物实验表明冷疗可使肌肉内pH值显著回升（Johnson，1993）。但是这一效应是否适用于人类创伤性运动（Traumatizing Exercise）后的恢复？近期的一项研究考察了距屈肌创伤性离心运动后局部冷疗对炎症反应指标、肌肉内pH值和肌肉酸痛的影响（Yanagisawa，2003）。该研究结果显示，冷疗对恢复期肌肉pH值（冷疗组运动后30和60分钟时肌肉pH值较高）和水肿程度（冷疗组运动后48小时水肿程度较轻）具有积极影响，不过对肌肉酸痛没有显著影响。因此，这部分地证实了我们之前的观点：对于可导致局部肌肉损伤和显著炎症反应的高度创伤性运动，局部冷疗可能具有一定的促恢复作用。

血液指标

有关血液指标的研究结果存在相互矛盾之处。一项研究（Nemet，2009）考察了冰袋冰敷（2×15分钟）对重复冲刺运动后促炎症和抗炎症反应（细胞因子）以及合成和分解代谢产物的影响。研究结果显示，与对照组相比，冷疗组促炎性因子IL-1β（白介素1β）下降速度较快，而IL-6（白介素6）则没有受到显著影响（验证了此前的研究结果），抗炎性因子IL-1ra（白介素1受体拮抗剂）的下降速度甚至更快。此外，冷疗使运动后恢复期促合成激素（IGF-1和IGFBP-3）水平显著下降，促分解激素（IGFBP-1）显著上升。

该研究结论的要点可归纳如下：间歇性冲刺运动后应用局部冷疗可减少促炎和抗炎症细胞因子，并且会使促合成代谢激素水平降低（从而可能削弱之前的训练带来的促合成代谢效应）。这一结果在一定程度上印证了有关冷疗有可能对运动表现造成不利影响的研究（详见下一节）。另有若干研究显示，冷疗对肌肉损伤和延迟性肌肉酸痛没有实质性影响。有关慢性冷疗（即每周数次，持续多周）对创伤性运动或非创伤性运动所引起的肌肉损伤或疼痛的影响，现有研究尚未形成清晰的结论。

造成这种状况的一个重要原因是以人类为对象的研究数量相对较少。以耐力训练大鼠为对象的研究显示，每次运动后浸泡在冷水中会导致更广泛和迅速的肌肉损伤（Fu，Cen & Eston，1997）。事实上，相关研究人员认为在日常运动训练过程中重复进行冷疗可能导致疼痛感知度降低、水肿减少，从而会掩盖肌肉损伤的生理警报。这意味着冷疗一方面有可能使肌肉过度承受创伤性运动，另一方面又可能削弱运动激发的肌肉再生，因此可能具有潜在的中长期风险效应。有鉴于此，在日常训练中进行冷疗时，冷疗的适宜剂量是一个值得重视的问题，尤其应考虑冷疗和下次训练之间的时间间隔。当进行可能引起肌肉损伤的运动时，冷疗后是否可以马上再安排训练，还是应该在第二天再进行训练？

长期冷疗与肌肉再生

研究显示，对于没有运动训练经验的人群，冷疗可能对6周耐力和力量训练引起的适应性变化产生不利影响（Yamane，2006）。其实验结果中尤其值得注意的是，冷疗可能对肌纤维再生、肌肉体积增大和动脉直径增加产生负面效应。由于该研究以没有训练经验的人群为研究对象，而且选择的运动形式不足以引起DOMS，因此限制了上述研究结果的意义。不过该结果仍然值得关注，特别是有关冷疗对肌肉再生进程的干扰方面，说明冷疗在中长期应用时可能存在延迟而非增进运动能力提升的风险。

对肌肉功能和运动表现的影响

在运动实践中，冷疗作为促恢复手段使用的主要目的是使运动能力快速回升，亦即缩短相关肌肉的工作能力恢复至正常水平所需的时间。这对于连续比赛而言显得格外重要。

急性冷疗后的运动表现

局部冷疗对运动表现的短期益处是研究者们激烈争论的话题。大多数研究结果提示，急性冷疗对运动表现有产生消极影响的趋势。近期研究显示，腘绳肌冰敷10分钟后即刻及20分钟后，往返冲刺和纵跳测试成绩均出现降低（Fischer，2009）。这一结果印证了克罗斯等（Cross，1996）的研究，他们发现双腿浸泡在冷水中20分钟后会使往返冲刺测试成绩下降；此外，股四头肌向心或离心收缩时的最大力量在冰敷后都会降低（Cross，1996）。不过，这种负面效应似乎只在离心运动后20和40分钟时存在。相关研究人员在对冷疗的短期负面结果作出解释时大多认为冷疗对肌肉收缩力和神经传导速度可能产生不利影响。

根据现有的研究证据，冰敷对肌肉功能的短期负面效应似乎难以避免。这就对冰敷是否适合作为运动辅助手段提出了质疑，尤其是应用于比赛期间。有鉴于此，目前大部分相关研究的作者建议运动员（如集体项目、搏击项目等）在比赛环境下应谨慎使用冰敷（一般常用于缓解疼痛或治疗损伤），因为当需要在短时间内再次进行比赛时（治疗后20分钟内），冰敷可能对肌肉功能产生不可忽视的影响。但是，也有研究显示长时间冷疗并未对各种速度下（30°/s和100°/s）跖屈肌离心收缩的峰值力矩产生消极影响（Kimura，Thompson & Gulick，1997）。相关研究人员认为，冷疗对不同类型肌纤维的作用可能存在显著差异，降温幅度也可能决定肌肉力量受到怎样的影响。这可能部分地解释这些结果与前文引述的鲁伊斯等（Ruiz，1993）的研究结果之间的差异。一般而言，当冷疗时的局部温度高于18~20℃时，肌张力不会受到显著影响。

通过在下一轮运动前进行适度的热身活动，加速肌肉温度回升，有可能缓解冷疗对最大力量的潜在消极影响。已有研究显示，在冷疗后针对治疗部位的肌肉进行数分钟热身活动即可避免跳跃、折返跑和40米跑成绩的降低（Richendollar，Darby & Brown，2006）。木村等（Kimura，1997）的研究也采用了通过热身活动避免冷疗负面影响的方法，这可以解释相关研究中冷疗对肌肉离心收缩最大力量并未产生消极影响的原因。那么，冷热交替疗法是否也有相似的效应？

一些研究发现冷疗并未对肌肉其他相关功能指标（即除最大力量之外的指标）产生负面影响。有研究显示，大腿部位用碎冰进行20分钟冷疗并未显著改变股四头肌本体感觉（即对腿的位置和发力情况的感知）等指标（Tremblay，2001）。这印证了此前关于冷疗对灵敏性影响的研究结果（Evans，1995）。不过也有研究得出了不同的结果，如瓦辛格等（Wassinger，2007）报告，冰敷对肩部本体感受和30秒投掷精度产生不利影响。然而，该研究的对象是无训练经验的受试者，而且选择了较不常用的测试项目，因此使其研究结果的代表性存在局限。

此外，已有研究显示20分钟冰敷可促进棒球运动员肩关节最大力量的恢复，不过该研究中效果更为显著的手段是冰敷加20分钟低强度主动恢复（Yanagisawa & Miyanaga，2003）。这项研究显示复合恢复手段（冰敷加主动恢复）可能与肌肉酸痛感显著减少有关（不过整体而言，该实验中测得的DOMS水平相对较低）。

冷疗后重复运动的表现

柳泽等（Yanagisawa，2003）的研究结果对此前的研究观点作出了修正，他们发现冷疗后马上进行重复性运动会对成绩造成负面效应；即使冷疗后进行热身活动，最好的情况也不过是使重复性运动成绩恢复到初始水平：这意味着相对于被动恢复，冷疗并不能使运动员额外受益。那么在进行重复性运动时，是否应该避免在运动间歇进行冷疗？由于近期有研究显示，在特定情况下冷疗有改善重复性运动表现的趋势，因此目前还无法就此问题给出确定的回答。有研究显示，与被动恢复相比，攀岩运动员在运动间歇采取将前臂浸泡在冷水中20分钟的恢复方式，更有利于其在重复性攀岩运动中保持良好表现（Heyman，2009；表12.1）。鉴于浸泡时采用的水深较浅（70厘米），液体静压力并不足以产生显著影响，因此研究者们认为该结果可能与浸泡造成局部温度显著下降有关。这意味着该结果可在一定程度上反映局部冷疗的效应。其背后的理论假设同样适用于解释冷疗的作用机制：局部血管收缩，使急性炎症反应和肌肉疼痛感减轻（该研究受试者的前臂疼痛感达到较为显著的水平），从而改善了高强度攀岩运动引起的力量下降。

表12.1 四种恢复方式对攀岩运动员重复性攀岩运动成绩的影响

恢复方式	攀岩完成时间（秒）		合计攀爬次数	
	C1	C2	C1	C2
被动恢复	573.0 ± 307.3	415.5 ± 180.1[≠]	151.1 ± 108.0	114.9 ± 67.5[++]
主动恢复	471.6 ± 199.4	455.9 ± 173.3	123.5 ± 72.1	119.1 ± 56.4
电刺激	562.2 ± 358.5	445.1 ± 221.7[+]	156.7 ± 136.7	121.6 ± 80.6[+]
冷水浸泡	551.0 ± 312.0	549.2 ± 250.7	147.0 ± 31.5	150.0 ± 91.9

注：当采用主动恢复或冷疗（20分钟）时，前臂肌群可在前后2轮攀岩中保持基本一致的成绩水平（攀岩完成时间和合计攀爬次数）；而采用电刺激或被动恢复时，第2轮的成绩会出现下降。

+表示第1轮攀岩（C1）和第2轮攀岩（C2）之间存在显著性差异（$P < 0.01$）。

++表示存在非常显著性差异（$P < 0.01$）。

（数据来源：E. Heyman et al.. Effects of four recovery methods on repeated maximal rock climbing performance. Medicine and Science in Sports and Exercise，2009，41：1303–1310）

上述研究结果提示，冷疗可能对肌肉耐力产生积极影响。相较于前一部分内容，有关冷疗改善肌肉耐力的研究证据要充分得多。基穆拉等（Kimura，1997）对有关此议题的10项研究进行了回顾，发现相关研究显示，冷疗可提升运动肌的耐力，而且不受冷疗方式和肌肉收缩方式的影响。冷疗的积极效应包括使运动肌疼痛感或疲劳感减轻、力量下降幅度收窄、黏滞性增加、代谢产物堆积减少以及耐力运动过程中的温度升高延缓（Kimura，Thompson & Gulick，1997）。

以力量训练为背景，韦尔杜奇（Verducci，2000）研究了肩部、手臂和肘部进行多次冰敷（3分钟）对抗阻性力量训练期间相关运动能力指标的影响（74% 1RM强度×22次为1组，每隔8分钟1组，运动至力竭）。结果显示，该研究采用的冷疗方式对肌肉收缩的速度和力量以及总输出功率有积极影响（+14.5%）。由于该研究采用了间歇式冷疗，因此在进行3分钟治疗后不会引起肌肉温度下降。有趣的是，在这种特定条件下使用间歇式冷疗（而非持续性冷疗），有利于受试者更好地完成爆发性运动，并提高疲劳阈值（即延长受试者运动至无法完成既定任务的时间）。该研究中冷疗所表现出的积极作用可能与延缓受试者在温暖环境（该研究在体育馆内进行）中运动时局部温度（或核心温度）的上升有关。这种适应性变化类似于通过预冷却增强在炎热环境中的运动能力（详见下一节）。

炎热环境与降温背心

对于可引起肌肉或核心温度显著上升的运动，冷疗可能有利于提升运动表现。炎热环境（如2008年北京奥运会期间经历的炎热环境，平均温度约30℃）可引起若干急性生理反应，从而对比赛成绩或连续比赛时的竞技能力产生不利影响。在炎热环境中运动可能引发以下生理变化：

- 体液丢失显著增加（血容量下降）。
- 皮肤毛细血管舒张程度显著增强。
- 运动肌血流量减少。
- 心脏每搏输出量降低。
- 心率加快。
- 摄氧量增加。
- 糖酵解代谢增强，糖原消耗增加。

恢复速度尤其会受到肝脏中的乳酸分解代谢下降和运动肌局部血流减少的影响。此外，大脑工作能力可能受到热应激影响：中枢神经疲劳和脑力下降可能直接影响运动员的认知能力，从而导致注意力和决策能力下降，完成任务的速度和精确度降低。

由于在炎热环境中运动可能导致运动中体温上升，对运动表现产生不利影响，因此在20世纪80年代，有人开始建议在比赛或运动前进行身体冷却（预冷却）以减少热应激。在过去20年先后举办的4届奥运会中（亚特兰大，1996年；悉尼，2000年；雅典，2004年；北京，2008年），由于都面临在高温条件下进行比赛的问题，有关运动前预冷却的观点得到了进一步发展。人们尝试了多种方法在运动前干预体温，最常见的方法是冷气暴露和冷水浸泡。然而由于暴露时间的限制，这些预冷却方法在实际应用中存在较大困难，尤其是在顶级赛事时（Quod, Martin & Laursen, 2006）。降温背心（或夹克）于是应运而生，并且显示出在实现运动员身体冷却和提高运动表现方面的作用（Arngrimsson, 2004；Cotter, 2001；Hasegawa, 2005；Uckert & Joch, 2007）。

传统的降温背心一般为有袖式或无袖式的，具有特殊的分隔单元，冰袋可插入这些分隔单元中。全套装备的重量一般为2～4千克，具体重量取决于型号。当这类装有冰袋的背心应用到比赛中时，表现出良好的实用性和便捷性。在过去十余年中，这种产品在体育运动中的应用快速增长。尽管相关的科研数据仍存争议，但是大多数研究都显示这种预冷却方法对于优化运动表现具有显著优势。

对耐力运动的影响

　　有关降温背心对运动能力的影响的研究近些年才开始出现。降温背心的影响主要与耐力运动能力相关。科特等（Cotter，2001）的研究显示，在高温环境（温度34℃，相对湿度60%）中运动前，穿着降温背心（持续45分钟，并且暴露于3℃的环境中）对于随后的自行车运动测试（持续时间35分钟，其中15分钟在计时条件下进行）具有积极的影响。与对照组相比，穿着降温背心的受试者运动前和运动期间的体温（身体核心和皮肤）、心率和主观用力感知程度显著降低，表明预冷却对运动能力有积极影响。此外，该研究观察到预冷却还具有功能性益处，因为预冷却组在运动测试最后15分钟的计时运动中表现出较高的平均力量（+17.5%）。这些令人鼓舞的结果引出了一个十分有趣的观点，而且在其他采用相同运动类型的研究中得到了证实。长谷川等（Hasegawa，2005）研究了穿着降温背心以最大摄氧量的60%进行自行车运动1小时（温度32℃，相对湿度70%~80%）并进行水分补充，对随后进行的强度为80%的力竭性运动测试的影响。该研究发现，穿着降温背心和补充水分对运动能力有积极影响。同时采用这两种手段，可以更显著地延长运动至力竭的时间（图12.3）。

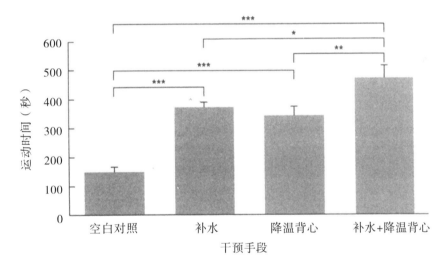

图12.3　以60%最大摄氧量强度进行1小时自行车运动（温度32℃，湿度70%~80%），随后以80%最大摄氧量强度运动至力竭时，各种干预手段（空白对照、补水、降温背心、补水+降温背心）对力竭时间的影响

注：*表示两种方法的差异具有显著性且$P<0.05$；
　　**表示两种方法的差异具有显著性且$P<0.01$；
　　***表示两种方法的差异具有显著性且$P<0.001$。

（数据来源：H. Hasegawa et al.. Wearing a cooling jacket during exercise reduces thermal strain and improves endurance exercise performance in a warm environment. Journal of Strength and Conditioning Research，2005，19：122–128）

其他有关跑步运动中耐力表现的研究也取得了类似的结果。安格里姆松等（Arngrimsson，2004）的研究发现，在5千米比赛热身期间（温度32℃，相对湿度50%）穿着降温背心，对比赛开始时的直肠、核心和皮肤温度、心率以及热感知舒适度等指标能够产生积极影响（表12.2）。运动员在赛前热身时进行预冷却可降低心血管压力和热应激，帮助其在随后的比赛中保持更高的后半程速度。该研究中运动员的整体成绩显著提高了13秒。

表12.2　穿着降温背心对5千米跑热身结束时心血管、温度、RPE和热舒适度的影响

变量	食道温度	直肠温度	平均体温	平均皮肤温度	摄氧量（升/分）	心率（次/分）	呼吸商	RPE	热舒适度对照组
对照组（n–7）	$37.4 \pm 0.4^*$	$38.2 \pm 0.4^*$	$35.6 \pm 0.6^*$	$37.9 \pm 0.4^*$	0.51 ± 0.08	$122 \pm 22^*$	1.04 ± 0.05	$8.8 \pm 2.0^{**}$	$3.1 \pm 0.7^*$
降温背心组（n–17）	37.1 ± 0.5	38.0 ± 0.4	33.8 ± 1.2	37.5 ± 0.4	0.52 ± 0.14	111 ± 20	1.04 ± 0.04	7.7 ± 2.0	2.5 ± 0.8

注：*表示二者具有显著差异（$P < 0.05$）。

　　**表示二者具有差异（$P = 0.071$）。

（数据来源：S. A. Arggrimsson. Cooling vest worn during active warm-up improves 5-km run performance in the heat. Journal of Applied Physiology，2004，96：1867-1874）

不过在该研究中，预先设定了比赛开始阶段（1.6千米）的速度。因此，在运动员自主设定比赛开始阶段跑速的情况下，该研究的预冷却方案是否仍然有效，暂时还无法确定。如果使用了降温背心，但比赛初始阶段采用了较快的跑速，既存在进一步提升整体成绩的可能性，也存在配速不当引起成绩下降的可能。为了检验该假设，达菲尔德等（Duffield，2010）考察了热环境中（温度33℃，相对湿度50%）自主设定运动速度对预冷却（热身前下肢进行冷水浸泡，热身中采用冰袋冰敷）+40分钟自行车运动测试的影响。有趣的是，该研究得出了与前述研究类似的积极结果：预冷却使自行车运动测试中的平均输出功率增加，特别是最后10分钟的输出功率。由此可见，预冷却产生的积极生理效应主要与温度降低相关，并不受速度控制方式的影响。

韦伯斯特等（Webster，2005）的研究考察了降温背心在95%最大摄氧量强度力竭性跑步（温度37℃，相对湿度50%）运动中的作用，取得了令人关注的结果。该研究考虑到降温背心自身的特性（如重量和散热能力）可能对运动成绩造成影响，其研究结果显示，当受试者穿着散热最好的降温背心时，运动成绩的提高最为显著（提高了49秒）。基于这一研究结果，我们在下文的应用指导中给出了相应的建议。

　　上述各项研究均显示，应用降温背心进行预冷却，有助于减轻湿热环境耐力运动引起的热应激和心血管压力。事实上，当运动员必须在高温环境中运动时，降温背心可作为一种补偿性手段，通过降低皮肤温度、增强热量对流（通过血液循环实现热量再分配），使体温调节得到改善，从而降低身体温度（Uckert & Joch，2007）。当运动员在常温环境（温度20℃，相对湿度30%）运动时，降温背心对运动能力的影响则较不显著，相关研究仅观察到运动能力有改善的趋势（Hornery，2005）。

对短时间最大强度运动的影响

　　有关降温背心对短时间最大强度运动（运动持续时间从1～2秒到60秒不等，以无氧代谢为主）的影响的研究难度相对较大，其结果也更加具有争议。大多数研究显示，短时间大强度运动前使用降温背心进行预冷却对运动能力没有产生显著的积极影响。有研究显示，降温背心对重复冲刺运动的峰值功率、平均功率和主观用力程度没有产生显著影响（Cheung，2004）。另一项研究让曲棍球运动员进行4组冲刺（每组进行5秒×15次冲刺，组间歇55秒；环境温度30℃，相对湿度60%），结果显示，在冲刺开始前5分钟和组间歇时使用降温背心，并未使运动成绩显著提高，仅皮肤温度和热感知舒适度指数有所改善（Duffield，2003）。卡斯尔等（Castle，2006）的研究结果也不尽如人意，该研究显示，运动前穿着20分钟降温背心，然后进行40分钟重复冲刺运动（环境温度33.7℃，相对湿度51.6%），并未对峰值功率或平均功率产生显著影响。需要说明的是，该研究中降温背心的温度相对较高（约为10℃），这可能会限制其降温能力。该研究还发现大腿局部冰袋冷疗能够使功率自行车运动的功率得到显著提高（+4%）。这一结果与此文引述的一项研究结果是一致的（Verducci，2000），该研究发现进行重复性力量训练时，在间歇时对运动肌群进行局部冰敷，对运动能力具有积极影响。

　　使用降温背心进行预冷却对单次短时间全力运动的影响比重复性运动还要更不显著。有研究显示，在45秒全力自行车运动（Wingate无氧能力测试，环境温度33℃，相对湿度60%）前使用降温背心，甚至可能对无氧运动能力产生不利影响，特别是当测试前不再进行热身时更为明显（Sleivert，2001）。

常用冷疗和热疗手段及应用方法

　　本节旨在总结各种常用冷/热疗手段在运动实践中的应用方法（包括应用条件、建议和风险），从而帮助运动员和教练员更好地作出选择。这部分内容介绍的重点是与肌肉恢复相关的方法（如冰块按摩、低温喷雾等），而以治疗为主的方法则不在此处过多涉及。浸入式冷疗和热疗方法主要在本书第14章进行介绍（按摩浴池、冰浴、超低温冷疗舱），一般的物理疗法参见第10章。

经典的局部冷疗方法

经典的局部冷疗法通常是将低温介质置于皮肤表面，从而使皮肤和肌肉温度降低。

应用条件和使用方法

局部冷疗常使用装有冰块或碎冰的冰袋，这些冰袋有时还会浸泡在水中，具体情况取决于实际条件。冰块是各种辅助降温手段中最经济也最容易获取的，无论训练场馆、康复中心、比赛现场还是酒店通常都会提供。无论是物理治疗师还是运动员，都可以很方便地将冰袋作为装备的一部分随身携带。市售的注水式冰袋使用方便（注入水后冷冻即可使用），只需酒店房间配备冰箱即可。如果环境温度较高，冰的融化速度可能很快，这种情况下可能还需要在训练过程中设法补充冰块，以维持足够的降温效力。

冰敷可以采用静态（单纯冰敷）或动态（进行局部按摩）的方式。进行冰敷部位的皮肤应该保持干净且无外伤。一般建议冰敷时在冰袋和皮肤之间垫上一层干布或湿布。需要注意的是，一些人的皮肤较为敏感，冰敷时如果有水会使其皮肤难以耐受，因此实施冰敷时可在其皮肤上垫一块干布加以保护。无论皮肤是否敏感，将冰袋直接放在皮肤上都会使冻伤的风险增加。冰袋使用时间较长时应及时进行更换，以免对肌肉的降温效果下降。冰敷持续时间通常应不低于15分钟（但不能超过30分钟）。此外，如果治疗需要用到较大体积的冰袋，可将冰块（不少于600克）和水混合放入冰袋中，这样比较便于使用。

如果进行动态冰敷，则无需垫布。冰袋按摩的作用范围比静态冰敷更大，可使温度更快降低，因此，其治疗时间一般不超过20分钟。静态或动态冰敷均应在运动员的身心状态恢复平静后进行。这与治疗性冰敷不同，后者需要在急性运动损伤（如扭伤）后立刻进行。如需在一天中重复进行多次冰敷，间隔时间应不少于20分钟；不过，即使只进行单次冰敷也是有效的。冰敷尤其适合在能够引起肌肉损伤的高强度离心运动后进行，有助于减轻局部肌肉水肿。不过有必要加以说明的是，目前科学界和医学界对于是否应该通过冰敷等手段干预自然的炎症反应仍存争议。

除了上述手段，冰敷还可采用以下的方式：
- 低温凝胶包，再次使用前需要重新冷冻，不能马上重复使用。
- 速冷冰袋，仅供一次性使用，可能更适合用于急性创伤的治疗。

● 冰块按摩，较适合肌肉、肌腱或韧带。治疗时可采用横向深层按摩，通过冰袋实现快速浅表止痛。因此该方法多用于治疗，而不是恢复。当需要治疗体积较小的肌肉或肌群时（如前臂肌群），适合使用冰块代替冰袋。冰块按摩法在2009年世界羽毛球锦标赛中使用过，方法是用冰袋按照从远端到近端的方向进行腿部按摩（即从脚到臀部）。

风险、不足和禁忌症

冷疗的主要风险是引起皮肤冻伤。运动员应关注自身在冷疗过程中的感觉，不要勉强自己去忍受过度的疼痛。在对有重要神经分布的区域进行局部静态冷疗时应格外小心，尤其是膝盖和肘部，因为存在局部神经麻痹的风险。使用冰袋进行冰敷的主要禁忌症与各种冷治方法相同，并且需经医生诊断。冷疗禁忌症患者必须避免进行冰敷。此外，如果冰敷时出现异常临床症状时，应立即停止冰敷。常见的相关禁忌症包括：

● 冷球蛋白血症（Cryoglobulinemia）：这种疾病的特征是血浆中存在特定蛋白质（冷球蛋白，如IgG或IgM免疫球蛋白），在血浆温度降低时会出现沉淀和凝固。临床上，这可能导致紫癜（皮肤出血，特征为红血球从毛细血管渗出导致红色小斑块的出现）、雷诺氏现象（Raynaud's phenomenon）、黏膜出血或关节炎。这些蛋白质可以通过实验室测试检测。

● 雷诺氏现象：指一个或多个手指在寒冷或情绪压力下出现局部血管痉挛，导致寒冷感、冻伤疼痛、感觉障碍或手指颜色的间歇性变化。

● 皮肤感觉障碍：由于冰敷时存在皮肤冻伤的风险，因此一旦治疗部位出现敏感性降低或丧失，应该及时采取措施。根据目前的研究证据，尽管冰敷对连续高强度比赛（如攀岩系列赛、棒球赛等）时的竞技能力可能产生正向影响，但是并不建议在高强度训练阶段长期使用。因为就中长期而言，冰敷的主要风险是掩盖肌肉损伤的常见生理信号，使得运动员不断重复可能导致过度肌肉损伤的运动。这可能对训练适应过程产生负面影响，尤其是与肌纤维再生和肌肉增长相关的训练。

低温气体或空气冷疗

低温气体冷疗一般通过喷射液氮或二氧化碳，快速引起冷休克（Cold Shock）反应。低温空气冷疗则通过相关设备冷却环境空气，再将其喷射至治疗部位。要产生冷休克效应，低温气体/空气的温度一般需要达到-30℃左右。与常规的局部冷疗相比，低温气体冷疗和喷射式低温空气冷疗在以下几方面具有较突出的效果：

- 抗炎症效应。
- 血管舒张和收缩效应：低温气体冷疗会迅速刺激血管出现反射性收缩，冷刺激停止后血管重新舒张的速度也比常规冷疗更快，从而使局部微循环在相对较短的时间里发生快速变化。这种效应和气体喷射产生的局部压力共同作用于毛细血管，促进局部水肿的消除。
- 促进肌肉放松：降低肌张力。
- 止痛效应：减缓神经传导。

应用条件和使用方法

气体冷疗的治疗部位应预先确定。治疗部位的皮肤必须保持干燥，如果存在任何外伤必须进行防护。配备温度探头的设备可将皮肤温度保持在2～10℃，有助于确保使用的安全性。开始治疗前，应向运动员进行必要的解释和说明。操作时应手持喷射枪，缓慢、规律和持续地进行横向摆动，将冷疗气体均匀喷射至整个目标区域；喷枪与皮肤的距离保持在10～20厘米，避免固定在一点进行喷射，以免低温气体的寒冷和压力迅速引发组织损伤。如果设备没有配备温度探头，操作者必须随时注意检查冷疗部位的皮肤是否出现白色结晶。如果发现皮肤产生白色结晶现象，必须快速擦拭皮肤，以免造成组织损伤。不过，冷疗期间如出现身体毛发变白则属于正常现象。低温气体冷疗的持续时间一般较短：如果使用二氧化碳或液氮，持续时间应为30～90秒，而且皮肤温度应保持在2～5℃（取决于需要治疗的组织）；如果使用喷射式冷空气进行冷疗，持续时间通常为1～6分钟。如果冷疗对象感到无法耐受，操作者应当增加喷射枪和皮肤之间的距离、缩短治疗持续时间或中断治疗。这类冷疗方法的主要目的是帮助运动员在关节损伤后尽早回归训练，以及在运动功能重建期或物理治疗中使用；此外还可能应用于延迟性肌肉酸痛（DOMS）的治疗，以加快运动员在创伤性运动（高强度训练）后的恢复。该方法的使用频率一般是第一天可重复进行2～3次，随后的4～5天可每天增加一次。此外，虽然仍有待进一步的试验证据加以支持，但是此类冷疗方法可以通过热休克效应调节植物性神经系统功能，使副交感神经系统在运动后迅速得到激活。

风险、不足和禁忌症

气体超低温冷疗的主要风险仍然是皮肤冻伤，而且其风险要大于常规冷疗。治疗期间应根据治疗对象的反应随时进行调整。对于有重要神经分布的区域应当谨慎进行此类治疗。此外，由于气体冷疗需要消耗特定气体，因此其治疗面积受到了一定限制，更适合针对较小的目标区域进行治疗。从逻辑上分析，此类设备需要维持相应的气体供应，这会增加对运行成本和存储空间的要求。使用喷射式冷空气的冷冻治疗机不需要气罐，因此对运行空间的需求相应降低。此外，此类设备需要进行除霜等定期保养。这类设备虽然可以从一个房间搬运到另一个房间，但是操作过程较为复杂，如需进行大范围移动（如搬运到比赛现场）可能会存在一定的困难。因此，这些设备更多的是配置于相关的专业中心，而且此类中心的各种相关设备一般相对齐全，有助于节省冷疗设备的运行费用。低温气体或空气冷疗的另一个短板是缺乏与其他冷疗方法的横向比较，相关的对比研究多为设备制造商进行。最后，低温气体或空气冷疗的禁忌症与常规冷疗相同。

局部热疗

温热疗法（Thermotherapy）是使用热源作用于体表，使体温升高至生理水平之上的方法。治疗时热量通过传导的方式进行传递（通过直接接触实现热交换）。温热疗法使用的导热介质的温度通常不低于34～36℃（至少），不高于58℃。在实际应用时，热源的温度上限需根据皮肤的敏感性加以确定。

温热疗法的主要预期作用包括：

- 改善细胞营养和氧化。
- 改善杀菌作用，增强人体防御能力。
- 缓解延迟性肌肉酸痛。
- 止痛。
- 缓解痉挛。
- 促进肌细胞恢复。
- 改善淋巴循环。
- 增强组织修复。

局部热疗可使新陈代谢活动和血管舒张增强（引起氧气、营养和抗体供应增加）以及神经肌梭兴奋度减弱和对牵拉的敏感性下降。尽管在有关其生理基础的讨论中我们并未过多涉及这一观点，但是物理治疗医师通常认为温热疗法的特性决定了它可能对改善局部僵硬产生积极效果。

应用条件和使用方法

可采用多种介质进行热疗：藻类、石蜡、凝胶包（蓄热包）或泡在热水中的毛巾。

藻类制剂通常可在加水后形成半流体型胶装物质，可加热并敷于体表，其主要成分为矿物质水、海水（或盐湖水）以及多种生物有机物和无机物。它们用于局部治疗促进恢复。

石蜡是固体、乳白色、无味的碳氢化合物。其密度小于水，很容易融化。它是汽油基润滑剂生产的副产物。石蜡的密度小于藻类（约30%），因此储存能量的能力也相应降低。

热疗包是特定化学物质形成的凝胶包，可在微波炉中快速加热，实际应用较为便利。

最后，热毛巾也是一种常用的热疗介质。这种方法易于实施，是最经济的热疗解决方案。不过其保持较高温度的时间相对较短。

在进行局部热疗时，一般将温度控制在30～45℃。温度上限取决于治疗对象的敏感性和耐受性。热疗持续时间通常为20～25分钟，应当在体力活动结束至少2小时后进行。通常进行一次性热疗即可。

热疗有如下注意事项：

- 应检查治疗部位是否有割伤、炎症、感染和烫伤。
- 确保治疗部位的皮肤是干燥的。
- 避免直接接触皮肤，可垫上布以避免烫伤风险。
- 要求治疗对象在整个治疗过程中不要随意活动。
- 避免覆盖治疗对象的头部。

风险、不足和禁忌症

无论选择哪种热疗方法，主要的风险都是皮肤烫伤；此外，热疗介质的重量超过600克时还存在局部缺血的风险。藻类或石蜡用作热疗介质时，主要的不足之处是使用后难以快速进行再次加热，因为此类热疗介质需要通过长时间浸泡在热水中来实现重新加温。

温热疗法的主要缺陷是难以控制和保持最佳升温幅度。使用微波重新加热热源时，需要进行若干次短时间（30秒）重复进行，并在加热间歇不断混匀，使温度分布均匀，并且避免局部温度过热。通常此类产品的制造商建议加热时间为1.5～2分钟。

使用各类热敷袋时，热疗部位可保持干燥；而使用泡在热水中的毛巾进行热疗时则有所不同。此外，由于上述热疗介质的作用时间和治疗面积都存在限制，因此如果需要进行全身热疗，会存在一定的操作困难。全身性热疗通常更适合采取浸泡法。

温热疗法的主要禁忌症是感染、低血压、出血性疾病活动期、急性炎症、传染性皮肤病（如真菌感染）和皮肤敏感。

冷热交替疗法

冷疗和热疗各自的生理作用我们已经了解。除了这两类方法，还有一种方法是冷热交替疗法（Hot-Cold Method），又称冷热对比疗法（Contrasting Therapy）。关于冷热交替疗法的可能效果有多种理论推测，如通过血管收缩/血管舒张刺激血液和淋巴循环（血流增加）以及减少水肿、疼痛和肌肉酸痛。这些效应都有可能改善恢复。但是如前文所述，相关研究并未获得足够的证据证明这种理论上的促循环作用确实存在，而且研究显示此类治疗可能无法使肌肉温度充分降低（Hing，2008；Myrer，Draper & Durrant，1994）。一些研究还对其是否能够缓解水肿提出质疑。有研究考察了冷热交替疗法对恢复的作用（Cochrane，2004），发现并无清晰证据表明其对恢复有显著作用，并指出有必要进一步研究以确定其真正的生理作用。最后，冷热交替疗法常采取浸泡的形式（详见第14章）。尽管存在各种质疑，冷热交替疗法仍为运动员所广泛使用。因此，我们在此仍然详细总结了相关的应用建议。

应用条件和使用方法

冷热交替疗法用于四肢时，通常需要使用两个容器，一个装有热水（38~44℃），另一个装有冷水（10~20℃）。上肢或下肢交替浸泡在这两个容器中。前文介绍的各种冷疗和热疗方法也可用于冷热交替疗法。无论是哪种方法，在应用于冷热交替疗法时，都应至少在运动结束1.5小时后再开始操作。而且建议在治疗后数小时内避免再次进行运动。外周血管必须在有足够弹性的情况下才能应对冷热刺激，交替进行收缩和扩张。

实施冷热交替疗法时，最好从热疗开始，持续7分钟左右，然后冷疗1~2分钟，然后循环进行4分钟热疗和1分钟冷疗。总治疗时间可设置为30分钟。根据相关研究者和物理治疗专家的观点，此类治疗结束时既可采用热疗也可采用冷疗。在实际应用中，冷热交替疗法的程序和时间多种多样。相关研究并没有形成统一的治疗模式。不过要产生肌肉生理水平的效应，热疗温度必须至少达到40℃。

最后，从运动员的主观感受来看，训练或比赛后使用冷热交替疗法有助于缓解肌肉和关节僵硬，增加身体的轻快感。尽管相关研究尚未充分评估运动员的主观感受，但是不应忽视冷热交替疗法的这种效应；冷热交替疗法的主观效应可能解释其作用意义。

风险、不足和禁忌症

冷热交替疗法的主要风险仍然是引起浅表冻伤。禁忌症与冷疗和热疗相同。此外，其禁忌症还包括动脉循环缺陷、神经痛性营养不良（Algoneurodystrophy）、与血管痉挛有关的病症（雷诺氏病、间歇性跛足等）、张力亢进（Hypertonia）；以及外周关节、韧带和肌肉急性炎症。

降温背心

尽管目前可供运动员选择的降温手段层出不穷（冷水浴、冷疗室、预冷池、冰雾风机、降温背心、便携式调温帐篷等），但在应用于运动训练实践时必须考虑若干实际问题，包括运输、储存、成本以及使用的便利性等。特别是在外出比赛时，教练员和运动员必须考虑相关的物流运输问题，以免在旅途中遇到麻烦。而在这种情况下，降温背心提供了一种很好的选择：它们容易携带和运输，能够应用于多种场景，并且不需要特殊的物流管理，只需使用冰箱或保温箱冷藏即可。

根据前文总结的相关研究结果，降温背心主要有益于耐力运动。因此，这里主要针对高温高湿环境中的耐力运动提出相关建议。

应用条件和使用方法

由于降温背心的相关技术是近年刚刚发展起来的，所以在使用时应特别关注所选择的产品在关键的技术标准上是否能够满足运动需求。降温背心必须轻便（重量小于3千克），并且贴合运动员的身体。如果要实现对皮肤温度乃至核心温度的有效调节，降温背心的温度应该达到1～5℃。因此，该领域产品开发面临的关键挑战是如何制造出既满足运动需求又具备良好散热能力的背心。目前的市售产品采用不同的冷却技术并具备不同的热力学特性（Quod，Martin & Laursen，2006）。在2008年北京奥运会期间，使用最广泛的降温背心品牌是Arctic Heat。但是根据我们的了解，相关制造商目前仍然很少考虑其产品的时间-散热特性。

因此，法国奥运代表团在参加2008年北京奥运会时配备了专门设计的新型降温背心，名为Cryovest。有研究比较了上述两种降温背心（Arctic Heat和Cryovest）对炎热环境（温度30℃，相对湿度80%）中30分钟25% MAP（最大有氧功率）自行车运动+15分钟60%MAP自行车运动+20分钟恢复的应用效果（Castagna，2010）。Arctic Heat降温背心重量为1900克，背心前后侧有4条水平方向排布的降温带（内容物为结晶型凝胶），总覆盖面积为0.1039平方米。Cryovest降温背心重量为1920克，前后各有4个口袋（合计8个），每个口袋可放入15×15厘米冰袋（FirstIce牌，美国产），总覆盖面积为0.1800平方米。

在技术参数方面，Cryovest与皮肤接触的面积比Arctic Heat更大（+75%）。而且在使用Cryovest进行60分钟热暴露期间，皮肤温度更稳定（基本保持在20℃）。这种温和持久的降温方式更有利于散热；而短时间、大幅度的降温，则可能导致血管显著收缩，从而减少身体和环境之间的热量交换。

在运动期间，使用Cryovest时直肠温度显著较低。以往的研究已经清楚地表明，热应激水平越高，运动耐受性就越差。本研究的结果显示，两种降温背心相比，使用Cryovest时的运动心率和摄氧量显著降低，运动后的恢复速度更快；而且运动性脱水的程度较低。此外，与对照组（受试者穿着普通T恤）相比，上述指标具有显著性差异。

上述研究表明，降温背心的技术特征会对其与皮肤直接热交换的动力学产生重要影响，应予以重视。降温背心的技术参数可能对高温环境中比赛的运动成绩和运动后恢复造成显著影响。该研究中采用的运动负荷与热身运动接近，由此可以推测，运动员穿着此类降温背心进行赛前热身，可能会对随后的比赛成绩产生积极影响。

风险、不足和禁忌症

降温背心基本不存在相关的禁忌症或风险。实际应用时有若干注意事项：使用时最好在赛前或训练前穿着降温背心，持续时间为20～60分钟；热身阶段需穿着降温背心，以尽可能减少体内与热环境运动直接相关的热应激活动。在炎热环境中比赛时，为避免心率和身体核心温度在比赛前出现大幅升高，有必要在热身活动时穿着降温背心，同时应选择尽可能不妨碍正常热身活动的降温背心。与此同时，尽管降温背心会改善热舒适性，但是不能因此放松水分补充，因为补水是影响高温环境运动能力的首要因素（营养和水分补充策略参见第7～8章）。

和其他提升运动表现的手段（如低氧）一样，降温背心的使用效果存在很大的个体差异性。因此，我们强烈建议运动员先在模拟比赛条件的环境中对降温背心的实际效果进行测试，以确定降温背心可能对该运动员产生哪些正面和负面的作用。此外，应在综合考虑运动项目特点（比赛持续时间、比赛场次等）、比赛预期环境和市售降温背心技术特点的基础上，谨慎选择相对合适的降温背心。

实际应用

下面的表格总结了各种冷疗手段的降温目标（皮肤温度）及有效性。

方法	治疗时间	温度降低幅度	有效性/注释
直接冰敷（湿式）*	15分钟	约12℃	采用10～15分钟间隔，合计冰敷15～20分钟（体脂含量较高、体重较大者可适当延长治疗时间）。冰袋重量应不少于0.6千克
直接冰敷（干式）**	15分钟	7～10℃	

方法	治疗时间	温度降低幅度	有效性/注释
冰块按摩	18分钟/28分钟+	7~10℃（皮肤温度）约5℃（肌肉温度）	可能是关节扭伤和局部肌肉损伤的首选方法
冰水浸泡	20分钟	<或=直接冰敷	浸泡后升温速度较慢
冷热对比	20分钟（5分钟冷/5分钟热）	可使皮肤温度产生较大波动，对肌肉温度没有显著影响	整体温度没有显著降低，其他相关应用信息详见关于浸泡疗法的讨论（第14章）
喷射式冷空气	每次不超过2分钟（可重复进行）	降温幅度可达26℃（手部皮肤）	短时间重复进行，因为较快应用后温度提前上升
全部			为了达到治疗效果，治疗结束后不能马上进行运动

注：*装有冰块或碎冰的湿布。**仅冰或低温凝胶包。 +加压/不加压。

小结

　　冷疗持续时间通常应为20分钟左右，治疗结束后20~30分钟内，相关肌群最好不要进行运动。冰块按摩和重复性冷疗可增强冷疗效果。当需要重复进行高强度全力运动（以爆发力为主的运动）时，最好不要在距离下一次全力运动不足30分钟的情况下进行冷疗，以免对肌肉功能造成不利影响。

　　尽管局部冷热交替疗法在运动员中得到广泛应用，但是这一方法仍然存在争议。建议采用浸泡疗法。

　　重复式局部冷疗可对肌肉耐力产生有益影响，减缓肌肉力量在重复运动中的衰减。当运动过程可能显著受到肌肉酸痛感影响时，特别适合采用这种疗法，包括局部运动负荷较大且与竞技表现高度相关的项目（如攀岩比赛，适合进行前臂冷疗）或运动中有明显热应激效应的项目（如室内力量训练）。

　　局部冷疗领域的新方法层出不穷。空气喷射式冷疗是一种值得关注的技术，可能有助于改善局部创伤性运动（与严重的延迟性肌肉酸痛有关）后的肌肉恢复，并可促进运动后副交感神经系统的重新激活（通过热休克效应）。

　　降温背心是一种有效的预冷却和运动后降温方法，有助于运动员在炎热环境中更好地保持耐力运动能力。

喷射式低温空气冷疗

盖尔·吉扬（Gaël Guilhem）博士[1]、弗朗索瓦·哈格（François Hug）[2]、安托万·库蒂里耶（Antoine Couturier）博士[1]、琼-罗伯特·菲利亚尔博士（Jean-Robert Filliard）[1]、克里斯蒂安·迪比（Christian Dibie）博士[1]、西尔万·多雷尔（Sylvain Dorel）博士[1][2]

运动性肌肉损伤（Exercise-Induced Muscle Damage，EIMD）与未经适应的运动所引起的肌细胞骨架结构变化有关。这种肌细胞的结构性紊乱可能发生在重返运动场、力量训练初期、训练内容改变、运动持续时间延长或强度增大等多种情况下。当肌肉最初的酸痛感消失后，运动性肌肉损伤可能并未随之消失，而这种情况下肌肉功能的下降往往容易受到忽视，从而造成肌肉和关节损伤风险升高，应引起足够的重视。有关促进肌肉恢复的创新性方法手段的研究通常会从临床和运动表现两方面进行评价。在这些方法中，低温疗法（冷疗）是减轻运动性肌肉损伤的一种有效手段。

本研究的目的是：（1）通过监测高强度离心运动后机械（力量）和生理（酸痛、水肿）指标的变化，评估肌肉功能恢复的时间进程；（2）量化评估局部空气喷射式冷疗（−30℃）对上述指标的影响。

两名有训练经验的健康男性以120°/s的速度，进行3组20次优势臂（用于投球的手臂）肘关节屈肌群全力等速离心运动，从而引起运动性肌肉损伤。在离心运动前一天（PRE）和运动后5个时间点（运动后第1、2、3、7和14天）进行相关测试，包括肱二头最大等长力量（MVC）、延迟性肌肉酸痛（DOMS）和肌肉水肿［通过横向弛豫时间（Transverse Relaxation Time，T_2）进行评价］。运动后，一名受试者接受喷射式低温空气冷疗（CRYO），另一名受试者进行被动恢复（PAS）。运动后即刻以及第1、2和3天进行喷射式低温空气冷疗。

1. 使用Cryo 6皮肤冷疗仪（Zimmer Medizin Systems，Neu-Ulm，Germany）将冷空气（−30℃）喷射至治疗部位。

---

① 法国国家体育运动学院（National Institute of Sport，Expertise and Performance，INSEP）。

② 法国南特大学（University of Nantes）。

2. 采用最大气流设定（强度=9）。

3. 手持冷疗喷嘴进行纵向和横向运动，喷嘴和皮肤之间始终保持5厘米的距离。

4. 每次冷疗持续时间为4分钟，间歇时间为1分钟，以免低温导致冻伤。

5. 最后一次冷疗结束后休息5分钟。

肘关节屈肌群离心运动后，两名受试者都出现MVC降低、DOMS和T_2增加。两名受试者在恢复期间的最大力量也出现降低，不过接受喷射式低温空气冷疗的受试者运动后1天和2天的MVC降幅略低，且第2天和第3天DOMS相对较轻；而被动恢复受试者离心运动后1天时的DOMS的上升幅度相对较低。肌肉酸痛是由炎症和体液蓄积（水肿）引起的，可使对机械伤害和代谢较为敏感的III型和IV型肌肉传入神经受到刺激，引起DOMS。与被动恢复相比，在整个运动恢复过程中，接受喷射式低温空气冷疗的受试者的疼痛感较低可能与肌肉水肿减轻有关。随后，在运动后第7天时，两名受试者的肌肉水肿水平基本接近，都回到基线水平。

除了止痛作用，冷疗可减少水肿形成、降低细胞新陈代谢，从而提高邻近创伤位置的未受伤细胞在水肿导致的组织缺氧期的存活率。基于这些数据，建议采用喷射式低温空气冷疗来缓解运动性肌肉损伤的症状。相关研究探讨了多种形式的局部冷疗（如冰水浸泡）或全身性冷疗（如全身性超低温冷疗），得到的结果不尽一致。我们的结果显示，冷疗法减少了延迟性肌肉水肿，从而可能减少DOMS，不过没有改善运动后的力量恢复进程。

总之，尽管冷疗广泛用于临床实践，但上述有关重复性低温空气喷射冷疗的测试未显示其对肌肉功能（即最大力量）的恢复产生显著影响。冷疗使肌肉水肿减少，可能缓解肌肉酸痛感，但是并未使高强度单关节离心运动后的力量恢复得到显著改善。最后，考虑到此类离心运动造成的力量下降和肌肉损伤存在很大的个体差异，运动方式和冷疗干预持续时间可能会对冷疗效果产生影响。

关键点

- 重复性-30℃喷射式低温空气冷疗并未改善肌肉损伤后的运动能力。

- 冷疗有助于缓解高强度运动后的延迟性肌肉水肿，但是对力量恢复没有显著影响。

- 肌肉损伤程度取决于运动形式，并且存在很大的个体差异，在评价恢复手段有效性时必须加以考虑。

第13章　全身性冷疗和热疗

克里斯托弗·豪斯沃斯（Christophe Hausswirth）博士

以及：弗朗索瓦·比耶赞（François Bieuzen）博士、马里耶勒·沃伦达特（Marielle Volondat）博士、于贝尔·蒂萨尔（Hubert Tisal）博士、雅克·古内伦（Jacques Guéneron）博士和琼-罗伯特·菲利亚尔（Jean-Robert Filliard）博士

　　特殊的环境条件有可能增加运动压力，特别是与温度变化有关的环境条件。各种体育运动都有理想的环境温度。偏离该温度范围将可能对运动表现产生不利影响。

　　在炎热或寒冷环境中进行运动意味着机体温度调节系统需要更加努力地工作。尽管人体的体温调节机制非常有效，但可能无法应对极端情况。不过在长期暴露于特殊环境温度时，体温调节系统会逐渐产生适应。人工高温或低温环境技术当前在运动领域的应用正在不断拓展，能够帮助运动员提前为困难环境条件下的比赛做好准备，也可用于提高身体恢复能力。当运动员能够将高温或低温环境暴露纳入日常训练时，甚至能够取得更显著的效果。

环境温度的生理学效应

　　为维持生命功能正常运转，人类等温血动物的核心温度必须保持恒定（Candas & Bothorel，1989）。核心温度是衡量身体温度的重要指标，它反映的是人体热量产生和散失之间的平衡。为了维持生命机能，细胞内部必须持续产生化学能量。尽管体温每天（或者每小时）都会出现波动，但其波动幅度较小，一般在1℃（34华氏度）的范围内。与之相反，核心温度在肌肉运动期间或者特殊的环境条件下可能升高至超过正常范围（36.1～37.8℃；Maughan & Shirreffs，2004）。在极端环境条件（高温高湿）下训练或比赛时，运动员的核心温度可能出现异常乃至危险的升高，使运动风险大大增加。

热交换

维持生命机能所需的细胞活动和物质合成需要稳定的能量供应。根据热力学第一原理，这种能量可通过不同的形式进行转化和储存。在肌肉中，约有25%的能量转化为机械能（进行局部运动，进而实现协同性全身运动），75%的能量转化为热能。因此，代谢能量中有很大一部分作为热量散失，这就需要机体具备良好的散热功能，从而使核心温度保持稳定。因此，当能量代谢增强（或外部高温环境）导致产热增加时，机体必须通过与周围介质进行热交换而释放一部分热能，以平衡体内热量（Candas & Bothorel，1989）。皮肤是人体和外界环境间进行热交换的主要渠道。

热量可以通过四种方式与空气进行交换：传导、对流、辐射和蒸发。血液将身体产生的热量输送到外周（皮肤）。皮肤是身体深层器官（需要被保护在身体内部）、代谢活跃组织与周围空气之间进行热量传递的媒介。身体的热量交换可通过上述全部四种热交换方式进行。在正常环境中运动时，体温调节的主要方式是出汗。出汗受中枢神经的调节，汗液分泌速率与机体需要散发的热量成正比，以确保核心温度保持稳定。在高温环境中进行运动时，肌肉活动产生的热量是影响体温调节的主要因素（Nielsen，1996）；此外，当空气相对湿度较高时，会对体温调节产生不利影响。

机体对热交换有严格的控制。静息核心温度约为37℃，但是在运动期间可能超过40℃。当运动时四肢肌肉温度达到42℃时，说明身体正在蓄积大量热量，可能存在散热问题。其原因在于运动时能量代谢产生的大量热能未能及时散出。根据已有的知识，当体温上升1~2℃时，能够提高肌肉功能（温度升高可减少组织黏滞性、改善肌腱弹性、提高神经传导速度和调节肌肉酶活性）；但是当体温超过40℃时，会影响神经系统功能，从而扰乱各种体温调节机制。

人体的热传感器位于下丘脑，像温控器一样记录和控制核心温度。因而，当体温轻微偏离目标温度时（如体育运动期间），体温调节中枢会立刻得到信息，随后激活各种调节机制，使核心温度得到调控。这一过程涉及两种传感器：位于下丘脑的中枢温度传感器（监测大脑血流温度的变化）和位于皮肤的外周温度传感器（监测所在器官的温度变化）。外周传感器记录的温度信号会发送到下丘脑和大脑皮层。

如果体温超过设定值（如运动期间），将触发一系列生理反应。下丘脑开始刺激汗腺分泌汗液，通过汗液蒸发促进散热。随着体温的升高，出汗率也随之升高。当血液和皮肤温度升高时，下丘脑会向血管平滑肌发送指令，使外周血管舒张。皮肤中的血流量随之增加，使血液能够加速将身体核心的热量运送至体表进行冷却。这有利于将热量向外周传输，进而通过辐射和对流发散热量，同时也有助于避免过度依赖发汗散热时增加机体脱水的风险。

在高温环境中，湿度会影响汗液蒸发散热。在高温和极度高湿（相对湿度接近100%）的环境中，汗液几乎无法蒸发（Candas，Libert & Vogt，1983；Nielsen，1996），核心温度有快速升高的危险。相对湿度较高意味着空气中存在大量水分子，这会导致皮肤表面和环境之间的水蒸气浓度梯度减小，限制水分子挥发，从而减少汗液蒸发。任何干扰散热的因素都会导致体温升高和不适感增加。因此，特定环境温度下，不适感水平会受到相对湿度（表13.1）和空气流动的影响。

表13.1　相对湿度（%）对运动员体感温度的影响

相对湿度	空气温度										
	21.1（70）	23.9（75）	26.7（80）	29.4（85）	32.2（90）	35（95）	37.8（100）	40.6（105）	43.3（110）	46.1（115）	48.9（120）
0	17.8	20.6	22.8	25.6	28.3	30.6	32.8	35.0	37.2	39.4	41.7
10	18.3	21.1	23.9	26.7	29.4	32.2	35.0	37.8	40.6	43.9	46.7
20	18.9	22.2	25.0	27.8	30.6	33.9	37.2	40.6	45.0	48.9	54.4
30	19.4	22.8	25.6	28.9	32.2	35.6	40.0	45.0	50.6	57.2	64.4
40	20.0	23.3	26.1	30.0	33.9	38.3	43.9	50.6	58.3	66.1	
50	20.6	23.9	27.2	31.1	35.6	41.7	48.9	57.2	65.6		
60	21.1	24.4	27.8	32.2	37.8	45.6	55.6	65.0			
70	21.1	25	29.4	33.9	41.1	51.1	62.2				
80	21.7	25.6	30.0	36.1	45.0	57.8					
90	21.7	26.1	31.1	38.9	50.0						
100	22.2	26.7	32.8	42.2							

注：空气温度单位为℃（括号中为华氏度）。表中从左至右，无阴影代表温度较舒适，没有危险；浅灰色阴影说明存在低风险，可能出现高温诱发的肌肉抽筋；中灰色阴影代表风险较高，可能出现热衰竭（Heat Exhaustion）乃至中暑（Heatstroke）；深灰色阴影说明风险非常高，极可能出现中暑。

例如，当环境中没有显著的空气流动时，由表13.1可见，如果环境温度为29.4℃，当相对湿度为70%时，体感温度为33.9℃；当相对湿度为80%时，体感温度为36.1℃；当相对湿度为90%时，体感温度为38.9℃。

冷应激

当环境温度为20℃，安静状态下穿着轻薄衣服时体温处于平衡和舒适的状态，不需要额外的体温调节。当外界环境导致热量损失并对体内热平衡构成威胁时，则会出现冷应激。

当皮肤或血液温度下降时，下丘脑会作出反应，激活对抗寒冷的机制，增加身体产热量。首先出现的一系列反应包括颤抖、非颤抖性产热（Nonshivering Thermogenesis）和外周血管收缩。

颤抖是寒冷引起的反射性非自主肌肉收缩，可使静息代谢热量生成增加4～5倍。非颤抖性产热作用与交感神经系统刺激新陈代谢有关。静息代谢率由甲状腺素控制，代谢率增加可使内源性发热增加。交感神经还可刺激体表的小动脉血管平滑肌，使外周血管收缩，减小血管体积，从而减少皮肤血流，避免过多的热量损失。此外，皮肤温度下降还会使皮肤细胞代谢率降低，从而减少外周氧气消耗。

不同于对高温环境的反应，身体在对抗寒冷时的体温调节机制相对有限。如果没有穿着适当的防护服装，一旦体温调节达到极限，体内热量会显著流失。在寒冷环境中，传导、对流和辐射引起的能量流失可能大于人体产热量。很难精确给出究竟怎样的环境条件可导致人体热量过度流失和体温降低。事实上，热量平衡涉及多重内在因素（脂肪组织、循环系统、内分泌系统、训练水平、疲劳状态）和外在因素（衣服类型、环境温度、风、湿度、海拔）。这些因素可能影响热量生成或损失。一般而言，皮肤与环境之间的温差越大，热量损失就越大。但是，热量损失率会受到解剖因素和环境因素的影响。例如，风是一种致冷因素，可通过传导和对流增加热量损失。而高湿和严寒也会加剧低温应激。当环境温度相同时，潮湿或有风会增加寒冷造成的不适感。

全身性超低温冷疗

世界上首个超低温冷疗室于1989年出现在日本，山内（Yamauchi）首次应用冷藏室治疗风湿类疾病。全身性超低温冷疗（Whole-Body Cryotherapy，WBC；也称为全身性超低温刺激技术，Whole-Body Cryostimulation）随后推广到各种炎症——关节炎和多发性硬化（Fricke，1989）、风湿性关节炎（Metzger，2000）和牛皮癣等皮肤病（Fricke，1989）的治疗。在此基础上，全身性超低温冷疗还被用于治疗疼痛和避免创伤后水肿，暴露时间一般限制在2～3分钟（Zagrobelny，2003）。

在运动领域，全身性超低温冷疗在接近-100℃的温度下使用，旨在限制肌肉损伤的扩散（Swenson，Sward & Karlsson，1996）。此外，还用于预防性治疗，目的是降低高强度训练期间肌肉损伤的风险。不过目前仍然需要更多的研究证据，以进一步明确全身性超低温冷疗对高强度训练后与恢复相关的生物学指标的影响。

目前有关恢复、运动和低温刺激之间联系的科学证据相对较少，本文将尽可能归纳全身性超低温冷疗对相关指标影响的研究结果，探讨超低温冷疗在运动恢复领域中可能的应用方向。未来的研究应进一步评估超低温冷疗对运动后恢复的影响。现有的研究数据显示，超低温冷疗对部分炎症指标可产生积极影响，有可能在一定程度上提供抗氧化能力，并可改善情绪和轻度沮丧状态。在此基础上，我们建议下一步的研究应当着重考察超低温冷疗对运动员恢复的影响。

炎症标志物反应

一些研究者监测了超低温冷疗对各种炎症标志物的影响。班菲等（Banfi，2008）的研究显示，高水平英式橄榄球运动员进行1周全身性超低温冷疗后，促炎细胞因子（IL-2和IL-8）水平降低，抗炎细胞因子（IL-10）水平升高。这一结果与高强度运动后肌肉的恢复直接相关。班菲等认为，全身性超低温冷疗可促进肌肉恢复，不过他们暂时还无法评估其改善程度。

该研究共在5个训练日对10名高水平英式橄榄球运动员进行了超低温冷疗，运动员首先进行30秒-60℃冷疗，随后进行120秒-110℃冷疗。冷疗实验期间受试者保持正常的训练负荷，每天训练3小时。测试结果显示，急性炎症标志物免疫球蛋白和C-反应蛋白没有表现出显著性差异；血肌酸激酶（CK）、前列腺素（PGE2）在5天全身冷疗后显著降低。这项研究中未设对照组。尽管该研究中未检测去甲肾上腺素（NA），不过研究者们认为，肌酸激酶的降低可能与低温刺激去甲肾上腺素分泌有关。而另一项研究（Rønsen，2004）的结果验证了去甲肾上腺素的作用。

班菲等（Banfi，2008）的研究观察到冷疗后前列腺素出现降低，且与肌酸激酶降低存在关联。前列腺素可由炎症部位合成，具有血管舒张作用，并可与组胺和缓激肽（Bradykinin）等协同作用，使血管通透性增加，从而导致水肿。进行5天全身性超低温冷疗后，前列腺素的降低可能提示肌肉恢复得到改善。不过，这项研究的缺陷是没有设置对照组，因此无法根据其研究结果推导出有关全身性超低温冷疗促恢复作用的可靠结论。尽管如此，该研究仍然为探讨冷疗的促恢复作用提供了有价值的指标线索。

激素反应

大多数全身性超低温冷疗研究重点关注了生化指标的动态变化及各种激素对低温暴露的反应。人们普遍认为内分泌指标的变化与运动后恢复存在关联。斯莫兰德等（Smolander，2009）的研究对全身性超低温冷疗（-110℃，2分钟）和冷水浸泡（0~2℃，20秒）进行了比较。两组受试者均每周进行治疗，共计12周。该研究监测了各种激素指标的变化，包括生长激素（GH）、催乳素和甲状腺素（TSH、T3、T4）。研究结果显示，全身性超低温冷疗组激素水平没有显著变化。长期低温治疗似乎并未对这些激素产生影响。

鉴于全身性超低温冷疗未显著影响激素水平，这从另一个侧面表明该技术符合体育道德。班菲等（Banfi，2008）的研究也支持这一结果，他们的研究显示，一周进行5次冷疗暴露（每次2分钟）并未对10名受试者的血液学参数（如红细胞数、白细胞数、红细胞压积、血红蛋白、血小板数等）产生显著影响。另一项研究显示（Leppäluoto，2008），全身性超低温冷疗（每周3次，共12周）可显著提高血浆去甲肾上腺素水平。研究者们认为12周冷疗中去甲肾上腺素水平的上升可能与疼痛感减轻有关，这也是在涉及创伤性运动的研究中较常观察到的现象。不过这项描述性研究并未采用疼痛感知量表对运动员的疼痛感进行量化评估。

免疫反应

多年以来，免疫机能一直是运动生理学家特别感兴趣的话题。健康运动员咽喉疼痛的发生率有助于医生对过度训练综合症进行早期诊断。近年来英美两国有多项严谨的研究验证了这一观点。

研究显示，反复进行长时间高强度运动，会使免疫功能降低，导致运动员对细菌和病毒攻击的抵抗力减弱，对恢复造成不利影响（Nieman，1994）。运动员对呼吸道感染的易感性可能存在一个渐进性过程。训练强度和呼吸感染风险之间的关系符合J形曲线，中等强度运动的呼吸感染风险相对较低。运动训练可在一定程度上改善免疫机能，而过度训练则会使免疫机能下降，尤其是免疫球蛋白和自然杀伤淋巴细胞（NK）。

由于全身性超低温冷疗是新近发展的技术，因此有关其对免疫机能的动态影响的研究还很少见。北欧国家近年有关冷水游泳或浸泡的研究可提供一些有关全身冷疗对免疫系统影响的线索。北欧的冷水游泳或浸泡更多的是基于地域文化发展而来，而不是基于科学，根据人们的经验，此类全身性低温治疗与抗感染能力提高存在关联。

　　基于这一背景，扬斯基等（Janský，1996）对10名患者进行了为期6周的研究，研究对象每周在14℃的水中浸泡1小时。该研究观察了几种免疫标志物，发现CD25+淋巴细胞和CD14+单核细胞显著增加；此外可刺激T-淋巴细胞生成的白介素-6（IL-6）也表现出升高的趋势，但无显著性。作为先导性研究，尽管缺少对照组，但是其研究结果提示限定时间（少于1小时）的低温刺激可能对免疫系统有刺激作用。有研究比较了定期冬泳的人群和对照组的免疫指标，印证了了上述结果（Dugué & Leppänen，1999）。冬泳人群血液IL-6、单核细胞数和白细胞数都相对较高，提示冬泳人群的免疫系统能更好地应对炎症反应，重复性低温刺激（通过浸泡或其他方法）可能是感染防御能力提高的原因。由此可以推测，重复性低温舱/室暴露（全身性超低温冷疗）也可能刺激免疫系统并降低感染率。建议有关全身性超低温冷疗的后续研究着眼于上述假设，深入挖掘免疫、低温刺激和运动恢复之间的关系。

对呼吸功能的影响

　　暴露于寒冷环境对呼吸功能的影响一直是相关研究的焦点。人体可通过激活交感神经系统对寒冷作出反应，因此会伴有支气管扩张（Marieb，1999）。班多巴亚等（Bandopadhyay，2003）研究了9周北极寒冷环境暴露对10名受试者的呼吸功能的影响。结果显示，进入寒冷环境后的最初几天，每秒用力呼气量（Forced Expiratory Volume Per Second，FEV1）显著降低；暴露4周后，FEV1恢复至初始水平；9周暴露结束时，FEV1显著提高，但可能会随时间衰减。斯莫兰德等（Smolander，2009）研究了全身性超低温冷疗对呼吸的影响，25名无抽烟史的受试者每周进行3次、每次2分钟的全身性超低温冷疗，共12周。每次冷疗后2分钟和30分钟测量呼气流量峰值（PF）和FEV1。在为期3个月的研究中，冷疗后2分钟的PF和FEV1未发生显著变化。冷疗后30分钟的PF和FEV1在第一个月结束时出现显著降低，研究者认为这可能是因为寒冷刺激引起的交感神经反射在30分钟后回到基线水平，伴以副交感神经兴奋性增强。该研究提示，呼吸疾病患者应谨慎使用全身性超低温冷疗。

对抗氧化能力的影响

　　体育运动的特征是耗氧量增加，而氧气高速消耗往往伴随自由基生成增加（Jenkins，1988；Sen，1995）。抗氧化能力与运动后肌肉恢复之间有明确的关联（Gauché，2006）。高强度运动和包含大量离心动作的运动都会对肌肉产生很强的刺激，其代谢副产物会显著影响细胞结构。氧化应激涉及的氧自由基（Oxygen-Derived

Free-Radical，ODFR）结构多种多样，但都具有强烈的氧化性，会破坏各种细胞组分。氧化应激可能导致细胞功能紊乱以及炎症问题。因此有研究者尝试用全身性超低温冷疗减少氧化应激。

西姆斯等（Siems，1992）进行的早期研究显示，全身性超低温冷疗急性暴露1至5分钟会使游泳运动员产生氧化应激。低温刺激后1小时，与对照组相比，低温暴露组的氧化应激标志物（红细胞内氧化谷胱甘肽）显著增加；同时，具有清除活性氧作用的尿酸浓度出现降低（Ames，1982）。研究者们认为，长期、适度的氧化应激有助于提高整体抗氧化能力。此外，全身性低温暴露时，由于脂质过氧化增加，线粒体在低温条件下产生的超氧阴离子升高了10倍以上（Bartosz，2003）。

有研究显示，在低温室进行1周3次、持续12周的冷疗，可提高血浆总抗氧化能力（Total Plasma Antioxidant，TPA）（Dugué，2005）。这一结果否定了研究者们最初认为冷疗会降低抗氧化能力的理论假设，并为冷疗的保护性效应提供了解释。该研究未发现重复性寒冷暴露对体内抗氧化物水平产生显著影响。事实上，大多数有关低温刺激对氧自由基和脂质过氧化影响的研究均集中于类风湿性关节炎的治疗上（Metzger，2000；Yamauchi，1989）。

另一项研究考察了全身性超低温冷疗（-130℃）对抗氧化剂的影响（Lubkowska，2008），发现进行3分钟全身性超低温冷疗结束后30分钟，血浆总氧化水平（Total Oxidant Status，TOS）显著降低。次日血浆总氧化水平仍显著低于基线水平。此外，低温刺激后30分钟，总抗氧化水平（Total Antioxidant Status，TAS）显著降低，但次日值与基础值无显著性差异。不过在运动员的日常训练中，冷疗刺激与运动刺激同时存在，因此很难单独分析训练或冷疗对脂质过氧化的影响（Bloomer，2006；Swenson，Sward & Karlsson，1996）。

对抑郁情绪的影响

一些研究考察了低温刺激的躯体和心理效应，就冷疗对情绪的调节作用形成了一定的共识。尽管运动恢复研究较少涉及躯体和心理效应方面的指标，但这方面的效应不应该被忽视。有研究显示，短时间全身性超低温冷疗有助改善睡眠和情绪，使受试者产生放松感，其效应可持续数小时至数天（Gregorowitcz & Zagrobelny，1998）。新近的一项研究考察了全身性超低温冷疗（-150℃，每次160秒，在2周中共进行10次）对23名抑郁患者抗抑郁治疗的影响（Rymaszewska，2003）。该研究采用21项版本的汉密顿抑郁量表（Hamilton Depression Rating Scale，HRDS）对冷疗的效果进行了评估，研究结果显示，全身性超低温冷疗对汉密顿抑郁量表评分具有积极影响，有助于减轻抑郁症状。在此基础上，研究者们又开展了一项后续研究，加入了34名病人组成的对照组（Rymaszewska，Ramsey & Chladzinska-Keijna，2008）。实验结果显示，3周后全身性超低温冷疗组26名抑郁症患者的汉密顿抑郁量表评分降低34.6%，而对照组仅下降2.9%。相关的神经生物学假设是，抑郁源于下丘脑–垂体–肾上腺皮质（HPA）轴功能异常。而全身性超低温冷疗可能对病人的生物节律产生积极影响。因此上述研究结果可能为运动员训练期间的一些常见问题提供帮助。

对运动员恢复的影响

有研究初步评估了高水平运动员膝关节前十字韧带术后康复训练期间，全身性超低温冷疗对相关肌群僵硬状况的影响（Barbiche，2006）。17名研究对象每天使用全身性超低温冷疗3分钟，共进行3周。结果显示，与对照组相比，全身性超低温冷疗组的肌肉疼痛有减少的趋势（$P=0.07$）。不过仍然有必要进行更进一步的研究，通过更大的样本队列对这一结果进行验证，以及解释全身性超低温冷疗改善肌肉僵硬和恢复的机制。

干式桑拿

桑拿的历史已有2000余年，今天仍然被广泛使用。桑拿在芬兰尤为普及，芬兰的人口约520万，拥有的桑拿室则超过200万个。

芬兰的高水平运动员在推广桑拿促恢复方面发挥了重要作用。1932年洛杉矶奥运会和1936年柏林奥运会时，芬兰国家队进驻奥运村时携带并安装了从芬兰国内运送的桑拿室，引起了媒体的广泛报道，也引发了人们对于高水平运动员使用桑拿的关注。

目前干式高温疗法的应用很广泛，可用于缓解过度紧张、焦虑和易怒，对感冒（Einenkel，1977；Ernst，1990）、哮喘和其他支气管狭窄性疾病（Preisler，1990）也有一定作用。高于皮肤温度的环境温度会刺激多种体温调节路径和机制。机体在这种环境中可通过辐射和对流恢复热平衡。

根据研究文献，"桑拿"（Sauna）有多种方式：一般认为桑拿疗法的最佳暴露温度为80~90℃，相对湿度为15%~30%（Kukkonen-Harjula & Kauppinen，2006）。也有研究考察了相对湿度从3%~50%不等的各种桑拿（Paolone，1980；Shoenfeld，1976）。在实际应用中，人们在桑拿过程中常会通过将水倒在热石头上来调节湿度水平。不同研究中桑拿的持续时间存在很大差异，5~20分钟不等。有研究者建议，桑拿暴露时间应控制在10分钟以内（Kauppinen，1986）。关于桑拿程序，一种常见的方式是重复进行3轮桑拿，然后将身体浸泡在冷水中（5~15℃）、洗冷水澡或暴露在室温下（23~24℃）。芬兰式桑拿浴的温度经常超过110℃（Kukkonen-Harjula & Kauppinen，2006）。

桑拿过程中，体温随环境温度增加。这种体温上升会引起心血管系统、呼吸系统和神经肌肉水平的生理变化以及炎症、激素和免疫系统的变化。心血管活动变化主要与出汗、外周血管舒张和血液向外周重新分布有关（Paolone，1980）。图13.1显示了如何根据湿度与温度的函数关系调整桑拿温度。桑拿温度80~100℃时，相对湿度应当为10%~20%（Leppäluoto，1988）。

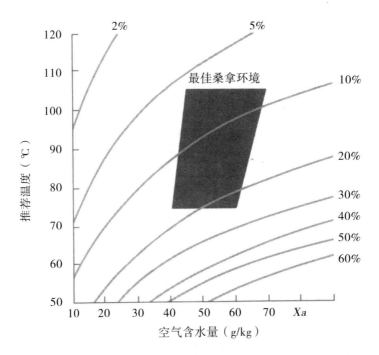

图13.1　桑拿高温暴露（80~100℃）时温度和相对湿度之间的关系及温湿度建议

注：推荐空气含水量为40~70g/kg，对应的相对湿度为10%~20%。

（数据来源：J. Leppäluoto. Human thermoregulation in sauna. Annals of Clinical Research，1988，20：240-243）

研究显示，桑拿的高温环境在适度运用时，对于健康情况良好的人以及心血管疾病得到适宜管理的病人都是安全的。热疗可能对运动恢复有益，有助于缓解肌肉疼痛和促进伤病康复（Brukner & Khan，2001）。不过，在有关桑拿效果的众多研究中，探讨桑拿对运动后恢复影响的研究却为数不多。有研究显示，桑拿期间核心温度上升对炎热环境中（34℃）的运动表现具有消极影响（Simmons，Mündel & Jones，2008）。

有关桑拿的研究显示，实验设计（温度、湿度水平、持续时间以及桑拿过程中使用的冷却方式）、研究对象对桑拿的适应程度、营养状况、桑拿后24小时的激素分泌变化、桑拿前的运动训练状况和个人特点（年龄、性别、健康、脂肪组织百分比）等因素均可能影响桑拿效果（Kukkonen-Harjula & Kauppinen，1988）并对体温调节反应产生影响（Yokota，Bathalon & Berglund，2008）。在设计有关桑拿促恢复作用的研究时，应考虑对上述因素作出准确描述或限定。

心血管系统反应

桑拿时身体大面积暴露于高温环境中，可能增加心脏压力，引起心脏早搏、低血压、高温诱导昏厥和心动过速。极端情况下甚至可能导致死亡（Turner，1980）。

温度升高会导致血流再分配。当皮肤温度超过41℃时，心率可升高6.6次/分，内脏血流增加0.6升/分，肾脏血流减少0.4升/分，肌肉血流减少0.2升/分（Rowell，Brengelmann & Murray，1969）。这些生理变化与机体为避免体温升高而大量出汗有关。出汗与皮肤毛细血管舒张存在密切关联。出汗时，在心输出量没有显著改变的情况下，皮肤血流可增加20%～40%。另一方面，当桑拿温度超过90℃时，心输出量可增加70%以上（Kauppinen，1989）。皮肤大量出汗会引起体内水分丢失，使血压降低，心率代偿性升高（Kauppinen & Vuori，1986）。研究显示，在80℃或90℃（干蒸）以及80℃（湿蒸）桑拿中，静息心率（基础值70次/分）可分别增加60%、90%和130%（Kukkonen-Harjula，1989）。同时伴有摄氧量增加（Hasan，Karvonen & Piironen，1966）以及血管舒缩控制失调和皮肤血管突然扩张（即外周阻力降低）引起的心输出量增加（Greenleaf，1989）。

有研究观察了运动员在完成7分钟划船测功仪运动后，进行5分钟桑拿（90～100℃）时的心电图（ECG）变化（Taggart，1972），发现心电图出现T波低平，ST段压低，且与对照组（正常环境条件下恢复5分钟）相比存在显著性差异。心电图所反映出的血液动力学变化可能与血流再分配导致心肌缺血有关（Taggart，Parkinson & Carruthers，1972）。另一项研究观察了10名研究对象（平均年龄44岁）进行10分钟桑拿（温度为70～74℃、湿度为3%～6%）时心电图的变化，发现运动后进行桑拿对于健康人具有潜在的危险性（Paolone，1980）。不过，根据其他研究的结果，桑拿中心肌梗塞（Romo，1976）、心脏病（Suhonen，1983）和猝死（Vuori，Urponen & Peltonen，1978）的风险低于一般的日常活动。

神经肌肉系统反应

高温暴露可使神经冲动和本体感觉的传递增强，反应时间缩短（Burke，Holt & Rasmussen，2001）。热疗可提高肌肉弹性和关节灵活性，并有可能减少肌肉痉挛（Wilcock，Cronin & Hing，2006）。此外，高温可使关节囊内循环增强，降低滑液黏度（Kauppinen & Vuori，1986）。也有研究发现，只有当受试者在高温环境中进行牵拉时，热能对关节灵活性的促进作用才能较为明显地表现出来（Prentice，1982；Sawyer，2003）。

一些研究从神经肌肉调节的角度考察了桑拿后立即浸泡在冷水中的作用。针对16名研究对象进行的初步研究显示，极端温度环境暴露后（10分钟75～85℃，相对湿度30%～40%，然后洗16℃冷水浴）20分钟时，肌电图（EMG）测试显示神经肌肉激活降低（De Vries，1968）。这些研究者排除了迷走神经效应，认为肌张力降低可能与温度升高导致的 γ 运动神经元活动减少有关。

事实上，桑拿引起的轻微酸中毒导致的细胞内钾流失增加，可能与神经肌肉功能和肌肉收缩力降低存在关联。由此看来，桑拿暴露可能会对肌肉表现造成不利影响。此外，桑拿暴露后进行冷水浸泡（16℃）可能无法使肌肉力量恢复初始水平。

桑拿可能还有助于缓解疼痛感和促进恢复。有研究者认为，桑拿有助于减轻肌肉骨骼功能紊乱引起的疼痛（Kukkonen-Harjula & Kauppinen，2006）。这些研究者还认为，强烈的高温与低温刺激结合在一起时，可以使 β-内啡肽分泌增加，从而产生镇痛效果（Kukkonen-Harjula & Kauppinen，1988）。对无桑拿习惯的纤维肌痛患者进行的研究确实显示，与温水浸泡相比，使用强烈的高温/低温刺激进行6周治疗可更显著地提高疼痛耐受性（Nadler，Weingand & Kruse，2004）。该研究还显示，持续高温暴露（8小时/天，2～5天）对减少肌肉疼痛感有显著效果。

内分泌系统反应

桑拿高温暴露引起的血液动力学和内分泌变化类似于体育运动。桑拿暴露（如80℃）可使血液和尿液去甲肾上腺素浓度升高（Kauppinen & Vuori，1986），而且桑拿暴露对青少年受试者（<14岁）的影响可能更大，去甲肾上腺素浓度可上升3倍（相对于基础值），这接近于高强度运动引起的激素反应水平（Kukkonen-Harjula，1989）。不过，大多数研究显示，桑拿后血浆肾上腺素浓度并没有增加（Taggart，Parkinson & Carruthers，1972），这一现象与压力或运动引起的激素反应存在不同（Christensen &

Schultz-Larsen，1994）。有研究显示血浆去甲肾上腺素浓度上升与肾上腺素上升存在关联（Taggart，Parkinson & Carruthers，1972；Tatár，1986）。这可能与受试者不适应实验方式造成的应激压力或某些测试方法存在偏倚有关（Kukkonen-Harjula & Kauppinen，1988）。

桑拿对循环和激素分泌的影响主要与交感神经兴奋和下丘脑–垂体轴的作用有关（Kauppinen & Vuori，1986）。这种神经内分泌效应是机体为应对压力而做出的反应，主要目的是增加能量供应和保持体温（以抵消出汗的影响）。此外，桑拿时肾小球滤过率会降低，以减少肾脏对水分的排泄。不过即便如此，桑拿过程中水和钠还是会出现流失，引起血浆容量下降和血液浓缩，进而激活肾素–血管紧张素–醛固酮系统（Kukkonen-Harjula & Kauppinen，1988），并可引起精氨酸–加压素升高（konen-Harjula & Kauppinen，1988；Leppäluoto，Tapanainen & Knip，1987）。

因此，桑拿会引起血管紧张素Ⅱ、醛固酮、催乳素和加压素都显著升高。这种内分泌变化是一过性的，而非永久性的（Kukkonen-Harjula & Kauppinen，1988）。例如有研究显示，在温度72℃、相对湿度30%的条件下进行15分钟桑拿可使血浆生长激素（GH）浓度从9μg/L（微克/升）显著上升至36μg/L，不过30分钟后生长激素浓度即可恢复初始水平（Leppäluoto，Tapanainen & Knip，1987）。该研究显示，桑拿时生长激素分泌的增加可能与生长激素释放激素（GHRH）增加有关。

有关桑拿抗炎作用的研究显示，80～100℃干热暴露（湿度0%）对血浆前列腺素E2（PGE2）的浓度没有显著影响（Kukkonen-Harjula，1989）。有研究监测了7名受试者桑拿对垂体前叶分泌的促肾上腺皮质激素（ACTH）和β–内啡肽的影响，发现暴露于85～90℃、相对湿度7%的环境中30分钟可显著增加血浆中这两种激素的浓度，ACTH从15pg/ml上升至42pg/ml，β–内啡肽从60pg/ml上升至至130pg/ml（Jezová，1989）。不过，也有研究以有桑拿习惯的人群作为受试者，未发现其ACTH有显著上升（Leppäluoto，1975）。

有研究显示，桑拿后进入常温环境15分钟后，只有β–内啡肽浓度显著升高（Jezová，1985）。β–内啡肽升高是桑拿缓解运动后疼痛的可能机制（图13.2）。该研究还显示，30分钟桑拿可使血浆皮质醇呈现上升趋势；随后在常温环境休息15分钟时，皮质醇上升的速度更快，其平均值从12ng/ml（纳克/毫升，基础值）显著升高至19ng/ml。皮质醇的升高可能通过增强肝脏糖异生而对糖代谢产生影响，加速糖原储备再合成，促进运动后恢复。考皮宁等认为（Kauppinen，1986），有关桑拿对皮质醇和ATCH的研究结果的不一致性，可能与试验条件的差异以及受试者是否有桑拿的习惯有关（Kukkonen-Harjula & Kauppinen，1988）。此外，由于生理节律会对皮质醇产生显著影响（参见第9章），因此在进行研究设计和分析研究结果时应加以考虑。

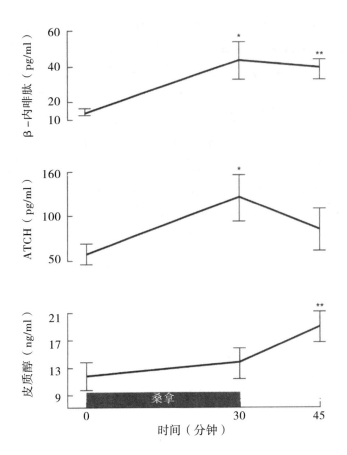

图13.2　30分钟桑拿暴露对血浆β-内啡肽、促肾上腺皮质激素（ACTH）、皮质醇的影响

注：各项指标的数值以平均值±标准差的形式表示。

*表示与基础值（即桑拿前）相比具有显著差异（$P<0.05$）。**$P<0.01$。

（数据来源：Jezová et al.，1989）

　　最后，有关桑拿的心理学作用也有不少研究。桑拿在心理学方面常用于帮助运动员恢复平静状态。有研究考察了5名18岁男性运动员进行3次10分钟90℃桑拿的效果（Putkonen & Elomaa，1976），夜间记录的脑电图（EEG）显示，桑拿可使深睡眠增加（比对照组多72%）。研究者们认为其可能机制是桑拿对去甲肾上腺素的刺激作用，导致中枢神经系统中去甲肾上腺素的一过性消耗和血清素生成的增加。

呼吸系统反应

　　研究显示，相对湿度15%～30%、温度80～90℃的桑拿环境可使黏膜和上呼吸道保持湿润。此外，在该条件下，空气和水在呼吸道中的净热交换仍然较低（Laitinen &

Laitinen，1988）。在桑拿环境中，呼吸加快加深，而肺活量、标准通气量（Standard Volume）、呼气流量峰值（PF）和每秒用力呼气量（FEV1）等指标在最初数秒出现增加（Hasan，Karvonen & Piironen，1966；Kauppinen & Vuori，1986；Laitinen & Laitinen，1988）。桑拿对呼吸系统产生的生理影响相对较小（约为10%），类似于快速行走导致的生理变化（Kauppinen，1989）。呼吸系统的变化在桑拿后2小时内恢复基线水平（Kauppinen & Vuori，1986）。不过，一项对12名32~58岁男性（平均年龄40岁）进行的研究显示，桑拿会提升肺功能相关指标，并增强肺部抗感染能力（Laitinen，1988）。其中有关肺部感染数量的研究结果不具备统计学意义的显著性；但是，经常进行桑拿的人群的肺部感染率不足对照组（不进行桑拿）的1/2。另一项研究对25名经常桑拿的受试者和25名对照组进行了3个月的追踪，发现桑拿高温暴露人群的感冒发生率约减少50%（Laitinen & Laitinen，1988）。

免疫系统反应

在传统上，桑拿常被用于预防各种感染（Kauppinen & Vuori，1986）。关于桑拿的抗感染机制，存在两种假设：一种假设认为，体温升高可增强体内抗菌作用；另一种假设认为，高温会影响病毒DNA半保留复制，从而增强对病毒感染的抵抗力（Kauppinen & Vuori，1986）。不过，考虑到热疗可能对炎症有负面影响，因此仍需谨慎使用（Nadler，Weingand & Kruse，2004）。研究证据显示，体温升高可能引发炎症反应，导致水肿加剧，延缓运动后的恢复速度（Magness，Garrett & Erickson，1970；Wallas，Warren & Kowalski，1979；Coté，1988）。桑拿可引起白细胞数增加，而多核嗜酸性粒细胞数减少（Kauppinen & Vuori，1986）。

此外，有研究发现连续3天、每天20分钟热水浸泡使受试者（共30人）水肿程度显著增加（Coté，1988）。运动后进行热疗也可能加重肌肉水肿（Feibel & Fast，1976）。因此，对于各类创伤问题，使用桑拿时应格外谨慎。

对疲劳的影响

桑拿在运动训练中得到日益广泛的应用。运动后进行蒸汽浴成为一种常见的促恢复手段（Paolone，1980）。但另一方面，高温环境比低温环境更容易对运动能力造成不利影响。因为高温环境引起的核心温度上升是运动能力的限制因素之一，并会引起主观疲劳感增加（如RPE，主观用力感觉）。因此有研究考察了冷却干预对桑拿（温度67.7±0.8℃，相对湿度30%）效果的影响，冷却组（N=9）使用喷雾器和冰袋冷却头部和脸部，对照组（N=8）不进行冷却（Simmons，Mündel & Jones，2008）。研究对象在桑拿过程中采取坐姿并以塑料包覆躯干，使核心温度增加最大化。当受试者核心温度的上升幅度达到2℃时终止桑拿，暴露时间不超过90分钟。

为评估桑拿和冷却干预对疲劳的影响，该研究让受试者在每次桑拿前后各进行一次运动测试，测试环境温度为34℃，运动方式为70%最大摄氧量强度运动12分钟。结果显示，在桑拿后运动测试中，冷却组的RPE评分显著低于对照组，核心温度和皮肤温度则显著高于对照组（$P<0.01$）。冷却组在桑拿后运动测试开始和结束时的温度比对照组低0.5℃（$P<0.05$）。而且对照组的8名受试者中只有4人能够完成第二轮运动测试。该研究的结果还进一步显示，RPE与核心温度呈显著相关关系（$r=0.82$，$P<0.01$）。此外，当核心温度达到39.4℃时，肌肉自主运动能力和最大收缩力量均降低（Simmons，Mündel & Jones，2008）。高温环境下肌肉运动能力的下降可能与肌肉温度上升影响收缩能力有关（Todd，2005）。

局部冷热交替疗法改善运动恢复的可能机制包括以下要点：

- 通过温度刺激增加特定区域的血液供应。
- 加速血乳酸的清除。
- 减少炎症和水肿。
- 刺激循环系统。
- 缓解僵硬和肌肉疼痛。
- 增加关节活动度。
- 减少和延缓肌肉疼痛的出现（Wilcock，Cronin & Hing，2006）。

随着全身性超低温冷疗舱的逐步推广，预计很快会有关于全身性冷热交替疗法（如桑拿+全身性超低温冷疗）的研究出现。

桑拿与运动恢复

按体重级别进行比赛的运动员常会通过长时间桑拿的方式实现快速脱水减重。然而，这种桑拿方式可能导致运动能力下降。长时间桑拿会使机体大量失水，进而导致体重下降和电解质丢失。这可能对运动表现造成不利影响（Gutiérrez，2003）。在80～90℃的桑拿中，平均水分丢失约为0.5千克（Kukkonen-Harjula & Kauppinen，1988），甚至可能达到1千克（Ahonen & Nousiainen，1988）。有研究让12名受试者（有男性也有女性）进行3组各20分钟的桑拿（温度为70℃），每组桑拿结束后在常温下休息5分钟。结果显示，女性受试者体重减轻幅度为1.6%±0.6%，男性为1.8%±0.5%（Gutiérrez，2003）。对于女性而言，即使在桑拿后补充水分，深蹲跳（Squat Jump）成绩仍显著低于桑拿前（桑拿前23.7［±2.2cm］对比桑拿后25.2［±1.4cm］，$P<0.05$）；而且其深蹲跳成绩降低幅度与体重减轻程度直接相关。男性受试者没有表现出这种相关性。

人体少量脱水即有可能对运动表现造成不利影响。在长时间运动时，或重复进行高温环境暴露（如桑拿或蒸汽室）而缺乏监控时，这一问题会变得尤为突出。鉴于水的重要性和脱水的不良后果，在进行桑拿或运动引起水分丢失时，及时和充分的补水非常重要。为了避免脱水对生理机能和运动能力产生负面影响，应遵循如下补水建议：

● 当身体存在水分丢失时，应在第一时间进行补水。这样有助于避免出汗率下降以及体温过度升高，并可使血容量和心率保持足够高的生理水平。如果重复进行长时间桑拿，这一点更加重要。

● 摄入含糖运动饮料。运动或桑拿后，通过运动饮料补充部分能量消耗。

● 补充电解质。身体需要维持电解质平衡以保持血浆渗透压，这样桑拿才有可能真正发挥促恢复作用。如采取多次进行桑拿以促进恢复的方式，在桑拿过程中及时补水尤为重要。身体丢失的水分能够以多快的速度补充是一个关键的问题，这很大程度上取决于饮料的成分。在进行补液时，饮料的温度、摄入时间和饮用数量都是需要加以考虑的问题。有多项研究就运动饮料的等渗浓度（Costill & Saltin，1974；Costill & Sparks，1973）、温度（Costill & Saltin，1974）、糖含量、渗透压（Costill & Saltin，1974；Hunt & Pathak，1960）以及供能特性（Brener，Hendrix & Hugh，1983）等进行了探讨。此外，还应特别关注运动饮料中特定电解质（钠、氯和钾离子）的浓度（Hunt & Pathak，1960；Costill & Sparks，1973）以及饮料中含有的单糖或复合糖的性质（Owen，1986）。我们将总结相关研究的成果，归纳在运动实践中的应用建议，从而回答关于运动员在桑拿后补水、促进恢复的若干重要问题：什么时候补水、如何补水及选择什么样的饮料。

饮料的选择

桑拿会使体温和心率升高，补液有助于降低核心温度和调节出汗率，从而改善体温调节（Sawka，1984）。

有研究显示，与其他类型的饮料相比，味道较淡的15℃冷水更能让人产生饮用的意愿，有助于增加水的摄入量（Hubbard，1984）。此外，高渗溶液不易吸收，可能导致消化问题（Riché，1998）。当饮料中同时含有适宜浓度的葡萄糖和钠时，可增加水被小肠细胞吸收入血的效率。此外，通过饮料补充外源性葡萄糖有助于节省内源性糖原储备（Flynn，1987；Pallikarakis，1986）。研究显示，等渗饮料（渗透压290~310mOsm/kg[①]；含糖量50~60克/升）较适合用于维持体内糖的平衡。各种等渗

---

① mOsm/kg：渗透压单位，称为毫渗透摩尔，简称毫渗。

含糖饮料都能保持相对稳定的高血糖状态（约为 1.1克/升；Bothorel，1990）。欧文等（Owen，1986）的研究还显示，含糖饮料的渗透压是影响恢复期补水效果的主要因素。摄入含糖量45～60克/升的饮料对于改善运动肌恢复期能量供应的效果最理想。在高温环境中（如桑拿），为了实现最佳的补水效果，建议选择含糖（CHO）量相对较低并且含足够电解质的饮料（图13.3）。

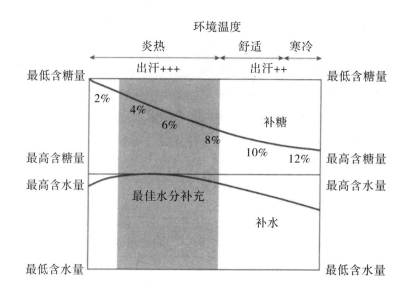

图13.3　根据环境温度选择运动饮料成分的示意图

注：图中上半部分为糖类（CHO）摄入量，下半部分为水分摄入量。如图左半部分所示，在高温环境中（如桑拿或蒸汽室），应当使用含糖量较低的饮料。

（This figure was published in E.J. Beckers，"Influence de la composition des boissons et de la fonction gastro-intestinale sur la biodisponibilité des liquides et des substances nutritives pendant l'exercice physique，"［"The influence of beverage composition and gastrointestinal function on fluid and nutrient availability during exercise"］，Sciences et Sports，1992，7：107-119. Copyright © 1992 Elsevier Masson SAS. All rights reserved）

要通过补液有效维持血容量和渗透压稳定，较为理想的电解质浓度为钠离子0.5～0.6克/升，氯离子0.7～0.8克/升，钾离子0.1～0.2克/升。研究显示，补充含有电解质的饮料（不超过1.5克/升），可使血浆电解质水平达到最佳平衡（Lamb & Brodowicz，1986）。即使进行长时间桑拿、出汗量较大的情况下，饮料中电解质的含量也不应超过3克/升，因为超过这一浓度（相当于50mM[①]钠）的饮料耐受性不佳，并

――――――――――

①mM：毫摩尔/升。

有可能带来负面影响。

补水时间

在高温暴露后的不同恢复阶段，补液顺序和每次的摄入量非常重要：由于胃具有弹性，因此当补液量使胃达到充盈状态时更有利于排空。出于这种考虑，有效的补液方式是以规律的时间间隔（每隔15分钟）少量（200～250毫升）多次补充较低温度（8～12℃）的等渗或低渗葡萄糖饮料（图13.3）。饮料温度为5℃时，胃排空速度最快，饮料温度高于25℃时则显著减慢。此外，饮用温度较低的饮料还有助于冷却身体，特别是在桑拿后（Snellen & Mitchell，1972）。体感很热时摄入温度较低的饮料会让人感到清凉舒适，这会增加自主摄入的液体量（Armstrong，1985）并改善体液平衡。合理补液对于有效实现桑拿的促恢复效果至关重要。但需注意的是，不建议饮用冰镇饮料，因为当饮料温度过低时可能会使核心温度传感器（内脏）接收到错误的信号（以为身体不需要排出过多热量），从而对体温调节系统产生消极影响（Candas & Bothorel，1989）。

补水可改善血容量减少造成的渗透压改变。身体状态的恢复质量取决于机体吸收的液体量能够在多大程度上弥补体液的丢失量。电解质含量较少的饮料可能导致血液稀释，渗透压降低。饮用含糖和钠的等渗饮料则有助于更好地稳定生理参数。需要引起注意的是，研究显示在温暖环境或高温环境中，运动员依据自身口渴的感觉进行自发补水时，往往不足以弥补运动引起的体液损失（Bothorel，1990）。基于这一原因，为运动员制订的补水建议是应当定时补水（每次200～250毫升，每小时补充若干次），而不是根据口渴的感觉进行补水。

许多相关研究均显示，要实现良好的补水效果，口渴感并不是一个理想的参考因素。此外，运动员补液量还应参照肠道可吸收的最大液体量（以体重70千克的运动员为例，肠道最多可吸收的液体量为12～15ml·kg^{-1}·h^{-1}或800～1000ml/h）确定。有研究者提出，桑拿前提高水合状态可能有助于减少出汗延迟、降低核心温度及提高出汗速率（Grucza, Szczypaczewska & Kozlowski，1987）。但是这一理论假设在实际应用中并不完全成立，有研究发现高度水合状态并没有改善体温调节（Candas，1988；Nadel, Fortney & Wenger，1980）。另外，高温暴露（桑拿或蒸汽室）前确实有必要饮用充足的液体，以免缺水造成热应激水平升高，并有助于减少心率上升幅度（Davies，1975）。

从运动训练实践的角度出发，当运动员处于高温高湿环境中时，为减少脱水的风险，应鼓励运动员在训练中、恢复阶段乃至全天都积极补液。运动训练往往会伴随一定的脱水，因此必须重视及时补液，以更好地恢复内环境水和电解质平衡。这一准则适用于所有运动项目，而不仅仅是长时间持续性运动。为了补充出汗丢失的水和电解质，纯净水并不是运动后补液的理想选择，当运动员经常进行桑拿时更是如此。显而易见，要改善运动后或桑拿后的水合状态，必须同时补充出汗损失的水和电解质。

桑拿禁忌症

在谨慎使用的情况下，桑拿的风险一般相对较低。根据目前的研究证据，我们总结了一份简要的桑拿禁忌症及可能风险清单：

禁忌症

- 直立性低血压（Orthostatic Hypotension）。
- 风湿性关节炎的急性炎症期。
- 任何形式的发烧。
- 皮肤擦伤及渗出性皮疹。
- 服用影响神经系统功能的药物。
- 幽闭恐惧症和癫痫症。
- 一些皮肤疾病（如胆碱能性荨麻疹）是桑拿禁忌症。不过，桑拿可以减轻牛皮癣。

可能的风险

- 静脉疾病（尤其是静脉曲张）不属于绝对的禁忌症，但是当治疗对象存在静脉疾病时，最好避免进行桑拿。
- 高血压在得到良好控制的情况下不属于桑拿禁忌症，但是应避免在桑拿中和桑拿后洗冷水浴（因为冷应激可能会使血压升高）。
- 桑拿时间不宜超过15分钟，因为当超出这一时间时，存在一些血压降低导致晕厥的风险。有心衰或心梗等心脏病史的人不建议进行桑拿。目前有一些针对心脏病人群的桑拿研究，因为桑拿有助于降低心脏前负荷和后负荷，并可改善内皮功能。但是桑拿引起的血容量变化对于有心脏病史的人群而言可能是有风险的。此外，冷水浴还有可能导致冠状动脉痉挛。
- 桑拿时不能贴尼古丁贴片，因为它们会增加血浆硝酸甘油浓度（引起头痛）。
- 不建议孕期妇女或可能怀孕的妇女进行桑拿。芬兰妇女会进行传统式桑拿，这种桑拿对身体的升温作用小于红外式桑拿，而且持续时间通常只有6~12分钟。

无风险的情况和建议

- 哮喘不是桑拿的禁忌症。

- 初次进行桑拿时，建议时间不超过5分钟，桑拿过程中可穿插冷水浴。
- 多次桑拿似乎对生育能力并无不良影响。

远红外疗法

远红外疗法（Far-Infrared Therapy，FIT）近年才开始用作恢复、康复或再生手段。这种方法于20世纪50年代最先出现在东方，西方国家约50年后才开始发展该技术。首先开始使用远红外疗法的是中国人和日本人，尤其是石川公（Tadashi Ishikawa）博士。相关专利于1965年首次提交，内容是用于改善愈合过程的陶瓷和锆红外加热元件。尽管有关远红外疗法有效性的科学证据仍然缺乏，但该技术仍然获得了不容忽视的广泛应用。事实上，东方国家用于治疗的热红外系统的销售量已超过700,000台。

有关红外治疗效果的研究数量较少且年代久远（Honda & Inoue，1998；Udagawa & Nagasawa，2000），几乎没有针对运动恢复的研究。不过，莱曼和德拉图尔等（Lehmann & Delateur，1990）广泛搜集有关红外线热疗效果的数据（主要为治疗观察或临床病例）并进行了综述，认为该技术有若干有益的治疗效果（我们将稍后对此进行介绍）。但是请读者切记，由于缺乏足够的科学依据作为支持，此处所描述的作用只是观察性结果，而非严格的科学实验研究的结果。此外，由于迄今为止还没有研究对红外辐射作用与热效应加以区分，因此无法对特定波长红外线的作用进行总结。在考虑这种恢复技术的作用时，有必要结合常识加以客观分析。

红外技术

电磁波谱根据电磁波的波长（或频率）和物理性质对各种电磁波进行划分。波谱的一端是频率和能量最高的伽马射线，它们在工业中常被用于检测金属中存在的缺陷。当我们看向波谱的另一端时，各种电磁波的频率和能量呈递减趋势。X射线也是一种高能电磁波，可用于生成我们常见的医学影像。波谱上接下来依次是紫外线、可见光、红外线和无线电波。英国天文学家威廉·赫歇耳（William Herschel）在1800年发现，红外线是一种波长大于可见光但小于微波（0.7～1000微米）的电磁波。丰川等（Toyokawa，2003）认为，红外（Infrared，IR）可进一步划分为近红外（NIR：0.5～1.5微米；即IR-A）、中红外（MIR：1.5～5.6微米；即IR-B）和远红外（5.6～1000微米；即IR-C）。

这一分类并未得到广泛采纳，因为各领域的专家有不同的划分标准，而且尚无有效性显著胜出的标准。红外线划分的标准通常基于红外发射器和接收器（检测器）的波长（或频率）或空气的红外传输特性。

　　红外射线释放热量，这种热量可以部分被分子吸收，部分射线将被反射，剩下的射线传输到周围的空气中（图13.4）。经过地球大气层的吸收和反射，太阳发出的红外线在到达地球后产生的热量处于人类可承受的范围内。

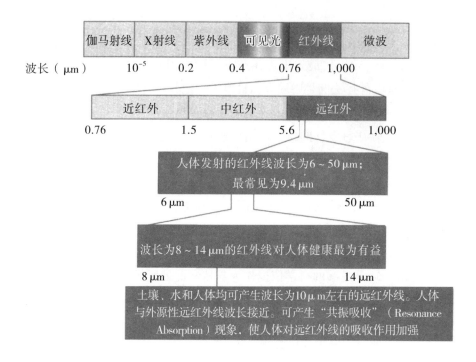

图13.4　电磁波谱及红外线的波长和分类

（根据：Toyokawa et al.，2003）

　　红外线-C（IR-C；远红外线）在大气中衰减很大，因为它会被水和大气中的水蒸气吸收。红外线-B（IR-B；中红外线）也主要被水吸收。因此，IR-B和IR-C会被空气或湿润空气自然过滤（或者至少大量减少）。IR-B和IR-C对皮肤的作用主要局限于浅表，它们直接作用于皮肤表层，或通过加热周围空气间接作用于皮肤。表皮层存在大量水分子，像地球大气层一样，会对此类红外辐射形成屏障作用。因此，除了IR-B波谱中很有限的部分红外线，大部分IR-B和IR-C不能穿透皮肤，基本在皮肤浅表被吸收并产生热效应。而红外线-A（IR-A；近红外线）则与皮肤有高度相容性，仅有少数吸收带除外：944纳米、1180纳米和1380纳米，这些波长的红外线易被水类介质吸收。

　　治疗所采用的红外线应具备足够的安全性，同时还需要与各层皮肤有良好的相容性，能够深入内部组织。因此，可用于治疗的红外技术有两种，即使用发射特定波长并排除有害波长的红外光源，或者过滤经典红外源的辐射光谱，从而消除有害光谱带及会被皮肤表面阻挡的光谱带。后一种方法的优势是可在较大面积上使用较强的红外辐射。选择何种技术主要取决于红外治疗设备制造商。例如，HydroSun红外治疗仪采用卤素灯作为红外辐射源，其发出的红外光通过特定水容器进行过滤，从而阻挡伤害皮肤的光谱带；最终产生的红外线位于IR-A波段，具备对皮肤的相容性和穿透能力，适合用于红外治疗。目前INSEP（法国国家体育运动学院）所使用的INOVO等红外治疗仪，其红外辐射波长为4～14微米，峰值9微米，与人体红外光谱形成对应关系。该类设备采用陶瓷粉对红外波进行漫反射，陶瓷粉能够吸收整个IR光谱并有效发射长波红外射线。

远红外治疗（使用INOVO红外治疗仪）用于改善运动后恢复时，通常采取以下程序：

- 治疗对象穿着内衣躺在治疗室中。
- 治疗对象的头躺在垫子上，避免暴露于红外线或其产生的热辐射中。
- 躯干和下肢治疗温度一般设定在45℃。
- 每次治疗持续30分钟。
- 治疗过程中运动员可以看电影或听放松的音乐。
- 出汗很多时，可让治疗对象定期擦拭身体（每次治疗3或4次）。

对结缔组织弹性和关节活动度的作用

远红外治疗可将局部组织加热至45℃左右，在此条件下进行牵拉，可使局部致密结缔组织拉长0.5%～0.9%。这种拉伸效应在治疗结束后仍然持续。而在正常温度下这些组织几乎无法被拉伸。进行20次红外+牵拉治疗，可使局部致密结缔组织的长度增加10%～18%。组织牵拉结合红外热疗，对于修复受损、增厚或挛缩的韧带、滑囊、肌腱和滑膜有显著作用。在热疗条件下（45℃）牵拉致密结缔组织时，组织对拉伸的抗力明显小于常温状态。相关实验显示，在高温下进行牵拉或增加关节活动度的练习时，施加较小的力即可使局部组织获得显著拉伸。如通过热辐射进行热疗时，在室温下即可获得良好效果。

在进行45℃热疗时，风湿患者的手指关节僵硬度下降（20%）较33℃更为显著。这一结果与关节僵硬度的客观观察结果和患者的主观感受一致。临床研究显示，僵化的关节和增厚的连接组织对治疗的反应模式是相似的。

对肌肉痉挛和疼痛的缓解作用

多项研究发现，热疗对深层肌肉（对骨骼起支持作用）、参与关节功能的肌肉和神经病理学层面的肌肉痉挛均有缓解作用。这可能与高温影响梭内纤维细胞主要和次要传入神经及高尔基复合体（Golgi Tendon Organs）有关。采用热辐射的方式进行治疗时，可在特定的温度范围内实现最大治疗效果。

减少特异性或继发性痉挛有助于缓解肌肉疼痛。因为肌肉疼痛在一些情况下可能与肌肉紧张或痉挛导致的局部缺血有关。通过热疗使局部血流量增加、血管舒张，有助于避免缺血进一步加剧痉挛或疼痛的恶性循环。有证据显示，热疗可直接作用于组织特异性和外周神经从而减少疼痛感。在一项牙科研究中，重复应用高温可消除导致牙髓疼痛的神经反应。高温可增加内啡肽生成，而根据疼痛"闸门控制"理论（Melzack & Wall，1965），高温和内啡肽都会减少疼痛。约有40余家中国知名医疗机构采用局部红外疗法（红外灯波长2～25微米）治疗和减轻疼痛。此外，有研究显示（Masuda & Kihara 2005；Masuda & Koga 2005），在慢性疲劳综合征的患者中，重复进行远红外热疗可显著改善其疼痛和疲劳状况（图13.5）。

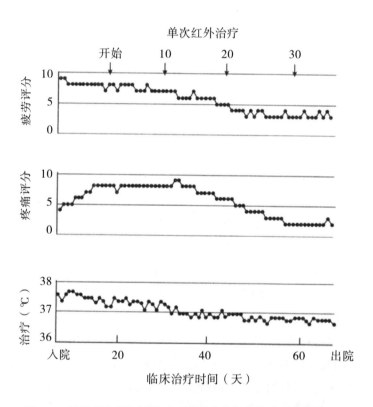

图13.5　进行多次远红外治疗后慢性疲劳患者的疲劳和疼痛评分

（根据：Masuda et al.，2005）

血流反应

有研究显示，远红外疗法可使动物（Yu，2006；Akasaki，2006）或人类（Lin，2007）的血流增加。事实上，即使体温没有变化，加热身体的一部分仍可引起远端部位血管舒张。外周血流增加有助于消除水肿，从而进一步减少炎症、缓解疼痛和加速愈合。对肌肉进行热疗可使血流增加，其效应类似于运动引起的血流增加。热疗还可能通过对平滑肌的直接作用，刺激血液流动以及毛细血管、小动脉和小静脉的舒张。汗腺激活时会释放缓激肽（Bradykinin），也会增加血流量和促进血管舒张。热疗引起的体温过高还可能引起动静脉吻合血管舒张（通过下丘脑）。血管舒张也与末梢轴突反射（Axonal Reflexes）改变血管舒缩平衡有关。

对轻度组织损伤的修复作用

在一些国家，红外疗法常用于治疗轻度组织损伤，以促进慢性或难愈性病例以及新创伤的愈合。中国的相关研究认为，红外热疗对于此类创伤可产生积极影响。关于中国此类研究的分析显示，红外热疗对组织创伤的有效率超过90%。与此类似的是，日本研究团队在《红外治疗》（La Therapie Infrarouge）杂志发布研究报告，认为全身性红外疗法可用于以下疾病的治疗：

- 脊柱疼痛。
- 类风湿疾病。
- 肌肉疲劳。
- 烧伤（减轻疼痛，缩短愈合期，减少疤痕）。
- 减重（通过增加出汗、与出汗相关的能量消耗以及脂肪的直接分泌）。

尽管上述研究未能提供红外疗法的愈创作用的科学依据，但其对于疗效的严格测量的确增加了其观察结果的可信度。不过，上述研究文献中提出的部分观点在很大程度上基于推测。因此，在阅读和解释此类文献时应非常谨慎。此外，相关研究并未区分哪些治疗效果基于红外照射的直接作用，哪些基于红外线的热效应。举例来说，目前还没有研究对传统桑拿和红外桑拿的促恢复作用加以比较。鉴于这些关键点仍有待厘清，在应用红外治疗时应采取谨慎的态度。一些厂商设计了能够使头部处于红外治疗区域之外的设备。这样的设备在实际应用中可能具有一定的优势，特别是对于有幽闭恐惧症的患者。

远红外疗法的禁忌症

远红外疗法的禁忌症、预防措施及其对补水的要求与桑拿基本相同，此外还需注意以下问题：

● 手术植入物。金属销、杆、假体或其他手术植入物通常可反射红外线而不会被加热。但安装手术植入物的患者仍应在进行红外治疗前咨询其外科医生。此外，如果植入物区域出现疼痛，应立即停止红外治疗。

● 硅。硅可吸收红外线能量。如果体内有硅胶植入物或假体（取代鼻软骨或耳软骨），可能在红外治疗时出现发热升温。不过硅的熔点超过200℃，因此其形态并不会受到红外热疗的影响。

● 疼痛。进行红外热疗时，正常情况下不应产生疼痛感。如患者在红外热疗过程中出现疼痛感，应立即中断治疗。

高温高湿蒸汽室（湿蒸）

当运动员处在低温环境中时，运动产热是有利的；但是当运动员在湿热环境中进行运动时，情况则恰恰相反。例如，在北京奥运会时，平均气温接近30℃，而且空气湿度较高，在这种情况下，代谢产热会对机体的体温调节机制产生相当大的压力。而机体为对抗这种高温而产生的生理变化往往会对运动表现产生难以忽视的消极影响。

人体暴露在湿热环境中时，会使出汗增加，消耗体液储备，引发相对脱水状态。因此身体为实现降温，需要付出很高的代价，即血液和细胞内液的丢失。当身处潮湿环境中时，体液的丢失会更加显著。由于环境空气中水蒸气饱和度很高，使得皮肤表面的水分蒸发变得困难，因此出汗在这种情况下的降温效果会大大减弱。

蒸汽室中的温度（约为40℃）显著低于桑拿室（80～100℃），而其相对湿度则接近100%。蒸汽室暴露的频率一般设置为每周1次。每次持续时间通常为10～20分钟，随后进行冷水浴，以清洗身体上的汗液及其他分泌物。冷水浴有助于使血管由高温造成的舒张状态转为收缩状态，不过也可以采取温水浴，可能有促进放松的效果。

热习服效应

为更好地运用湿热环境暴露手段，有必要了解身体如何对湿热环境产生适应。人体在人工或自然湿热环境中均可能快速产生热习服。热习服程度通常在进入湿热环境首日即可发生明显改变，并可在随后3~4天继续演进。在此之后，各项相关指标则会渐趋稳定。一般认为，对湿热环境的习服需要7~10天（Pandolf，1998）。如需在湿热环境中运动或比赛，建议在进入湿热环境的最初数天将运动强度降低60%~70%，以避免热应激产生不良后果。

还需指出的是，有若干研究者认为良好的有氧能力（通过最大摄氧量进行评价）可提高运动员对湿热环境运动的耐受性，并可使其更快产生热习服（Pandolf，Sawka & Gonzales，1988；Sawka，Wenger & Pandolf，1996）。最后，还有很重要的一点是，在离开热环境后，此前产生的习服效应会逐渐减退，并在一个月左右完全消失，无论热环境的湿度水平如何。热应激存在显著的个体差异（Pandolf，1998）。一些人对高温的反应较小，适应较快，而另一些人则可能存在较大的困难。建议在每名运动员进行湿热环境或蒸汽室暴露之前，对其高温适应能力进行初步评估。

上述建议可应用于指导蒸汽室在日常训练中的应用。在应用中需要注意运动员对湿热环境的适应性，以免出现过度热应激，对恢复造成不利影响。有关湿热环境暴露对运动后恢复影响的研究还很少，可参考高温研究的相关科学证据制订相对合理的恢复方案。一般而言，湿热环境会增加脱水，因此需要特别注意补水。

运动恢复

据我们目前所知，有关湿热环境对机体影响的研究寥寥无几。人们使用蒸汽室（或土耳其浴）的历史可追溯至古代。最早的文字记载见于希腊的古文献中，这些文字首次记录了公元前2000年建造蒸汽浴室的事件。此后，在非洲西北部的马格里布（Maghreb）地区和中东地区的历史文献中也出现了有关蒸汽室的描述。从21世纪初开始，蒸汽浴在法国重新兴起。不过早在1746年狄德罗（Diderot）的《百科全书》中就出现了有关蒸汽浴的介绍："温热蒸汽可使身体大量出汗，皮肤血管扩张，放松僵硬和紧张部位，甚至溶解黏稠的体液。"阿兰·卢梭（Alain Rousseaux）1990年出版的图书《桑拿》中写道："干式或湿式桑拿可以通过皮肤排泄体内杂质。湿式桑拿时，高温刺激汗腺分泌汗液，我们可以将其比喻为第二肾脏。汗液和尿液中有相同的代谢废物。因此，出汗可使身体直接排出可能影响机体正常功能的代谢废物。"

事实上，蒸汽室不止使人体承受高温，还会使机体通过积极的反应来适应温度变化。进行湿式桑拿时应预先制订合理的计划。蒸汽室的相对湿度通常接近100%，温度不超过45℃。这与干式桑拿不同，干式桑拿的空气较为干燥，温度非常高。湿式桑拿时机体的降温机制与干式桑拿存在显著差异，因为蒸汽室中接近饱和的水蒸气会抑制汗液蒸发。

蒸汽可以打开毛孔和激活汗腺，有助于身体消除毒素。当身体冷却时，空气中的水蒸气会在皮肤上凝结为细小的水珠，使人感觉像是在出汗。同时，湿热环境可软化角质层和皮肤下的脂肪物质，促进死细胞脱落。

蒸汽室禁忌症

在首次进行蒸汽室治疗前，有必要进行医疗检查，以排除相关禁忌症（心脏病、高血压、静脉疾病等）。怀孕期间不建议使用蒸汽室。蒸汽室治疗后有必要充分补水。

蒸汽室治疗时的补水建议、禁忌症及常见注意事项与干式桑拿一致（见"实际应用"）。

实际应用

一般而言，在谨慎操作的前提下，运用特殊环境温度进行治疗的风险相对较低。基于科学数据，我们将桑拿的禁忌症和可能风险列表简要总结如下，一般也适用于全身性超低温冷疗（WBC）、远红外疗法（FIT）和蒸汽室。

禁忌症

- 直立性低血压。
- 风湿性关节炎的急性炎症阶段。
- 任何形式的发烧。
- 皮肤擦伤和渗出性皮疹。
- 服用可影响神经系统的治疗药物。
- 幽闭恐惧症和癫痫症。
- 部分皮肤疾病（胆碱能性荨麻疹）。

可能的风险

- 静脉疾病（尤其是静脉曲张）不属于绝对的禁忌症，但是当治疗对象存在静脉疾病时，最好避免进行桑拿。
- 高血压在得到良好控制的情况下不属于桑拿禁忌症，但是应避免在桑拿中和桑拿后洗冷水浴（因为冷应激可能会使血压升高，导致冠状动脉痉挛）。

● 桑拿时间不宜超过15分钟，因为当超出这一时间时，存在一些血压降低导致晕厥的病例。

● 有心脏病史的人不建议桑拿。

● 桑拿时不能贴尼古丁贴片，因为这可能增加血浆硝化甘油浓度（引起头痛）。

● 不建议孕期妇女或可能怀孕的妇女进行桑拿。

小结

人工高温和低温环境是一类不断发展的技术，既可用于帮助运动员备战艰苦环境条件下的比赛，亦可用于提高机体的恢复再生能力。

● 蒸汽室的高温有助于缓解肌肉紧张和僵硬。水蒸气还可促进汗腺分泌和废物排泄，清洁深层皮肤。蒸汽室还能使人产生放松和舒适的感觉。

● 在进行桑拿时，体温随环境温度而上升。而体温的上升会进一步引起心血管、呼吸和神经肌肉水平以及炎症、激素和免疫系统的生理变化。

● 45℃的远红外治疗可使关节僵硬程度显著改善，并可减轻深层肌肉（支持骨骼）、参与关节功能的肌肉和神经病理学层面的肌肉痉挛。采用热辐射的方式进行治疗时，可在特定的温度范围内实现最大治疗效果。

● 现有研究证据显示，全身性超低温冷疗可能在一定程度上改善部分炎症指标、抗氧化能力以及情绪和轻度抑郁。

手球运动员的快速恢复

弗朗索瓦·比耶赞（François Bieuzen）博士、克里斯托弗·豪斯沃斯（Christophe Hausswirth）博士
法国国家体育运动学院（INSEP）研究部

在一些运动项目（如橄榄球、篮球、手球、冰球、击剑、柔道、足球等）的比赛过程中，运动员有短暂的赛间休息（时间从几分钟至1小时不等）。运动员在赛间休息期需要尽可能消除此前比赛产生的疲劳。能够快速消除疲劳的运动员会在接下来的比赛中拥有竞技优势。但事实上，很多运动员在赛间恢复时只是坐着休息，等待下一场比赛开始，而并不会积极采取措施促进恢复。

赛间恢复的理想策略是在条件、空间和资金允许的情况下，综合运用多种技术手段促进运动员快速恢复，如进行按摩、主动恢复或浸泡疗法。赛间快速恢复的一个重点是促进血液循环，从而加快代谢废物和副产物的清除速度。但正如前文所说，赛间快速恢复手段的应用需要充分调动硬件、环境、专业人员设备和运动员自身的积极性。

近来，一种来自医疗领域的新型电刺激设备（Veinoplus Sport，AdRem公司，法国产）具有显著提高下肢总血流量的作用，并被认为可能提升运动表现。鉴于该设备可能有促进快速恢复的作用，我们认为值得对此在实际应用中加以检验。该设备的优点是体积小，易于运动员自行使用（不需要其他人员进行操作），而且使用过程中不需要肌肉发力，也不会产生不适感。

我们对14名专业女子手球运动员进行了两次力竭性运动试验（yo-yo间歇测试），两次测试之间设置15分钟恢复期。在恢复期间，运动员分别使用以下恢复手段：

● 主动恢复：以40%最大摄氧量强度蹬车15分钟。

● 被动恢复：运动员静坐15分钟，尽量避免运动。

● 采取坐姿，使用Veinoplus Sport设备对小腿肌肉进行15分钟电刺激。

运动员采取电刺激和主动恢复时，第二次yo-yo测试的成绩没有出现显著下降；而采取被动恢复时，第二次yo-yo测试的跑动距离减少了16%（图1）。

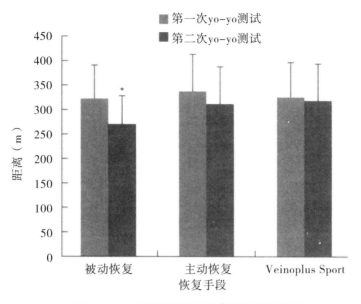

图1 yo-yo测试后间歇性恢复期的移动距离

运动员的主观恢复评分在采取电刺激（7.4±1.3）和主动恢复（7.5±1.2）时显著高于被动恢复（4.0±1.1）。主观恢复评分使用李克特量表（Likert Scale）对运动员恢复方法有效性的自我感知进行监测：0=较差；10=高。

此外，使用电刺激和主动恢复时，血乳酸恢复基线水平的速度更快（图2）。而被动恢复时，血乳酸浓度则显著高于基线水平。提示电刺激和主动恢复对血乳酸的清除效果优于被动恢复。

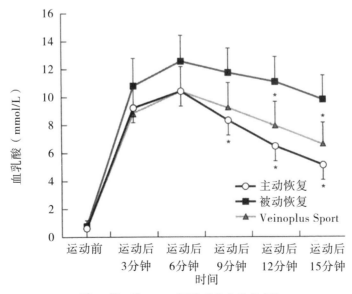

图2 第一次yo-yo测试后的血乳酸变化

根据上述结果，当连续比赛的时间间隔较短，或不便于采取其他恢复方法时，可考虑将Veinoplus Sport电刺激作为一种有效的快速恢复手段。这种设备无须肌肉运动，而且操作简便，运动员可以在相对放松和节省能量的情况下完成快速恢复。

关键点

Veinoplus Sport电刺激对两个关键指标的影响与主动恢复的效果接近：
● yo-yo测试所反映出的无氧运动能力。
● 血乳酸清除能力。

第14章 水疗

弗朗索瓦·比耶赞（François Bieuzen）博士

水疗恢复法（Water-Immersion Recovery Technique）通常是将身体局部或全身浸泡在水中。目前科学文献中常见的水疗方式主要有4种，分别采用不同的水温：

- 中性温度水疗，水温15~36℃（Thermoneutral-Water Immersion，TWI）。
- 热水浸泡>36℃（Hot-Water Immersion，HWI）。
- 冷水浸泡<15℃（Cold-Water Immersion，CWI）。
- 冷热交替式浸泡（Contrasting Water Temperature，CWT），交替使用冷水和热水进行浸泡。

有研究考察了上述几种水疗恢复手段对与疲劳相关的代谢、神经、心血管和肌肉指标的影响，并对各种水疗方法进行了比较（Barnett，2006）。运动员较常使用的水疗方法是热水浸泡或冷水浸泡，而冷热交替式浸泡则较少使用（Howatson & van Someren，2003）。

此外，由于有观点认为不同深度的温水浸泡可能优于常规浸泡，有研究考察了水疗和静水压力（Hydrostatic Pressure）对早期恢复的影响（Wilcock，Cronin & Hing，2006）。

水疗的生理学效应

有关水疗提高恢复质量或加快恢复速度的可能机制涉及三个方面：静水压力（Vaile，2008b，c）、镇痛效应和抗炎症反应（与冷水浸泡引起局部血管收缩有关），以及血管舒缩功能（与冷热交替式浸泡有关；Cochrane，2004）。

水疗促恢复作用的第一种可能机制：浸泡对体表产生的静水压力高于空气压力，促使体内的气体、多种物质和体液由外周部位向胸部移动，有助于促进恢复，并减少运动引起的水肿（Wilcock，Cronin & Hing，2006）。此外，静水压力还可能作用于肌肉和神经，影响神经传导。

中性温度水疗较能反映静水压力对恢复的影响。相关资料显示，中性温度水疗一般是将全部或部分身体浸泡在16～35℃的水中。中性水温是指浸泡1小时仍能保持体温稳定（35℃）。受皮下脂肪量影响，体温通常可以在30～34℃的水中保持1小时。研究显示浸泡在33～35℃的水中时，体温没有显著变化。

水疗促恢复作用的第二种可能机制：冷水浸泡引起体温降低，可对神经传输和炎症反应产生积极影响。冷水浸泡可使神经传输因温度降低而发生改变。此外，局部血管收缩也可能减少代谢副产物和炎症反应，从而改善运动疼痛和不适。此外，低温时机体为了生存会产生保护性反应，使外周的血液向身体核心集中，出现心率降低和外周阻力增加（Bonde-Petersen，Schultz-Pedersen & Dragsted，1992）。冷水浸泡的早期应用便是基于其镇痛效应，进而发展成为治疗急性肌肉损伤的重要手段。根据相关研究，冷水浸泡通常是将需要治疗的身体部位浸泡在4～16℃的水中，治疗时间5～20分钟。

水疗促恢复作用的第三种可能机制：冷热交替式浸泡时，低温可使皮肤血管收缩，高温则使血管舒张（Wilcock，Cronin & Hing，2006；Bleakley & Davison，2009）。血管的交替收缩和舒张会刺激血液循环，从而减少炎症反应及其持续时间。血管交替舒缩产生的泵血效应是加速代谢产物消除、修复运动肌损伤和降低代谢反应的一种可能机制（Cochrane，2004；Hing，2008）。研究认为，血液循环增加可使细胞内外浓度梯度发生良性变化，有助于细胞内外物质交换。血液循环增加还会通过增加心脏前负荷而使心脏每搏输出量（SV）增加。在对颈部以下的身体进行冷热交替式浸泡时，除了每搏输出量增加，还伴有外周阻力降低。这意味着心脏前负荷增加，血循环增强，而心率不受影响。而局部水肿则可能增加局部血管压力，从而影响代谢产物转运速率。换言之，冷热交替式浸泡和水肿对血液循环和代谢产物转运具有相反的作用。

尽管浸泡疗法在理论上具备促恢复作用，但相关研究的结果不尽一致，这可能与研究采用的具体方法有关（Wilcock，Cronin & Hing，2006）。为了更加清晰和贴近实际地介绍相关研究信息，下面将按照不同的运动类型对相关的水疗方法效果进行分析，包括可引起肌肉损伤的高强度运动（全力运动或计时赛）后的水疗及赛时水疗。

运动性肌肉损伤与水疗

2000—2010年期间，有关水疗促恢复手段的研究文献数量显著增加。不过其中专门研究运动性肌肉损伤后水疗的文献相对较少。而这一议题正是教练员和运动员在进行增肌训练时特别关注的（Bailey，2007；Burke，2000；French，2008；Eston & Peters，1999；Goodall & Howatson，2008；Howatson，Goodall & van Someren，2009；Jakeman，Macrae & Eston，2009；Robey，2009；Sellwood，2007；Skurvydas，2008；Vaille，Gill & Blazevich，2007；Vaile，2008a，b；Pournot，2010）。相关研究中采用的运动方式与运动性肌肉损伤（Exercise-Induced Muscle Damage，EIMD）的研究所采用的运动模型相似，通常在重复进行离心收缩为主的运动（跳跃、重复最大收缩等）后采取特定的促恢复手段；随后对相关指标进行测定，并与基础值进行比较。常用指标包括：疼痛感；力学指标，如最大力量（等长或等速MVC）；生化指标，尤其是血肌酸激酶（CK）或肌红蛋白。不过相关研究很少进行运动能力指标的测试。

在这些研究中，除了相似的研究方法，选择的水疗方法也较为一致，基本都采取冷水浸泡法（或冷热交替式浸泡）作为可能有效减少运动性肌肉损伤的方法。鉴于有大量研究证明了低温治疗（冰敷、脉冲式冷空气等）对肌肉损伤可产生积极影响，水疗研究的促恢复手段选择冷水浸泡法并不令人意外。然而，研究的结果却有些令人惊讶。本文检索的12项相关研究中，有8项研究显示冷水浸泡对恢复没有明显作用，其余4项研究也仅观察到有限的作用。这些研究大多显示，在疲劳性运动后进行冷水浸泡无法使力量损失得到改善。对相关研究进行的meta-分析进一步确认了这一结果（Leeder，2012）。例如，豪沃森等（Howatson，2009）的研究显示，100次跳跃运动后即刻，对照组和浸泡组受试者膝关节最大等长伸展力量均下降至基础值的75%；96小时后，对照组和浸泡组的最大力量分别恢复至基础值的96%和93%。同样，贝利等（Bailey，2007）的研究显示，间歇性往返运动90分钟后，进行10分钟10℃冷水浸泡，对膝关节最大自主等长伸展力量的恢复没有产生显著影响。肌肉损伤生物标志物对冷水浸泡的反应与力学指标相似，仅受到较小影响。赛尔伍德等（Sellwood，2007）的研究显示，腿部离心运动后，冷水浸泡（3×1分钟，5℃）和温水浸泡（24℃）对血肌酸激酶水平没有产生显著影响。同样，杰克曼等（Jakeman，2009）观察到，原地纵跳100次后进行10分钟10℃冷水浸泡，对血液CK活性没有显著影响。

对于冷水浸泡没有产生显著效果的可能理论解释有两方面，一是炎症反应可能存在不可控性，二是低温可能削弱神经传导，使得运动员爆发力峰值（Rutkove，2001）和最大自主收缩力量（Peiffer，Abbiss，Watson，2009）受到短期影响。确实有一些研究显示肌肉温度降低与肌肉运动能力（肌电）下降存在关联（Kinugasa & Kilding，2009）。此外，有研究比较了冷水浸泡对两种收缩方式（最大收缩或刺激收缩）的影响，发现冷水浸泡对神经肌肉功能造成的负面影响可能是外周性的，而非中枢性的（Peiffer，Abbiss，Watson，2009）。最后，一项有关神经反射的研究也显示，寒冷对肌肉运动能力的负面影响与运动神经元兴奋性增加有关（Oksa，2000）。

上述研究数据均显示，以浸泡疗法为主的促恢复手段对肌肉损伤没有显著影响。不过，另有4项关于低温浸泡的研究显示其对恢复产生了显著的积极效应（Eston & Peters，1999；Vaile，Gill & Blazevich，2007；Vaile，2008b；Pournot，2010）。这表明目前还不宜就此过早得出结论，尤其是对于冷热交替式浸泡。韦尔等（Vaile，2008b）的研究显示，肌肉损伤性运动后24小时，全身浸泡在15℃的水中14分钟可使血肌酸激酶仅升高3.6%，而被动恢复时血肌酸激酶的上升幅度为300%。此外应考虑到，上述研究采取的运动方式与真实的运动训练存在差距，实验中的肌肉损伤水平一般较轻。下面我们将分析连续比赛或训练期间浸泡恢复手段对肌肉损伤的影响，可以看到迥然不同的结果。

高强度运动与水疗

这一部分主要讨论水疗对高强度运动后恢复的作用。这里所说的高强度运动，指强度高于无氧阈的运动（85%~95%最大摄氧量强度）。根据引起疲劳的运动类型以及环境条件，相关文献可分为三类：超最大强度运动（Supramaximal Exercise）或全力运动，如30秒无氧功（Wingate）测试；不同持续时间和强度的计时型运动；炎热环境中进行的运动。这三类运动都可引起疲劳，但其疲劳机理不同，这三类运动的不同特点会决定恢复手段的效果。因此，我们将分别对其进行讨论。

超最大强度运动

当需要多次进行超最大强度或全力运动时，影响重复运动能力的主要是与物质能量代谢有关的疲劳因素。能量代谢副产物的堆积（Pi、H^+、ADP和HCO_3^-）会干扰细胞内外稳态，影响肌肉收缩能力。要使运动能力尽快恢复至初始水平，可通过促进血液循环来加快代谢产物的清除。浸泡产生的静水压力，或冷热交替式水疗产生的血管舒张和收缩，均可能促进血液循环。不过上述有关水疗促恢复的理论假设尽管看起来简单，但是从相关研究文献来看，水疗促恢复的实验结果常与预期不尽一致（Crowe，O'Connor & Rudd，2007；Al Haddad，Laursen & Ahmaidi，2010；Al Haddad，Laursen & Chollet，2010；Buchheit，2008；Buchheit & Al Haddad，2010；Leal，2010；Morton，2007；Parouty，2010；Schniepp，2002；Stacey，2010）。事实上，有些研究的结果从表面看似乎是矛盾的（表14.1）。一个典型的例子是布赫海特（Buchheit）的研究。在其发表的一篇文章中（Buchheit，2010），在进行6组50米全力游时，与组间歇进行陆上被动恢复相比，进行2分钟温水浸泡可使成绩下降幅度减小。但另一项研究则取得了相反的结果（Parouty，2010），该研究的运动方式为模拟游泳比赛（进行2组100米全力游，组间歇30分钟），受试者进行自身对照，结果显示，与陆上被动恢复相比，组间歇时进行5分钟14℃冷水浸泡使运动成绩下降。

表14.1　有关水疗对全力运动影响的研究

	运动	恢复方法	表现	其他指标
克罗，等（Crowe，2007）	2×30秒无氧功（Wingate）测试	10分钟ACT+15分钟CWI（13℃）+35分钟PAS（1小时）VS. 10分钟ACT+50分钟PAS（1小时）	CWI<PAS（峰值功率、总功）	↓[La]后：CWI<PAS
艾尔·哈迪德，等（Al Haddad，2010）	30秒无氧功（Wingate）测试+5分钟跑步	5分钟脸部浸泡（CWI）VS. 5分钟PAS		CWI↑副交感神经再激活
艾尔·哈迪德，等（Al Haddad，2010）	30秒无氧功（Wingate）测试+5分钟跑步	5分钟CWI、5分钟PAS VS. 5分钟TWI		CWI和TWI↑副交感神经再激活
布赫海特，等（Buchheit，2008）	2×1km计时赛	5分钟CWI（14℃）+25分钟PAS VS. 30分钟PAS	PAS≠CWI	CWI↑副交感神经再激活
布赫海特，等（Buchheit，2010）	6×50m冲刺游	每次冲刺之间：2分钟在水中 VS. 2分钟在水外	水中>水外	[La]后：PAS≠CWI
利尔，等（Leal，2010）	30秒无氧功（Wingate）测试	5分钟CWI（5℃）VS. 5分钟LEDT		↓[La]后：LEDT>CWI ↓[CK]后：LEDT>CWI
莫顿（Morton，2007）	4×30秒无氧功（Wingate）测试；r=30秒	30分钟PAS VS. CWT（36℃/12℃）		↓[CK]后30分钟：CWT>PAS
帕鲁蒂，等（Parouty，2010）	2×100m游泳冲刺	5分钟CWI（14℃）+25分钟PAS VS. 30分钟PAS	PAS≠CWI	CWI改善主观恢复感知
施涅普，等（Schniepp，2002）	2×30秒无氧功（Wingate）测试	15分钟CWI（12℃）VS. 15分钟PAS	CWI<PAS	
史黛丝，等（Stacey，2010）	2×50KJ全力运动	20分钟CWI（10℃）、20分钟PAS VS. 20分钟ACT（50瓦自行车运动）	PAS≠CWI≠ACT	CWI↑免疫细胞波动 CWI改善主观恢复感知

注：R=重复性运动之间的休息；PAS：被动恢复；CWI：冷水浸泡；CWT：冷热交替式水疗；TWI：中性温度水疗；LEDT：发光二极管光源疗法；ACT：主动恢复；[La]：血乳酸；[CK]：肌酸激酶。VS.指不同恢复方法进行比较。↑：增强或升高；↓：减低或下降。

　　从上述研究中，我们发现有两个影响水疗恢复效果的关键因素浮现出来：一是两次全力运动之间的恢复时间，二是水温。关于两次运动之间的恢复时间，上面两项研究中一个是2分钟，另一个是30分钟。文献显示，当两次运动之间的恢复时间大于15分钟时，浸泡对恢复没有显著帮助。此外，使用冷水进行恢复的研究（Crowe，O'Connor & Rudd，2007；Parouty，2010；Schniepp，2002）大多发现，相对于其他恢复方法，冷水浸泡的促恢复效果不佳，其可能原因在于温度降低导致的神经传输改变。与之相反，当两次运动的间隔时间非常短（<2分钟）或者采用温水浸泡或冷热交替式水疗（CWT）时（Buchheit，2010；Morton，2007），与被动恢复相比，水疗的效果较好。当然，这些结果仍需加以谨慎评估。有研究显示，冷热交替式水疗对运动表现的积极影响可能与血液乳酸动力学的变化有关（Morton，2007）。而一些新近的研究则提出，高血乳酸浓度并不一定是肌肉收缩能力的限制因素（Cairns，2006）。

　　相关的研究团队（Buchheit，2008；Al Haddad, Laursen & Ahmaidi，2010；Al Haddad, Laursen & Chollet，2010）还创立了另一种评估水疗对全力运动后恢复的影响的方法。该方法以自主神经系统活动的标志性指标心率变异性（HRV）的监测为中心。自主神经系统（或植物神经系统）的一个重要功能是调控内环境稳态。相对于受到大脑意识控制的运动神经元等，自主神经系统不受意识控制，主要负责调控多种生理机能，如心率、消化、出汗和能量代谢。心脏起搏细胞的收缩节律受到自主神经系统的双向调节：一方面可使心跳加快（交感神经），另一方面可使心跳受到抑制（副交感神经）。从而形成了有严格规律的心率节奏。

　　许多研究显示，运动员的慢性疲劳与神经系统的变化相关。一些研究者认为，HRV（心率变异性）分析可用于研究训练效应或过度训练（Pichot，2000；Pichot，2002；Borresen & Lambert，2008）。在此基础上，有研究发现，过度训练导致运动员疲劳时，HRV一般下降（即副交感神经活动减少）；赛前调整/恢复阶段HRV显著反弹（即副交感神经活动上升）（Pichot，2000；Pichot，2002）。HRV的这些变化似乎与运动员健康状态的变化广泛相关（Borresen & Lambert，2008）。最近，布赫海特（Buchheit）研究团队的研究显示，水疗可加快副交感神经系统的重新激活，使HRV升高，但并不会对重复性全力运动表现产生积极影响；此外，其研究结果还显示，水温越低，治疗越有效。

　　总之，短时间全力运动后以水疗为基础的恢复手段似乎对重复性运动能力有轻微的益处，前提条件是重复性运动间隔时间较短（<2分钟），且采用中性温度水疗或冷热交替式水疗法。而当两次运动之间的时间超过15分钟，或使用冷水浸泡时，水疗对重复性运动的影响为零或者甚至是消极的。不过，如果恢复的目的不是重复进行运动，而是快速重新激活副交感神经系统，则应采用冷水浸泡的方式。

计时型运动

在有关水疗恢复手段的研究文献中，采用计时型运动（Time-trial，TT）时，其持续时间（较长）和强度（较低）与上一部分介绍的超最大强度运动（全力运动）不同。这种运动方式的差异使得运动后会产生不同的机械和生理适应，尤其是运动疲劳会表现出不同的特点。在全力运动中，主要限制因素很大程度上与代谢副产物相关；而对于计时型运动，肌肉损伤可能对运动能力产生重要影响。无论是机械损伤、能量和代谢紊乱或氧化应激，都可能使肌肉出现微细损伤，进而表现为肌肉酸痛。

基于这一原因，在研究水疗恢复效果时，有必要考察其对炎症或疼痛的缓解作用，以及对血液循环的促进作用（从而加快代谢物的清除）。在此背景下，有若干研究考察了冷水浸泡（Lane & Wenger，2004；Vaile，2011；De Pauw，2010）、冷热交替式水疗（Coffey，Leveritt & Gill，2004；Versey，Halson & Dawson，2010）或二者结合（Vaile，2008b；Pournot，2010）的干预效果，并与被动或主动恢复的效果进行比较。不同于全力运动后观察到的情况，大多数有关计时运动后水疗恢复效果的研究都报告了积极的结果。有研究比较了间隔24小时进行的两次18分钟高强度自行车运动的总负荷（阻力=80克/千克体重；Lane，2004）。受试者在运动后1小时分别进行15分钟双腿冷水浸泡（15℃）、主动恢复、按摩或被动恢复。结果显示，除了被动恢复组，各组受试者第二天的运动表现都与前一天相同。采取被动恢复后，次日运动表现则显著降低。类似的，有研究显示（图14.1），连续5天每天进行重复性冲刺运动（在105分钟中完成66次冲刺），当受试者在每日运动结束后进行冷热交替式水疗或冷水浸泡，可连续5天将运动成绩保持在同一水平（Vaile，2008b）。与之相反，当采用仅温水浸泡或被动恢复，受试者的运动表现呈下降趋势。上述恢复手段对运动成绩的不同影响可能与其对酸痛和肌肉损伤的影响有关。若干研究（Pournot，2010；Vaile，2008b）显示，冷水浸泡或冷热交替式水疗有助于减少肌肉酸痛和肌肉损伤标志物（如CK）的增加，从而对运动能力的恢复起到积极作用。

对于计时型运动，如果需要在随后24小时内重复进行运动，那么冷水浸泡或冷热交替式水疗可能对恢复产生积极影响。其机制可能与肌肉损伤和酸痛减少有关。而代谢副产物的清除通常在计时型运动后最初数小时内完成，因此并不是此类运动的主要限制因素。

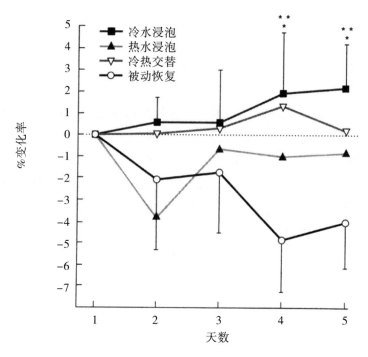

图14.1　不同浸泡条件后的重复冲刺表现

注：*表示冷水浸泡和被动恢复之间有显著差异（P＜0.05）。

**表示冷热交替式水疗和被动恢复之间有显著差异（P＜0.05）。

（数据来源：J. Vaile et al.. Effect of hydrotherapy on recovery from fatigue. International Journal of Sports Medicine，2008，29（7）：539-544. International Journal of Sports Medicine by Georg Thieme Verlag. Reproduced with permission of Georg Thieme Verlag in the format reused in a book/e-book via Copyright Clearance Center）

炎热环境中运动

相关研究已经确定，炎热环境是有氧运动能力的负面影响因素之一（Cheuvront，2005）。有研究者进行了一系列有关冷水浸泡对炎热环境中计时运动后肌肉疲劳影响的研究（Peiffer，Abbiss，Watson，2008，2009；Peiffer，Abbiss，Nosaka，2009，2010b）。其研究的主要目标是通过控制外部温度等变量确定炎热环境运动时导致疲劳的因素。不过与此同时，这些研究提供的信息还能够反映不同温度条件对恢复的影响。这些研究的结果可根据采取的疲劳性运动的类型进行分类。这些研究显示，在炎热环境下（温度32~40℃，相对湿度40%）运动后采取冷水浸泡时（14℃，5~20分钟），有两方面效应值得注意：一方面，冷水浸泡可显著降低核心温度（直肠温度）；另一方面，浸泡对神经肌肉功能（最大自主等长收缩力）没有明显作用。此外，其中有两项研究显示，冷水浸泡有助于保持耐力表现（Peiffer，2008，2010b），同时减少主观疲劳感（Halson，2008）。

因此，冷水浸泡可能有助于改善炎热环境中运动时的耐力成绩或计时赛成绩，但对肌肉功能恢复没有显著效果。

运动现场研究

有关水疗的研究中大部分在运动现场进行（表14.2），尽管此类研究的难度相对较大（Ascensao，2011；Buchheit，2011；Gill，Beaven & Cook，2006；Parouty，2010；Heyman，2009；Higgins，Heazlewood & Climstein，2011；Ingram，2009；King & Duffield，2009；Kinugasa & Kilding，2009；Montgomery，Pyne & Cox，2008；Montgomery，Pyne & Hopkins，2008；Rowsell，2009，2010；Tessitore，2007）。这些研究将前文介绍的在实验室或人为控制条件下取得的研究成果推广到更具普遍意义的运动场景中。这些研究的共同目的是比较各种常用恢复手段在实际运动中的应用效果，评估其在连续比赛或系列赛事中的有效性。这种类型的研究中存在的主要困难是如何量化评估相关恢复手段的应用效果（对运动表现的影响）。例如，要评估足球运动员赛后24小时再次进行比赛时的恢复情况，不能通过比较这两场比赛的比分来实现，而应通过运动员在两场比赛中的跑动距离、出场时间，或通过纵跳高度等标准化测试结果，以及相关酶活性指标或主观恢复感知水平、主观用力程度等间接指标来反映恢复情况。

表14.2 现场研究

	运动	恢复方法	表现	其他指标
阿森西奥，等（Ascensao，2011）	一次英式足球比赛	10分钟CWI（10℃）和10分钟TWI（35℃）	CWI＞PAS（跳跃、冲刺、MVC）	↓[CRP]和[CK]后30分钟、24小时、48小时：CWI＞TWI ↓[Mb]后30分钟：CWI＞TWI
布赫海特，等，（Buchheit，2011）	2×英式足球比赛R=48小时	PAS和温泉（桑拿浴+CWI+按摩浴缸）	温泉＞PAS（冲刺距离、峰值速度）	
吉尔，等（Gill，Beaven & Cook，2006）	英式橄榄球比赛	9分钟CWT（8~10℃/40~42℃）、9分钟PAS和7分钟ACT和GAR（12小时）		↓[CK]：CWT、ACT、GAR＞PAS

（续表）

	运动	恢复方法	表现	其他指标
英格拉姆，等（Ingram，2009）	80分钟模拟团队运动 R=48小时	15分钟CWT（10℃/40℃）、15分钟CWI（10℃）和PAS	CWI＞CWT或PAS（MVC、冲刺）	↓肌肉酸痛：CWI＞CWT或PAS
希金斯，等（Higgins，Heazlewood & Climstein，2011）	英式橄榄球比赛	7分钟CWT（10～12℃/38～40℃）、5分钟CWI（10～12℃）和PAS		CWT＞CWI或PAS（300米测试）
金，等（King & Duffield，2009）	2×模拟篮网球比赛 R=24小时	15分钟CWT（10～10℃/40℃）、10分钟CWI（10℃）和PAS	CWT或CWI＞PAS（RSA、CMJ）	采取恢复措施后↓肌肉酸痛：CWI或CWT＞PAS或ACT
衣笠，等（Kinugasa & Kilding，2009）	90分钟英式足球比赛	15分钟CWT（12℃/38℃）、10分钟CWI（12℃）+ACT和PAS	PAS≠CWI+ACT≠CWT	↓主观恢复感知：CWI+ACT＞CWT或PAS
蒙哥马利，等（Montgomery，Pyne & Cox，2008）	3×篮球比赛 R=24小时	5分钟CWI（11℃）、GAR（18小时）和碳水化合物+牵拉		对白介素6、FABP、[CK]和[Mb]没有明显益处
蒙哥马利，等（Montgomery，Pyne & Hopkins，2008）	3×篮球比赛 R=24小时	5分钟CWI（11℃）、GAR（18小时）和碳水化合物+牵拉	CWI＞GAR或碳水化合物+牵拉	
劳斯尔，等（Rowsell，2009）	4×英式足球比赛 R=24小时	5×1分钟CWI（10℃）和5×1分钟TWI（34℃）	TWI≠CWI（CMJ、RSA）	CWI↑主观恢复感知和↓肌肉酸痛
劳斯尔，等（Rowsell，2010）	4×英式足球比赛 R=24小时	5×1分钟CWI（10℃）和5×1分钟TWI（34℃）	CWI＞TWI（跑步总距离）	CWI↑主观恢复感知和↓肌肉酸痛
泰西托雷，等（Tessitore，2007）	英式足球训练 R=5小时	20分钟PAS、ACT和TWI+ACT和EMS	PAS≠TWI+ACT≠ACT≠EMS（无氧表现）	↑主观感知或↓肌肉酸痛：ACT或EMS＞PAS或TWI+ACT
海曼，等（Heyman，2009）	2×攀岩 R=20分钟	PAS、CWI（15℃、EMS和ACT	ACT或CWI＞EMS或PAS	↑[La]清除：ACT、CWI＞EMS、PAS
帕鲁蒂，等（Parouty，2010）	2×100米游泳冲刺	5分钟CWI（14℃）+25分钟PAS和30分钟PAS	PAS≠CWI	CWI主观恢复感知改善

注：R=比赛之间的间隔；PAS：被动恢复；CWI：冷水浸泡；CWT：冷热交替式水疗；TWI：中性温度水疗；ACT：主动恢复；GAR：压力服；EMS：肌电描记刺激；[La]：血乳酸；[CK]：肌酸激酶；[CRP]：C-反应蛋白；[Mb]：肌红蛋白；MVC：最大自主收缩；CMJ：反向跳跃；RSA：重复冲刺能力。

在集体项目中，几乎所有研究均一致报告水疗恢复手段（CWI或CWT）应用于比赛间歇或连续比赛期间可产生积极效果（Ascensao，2011；Buchheit，2011；Gill，Beaven & Cook，2006；Ingram，2009；Higgins，Heazlewood & Climstein，2011；King & Duffield，2009；Kinugasa & Kilding，2009；Montgomery，Pyne，Cox，2008；Montgomery，Pyne，Hopkins，2008；Rowsell，2009，2010；Tessitore，2007）。例如，有研究显示（Rowsell，2009，2010），在为期4天的足球锦标赛期间每天都有一场比赛，赛后采用冷水浸泡（5分钟，10℃）与温水浸泡（34℃）相比可减少肌肉酸痛、疲劳感和肌肉损伤标志物（CK），并增加跑动距离。还有研究观察到（Buchheit，2011），与被动恢复相比，两场足球比赛之间采用温泉疗法（桑拿浴+冷水浸泡+按摩浴缸）可显著提高跑动距离及第二场比赛时的最大冲刺速度（使用GPS系统测量）。当然，不同水疗方法的作用存在差异。同时采用冷热交替式水疗与冷水浸泡的研究显示，冷热交替式水疗对肌肉酸痛、肌肉损伤标志物或无氧表现似乎更加有效。有研究显示（Gill，2006），英式橄榄球运动员使用冷热交替式水疗方法时，肌肉损伤标志物（CK）的增加减慢。一些研究者甚至提出，与冷热交替式水疗相比，冷水浸泡对英式橄榄球运动员无氧表现具有消极影响（Higgins，2011）。

与集体项目相比，有关其他运动项目在训练或比赛现场应用水疗的研究很少。在为数不多的研究中，有研究者考察了水疗对攀岩比赛的影响（Heyman，2009），取得了引人注意的结果。该研究调查显示，在两轮攀岩比赛之间的平均休息时间为20分钟。该研究采用了四种常用的恢复方法（被动恢复、主动恢复、肌电刺激和冷水浸泡），结果显示，只有主动恢复和冷水浸泡（5分钟，15℃）有助于保持竞技能力，而且在使用这两种恢复方法时，乳酸消除速度较快。

实际应用

在连续比赛或运动时，为保持竞技表现和减少运动能力下降，在制定恢复策略时需要考虑两方面因素：
- 前一轮比赛或运动的特点。
- 连续比赛或运动期间可用于恢复的间歇时间。

如果前一轮比赛或运动属于可引起肌肉损伤的运动，那么首选冷热交替式水疗（CWT）。运动员交替浸泡在两种温度的水中——在冷水中（8~15℃）浸泡60~120秒，然后在热水中（38~42℃）浸泡120秒。冷热交替式水疗的持续时间一般为15~20分钟。运动结束后应尽快开始水疗恢复。如果两次运动之间的恢复时间少于20分钟，且随后的运动需要动用最大力量，则应当避免冷水浸泡。

小结

现有研究证据显示，在运动实践中，尤其是对于集体项目，水疗可对恢复产生促进作用。目前使用和研究的水疗方法主要有以下四种：

- 15～36℃中性温度水疗（TWI）。
- 热水浸泡＞36℃（HWI）。
- 冷水浸泡＜15℃（CWI）。
- 冷热交替式水疗（CWT），包括交替浸泡在冷水和热水中。

对以上水疗方法的确切效果仍然存在质疑，不过根据现有科学数据，冷热交替式水疗的效果相对较好。

职业足球比赛期间的恢复

大卫·乔伊斯（David Joyce）理科硕士，运动损伤和表现专家

在欧洲，锦标赛或者圣诞节期间，足球运动员常常需要在20天中参加5~6场比赛。对于体育科研人员而言，适当的恢复手段可能是避免运动员在比赛成败关键时刻竞技能力下降的最重要的干预方式。

运动恢复应涵盖运动员在身体、情感或精神方面经历的各种压力。每名运动员经历的压力都不尽相同。因此，不可能有一个完美的恢复方案同等适合每一名运动员。

制定个性化恢复方案需考虑的因素：

● 比赛期间的跑动距离。一名高水平中场队员在比赛期间的跑动距离可达14千米，而中后卫的跑动距离约为11.5千米。

● 比赛期间的冲刺次数。一名高水平左后卫队员在比赛期间平均冲刺100次，而右后卫平均少50次。

● 减速次数。减速时下肢反复承受离心作用力，当减速次数较高时，身体承受的负荷相对较大。

● 情感压力。踢进乌龙球的后卫与进球得分的前锋在情感压力上很可能会有显著差异。

● 受伤。存在持续运动伤病的运动员可能无法完成和队友一样的恢复项目。

● 年龄。一般来说，年龄较大的运动员身体在赛后需要更长时间恢复。

基于上述因素，在制定恢复策略时很难套用现成的方案，需要根据实际情况进行灵活安排。不过，无论个体情况存在怎样的差异性，在比赛后恢复中有两个不能忽视的元素是必须要遵守的，那就是营养和睡眠。

在制定恢复策略时，优先事项是水分补充和糖原再合成。我们一般通过运动饮料为运动员补充水、碳水化合物和电解质。我们的目标是使运动员的体重在赛后12小时内回到赛前水平。在比赛后2小时，我们还会为运动员提供食物或含有75~90克碳水化合物和20克蛋白质的代餐饮料。随后，我们一般建议运动员每隔5小时进食一餐。这一时间安排需结合比赛结束的时间进行适当调整。

我们会对运动员进行宣传教育，帮助他们了解睡眠对于恢复的重要意义，以及改善睡眠的方法。同时，赛后首日我们会避免安排运动员进行早间训练。

　　赛后一天进行泳池恢复能够提供有益恢复的静水压力。冷热交替式水疗也很有帮助。我们会安排水中多方向运动项目和动态移动任务。

　　按摩可能有助于减少肌肉酸痛感，并具有显著的放松作用，这对于减少心理压力非常重要。然而，这并不是强制性的。不建议在赛后进行较大力度的按摩，因为这种按摩可能使比赛造成的各种身体损伤进一步扩大。

　　常用的赛间恢复日程表（4天）如下所示：

- 第1天：赛后恢复（水疗、牵拉、按摩、主动恢复、冰浴、损伤治疗）和比赛分析。
- 第2天：轻松的五人制比赛和对抗分析。
- 第3天：出场位置安排、定位球和特定个人角色训练。
- 第4天：比赛。

关键点

- 处于赛事关键阶段时，主要目标是使运动员在每场比赛后尽快恢复，从而能够在接下来的连续比赛中保持较高的竞技水平。
- 应将各种形式的压力纳入恢复所需考量的范围，而不能只考虑训练或比赛的生理负荷。
- 不存在通用的恢复方法。
- 适当的营养和睡眠对于恢复至关重要。

第四部分

恢复的
特殊议题

第15章　恢复的性别差异

克里斯托弗·豪斯沃斯（Christophe Hausswirth）博士和扬·勒·默尔（Yann Le Meur）博士

　　目前已知的大部分运动生理学研究都主要针对男性群体进行。在20世纪80年代以前，人们普遍认为男性和女性对运动的生理反应没有实质性差异。由于这一假设的存在，各种训练计划和恢复策略往往直接应用于女性运动员，而不会考虑其是否适合。但随后大量有关性别问题的研究发现，女性对运动的生理反应存在一定的独特性（Clarkson & Hubal，2001；Tarnopolsky，2000）。这使得研究者们意识到，在制定运动研究方案时，应将性别作为一项重要的控制变量。时至今日，有关女性对各种类型的运动和训练的反应，我们已经有了更多的了解。一般认为，女性的有氧能力和肌肉力量通常低于男性，这主要与体型、身体成分、激素分泌、社会文化影响和饮食习惯的影响有关（Shephard，2000）。

　　不过即使存在上述因素，训练水平较高的女性运动员的成绩转化能力却可能优于训练水平较低的男运动员。相关研究由此逐步开始关注性别对运动恢复的影响，探讨运动后恢复过程中男性和女性运动员的共同和不同之处。不过，这些研究的结果不尽一致，因为研究对象的训练和营养状况可能存在差异，而且女性月经周期中激素的变化可能对运动能量代谢产生影响（Bonen，1983）。

　　本章的重点是根据现有研究总结女性运动生理反应的特点，以及最能够满足其运动需求的恢复策略。女性运动生理反应的这种差异性可能十分细微，但却具有潜在的重要意义。我们将讨论高水平女性运动员恢复过程中应优先考虑的关键点，以及常用恢复方法的有效性。本章所采用恢复的定义，是在运动训练引起代谢、体温调节、炎症等多种应激反应及肌肉损伤的情况下，相关生理系统回到内环境稳态的过程（Guézennec，1995）。因此，理想的恢复目标应该是使运动员在开始下次运动训练时，能够处于精力充沛、身体健康的状态，并且没有伤病困扰。本章还回顾了运动引起的代谢、炎症和体温调节反应，以及随后的恢复过程中存在的关键性别差异，并重点关注与女性运动员训练计划设计密切相关的元素，目的是帮助运动员更好地产生生理适应，进而实现竞技能力的提升并保持良好的健康状态。

能量储备的恢复与保持

　　长时间有氧运动主要依靠有氧代谢供能，因此有氧运动能力与内源性能源物质储备密切相关。此类运动引起的疲劳可能与内源性能源物质储备耗竭、运动肌能量供应不足有关（Abbiss & Laursen，2005）。每天多次训练的运动员也可能出现这种类型的疲劳，甚至可能包括非耐力性项目的运动员（Snyder，1998）。如果运动员每日能量摄入不能满足基础代谢和运动消耗所需的能量，体内能源物质储备可能逐渐消耗殆尽。在制定恢复策略时，有必要考虑女性运动员的能量代谢特点，确保其体内能源物质储备充足，为运动训练提供良好支撑。

长时间运动期间的代谢反应

　　虽然女性运动员直至1984年才有机会参加奥运会马拉松比赛，但是多项研究表明，女性在超长耐力项目运动中的表现实际上要优于男性（Bam，1997；Speechly，Taylor & Rogers，1996）。例如有研究显示，尽管女性受试者马拉松跑的成绩不如男性受试者，但当跑步距离超过90千米时，女性受试者的成绩会比男性更好（Speechly，1996）。巴姆等（Bam，1997）通过线性回归分析发现，跑步距离达到或超过66千米时，女性运动员可能比男性更具优势。塔诺波斯基（Tarnopolsky，2000）认为，这种现象与长时间运动时能量代谢的性别差异有关，特别是女性的脂肪氧化能力较强，使其能够在超长时间运动中更好地维持血液和肌肉葡萄糖水平。

　　塔诺波斯基综合分析了20世纪70～80年代关于长时间运动期间男性和女性代谢差异的早期研究（Friedmann & Kindermann，1989；Froberg & Pedersen，1984）。除科斯蒂尔（Costill，1979）研究之外的其他研究均显示，长时间运动的代谢反应存在性别差异。不过在进一步分析这些研究的结果时，发现它们大多没有考虑月经周期，也没有对研究对象的训练状况进行准确评估。而且，在采用相对最大摄氧量制定运动强度时，没有根据个人体重进行校正。自20世纪90年代起，相关研究在制定研究方案时大多在早期研究的基础上加以完善，将上述要点纳入考量（Tarnopolsky，1990；Tarnopolsky，1997）。

　　多项研究发现，雌激素可能通过增强机体对儿茶酚胺的敏感性而促进脂肪分解，从而增加运动期间的脂肪氧化、提高游离脂肪酸水平（Ansonoff & Etgen，2000；Ettinger，1998）。此外，虽然肌肉内甘油三酯水平主要取决于膳食脂肪摄入量（Vogt，2003），但是女性肌肉中甘油三酯的储量通常高于男性（Steffensen，

2002），而且当进行长时间中等强度运动时（90分钟，58%最大摄氧量强度），女性运动员对甘油三酯的利用率更高（Roepstorff，2002；Tarnopolsky，2001）。勒普斯托夫（Roepstorff，2002）测定了运动试验时动静脉非酯化脂肪酸水平的差异，发现女性运动员的运动肌非酯化脂肪酸消耗比男性高47%。米滕多夫等的研究（Mittendorfer，2001）采用长时间中等强度运动（50%最大摄氧量强度，90分钟），进一步验证了上述结果。米滕多夫等还观察到，与同等训练水平和体脂百分比的男性研究对象相比，女性研究对象具有较高的血浆非酯化脂肪酸利用能力，而且其脂肪分解能力也较高。

总之，上述研究表明，女性的肌肉甘油三酯储备高于男性，而且运动时甘油三酯供能的比例更高。塔诺波斯基（Tarnopolsky，2008）对相关文献所作的元分析（Meta Analysis）印证了这一结论。在进行同等强度和时间的运动时，女性运动员的呼吸商低于男性，表明运动时对代谢底物的氧化利用存在性别差异（表15.1）。

表15.1　男性和女性运动员进行60分钟以上持续运动时的能量代谢

研究者	运动方式	呼吸商		研究对象数量	
		女性	男性	女性	男性
科斯蒂尔（Costill，1976）	跑步60分钟，70%最大摄氧量强度	0.83	0.84	12	12
布拉奇福德，等（Blatchford, Knowlton & Schneider，1985）	步行90分钟，35%最大摄氧量强度	0.81	0.85	6	6
塔诺波斯基（Tarnopolsky，1990）	跑步15.5千米，65%最大摄氧量强度	0.88	0.94	6	6
菲利普斯（Philips，1993）	自行车运动90分钟，35%最大摄氧量强度	0.82	0.85	6	6
塔诺波斯基（Tarnopolsky，1997）	自行车运动90分钟，65%最大摄氧量强度	0.89	0.92	8	8
勒普斯托夫（Roepstorff，2002）	自行车运动90分钟，58%最大摄氧量强度	0.88	0.91	7	7
梅兰森（Melanson，2002）	运动能量消耗400千卡，40%和70%最大摄氧量强度	0.87	0.91	8	8
里德尔（Riddell，2003）	自行车运动90分钟，60%最大摄氧量强度	0.93	0.93	7	7
策恩德（Zehnder，2005）	自行车运动180分钟，50%最大摄氧量强度	0.86	0.88	9	9

注：表中列举的研究均以运动员为研究对象。$P=0.02$时，使用双尾独立t检验计算显著性别差异。

（数据来源：M.A. Tarnopolsky. Sex differences in exercise metabolism and the role of 17–beta estradiol. Med Sci Sports Exerc，2008，40：648–654）

有研究显示（Tarnopolsky，1990），与基础值相比，男性受试者耐力运动后24小时尿氮（Urinary Nitrogen）含量（反映蛋白质分解代谢）上升，而女性受试者则没有显著变化，表明运动时男性的氨基酸氧化供能可能显著高于女性。菲利普斯等（Phillips，1993）的研究验证了上述结果，并发现男性运动员蛋白质和亮氨酸的氧化供能比例高于女性运动员。另有研究显示（McKenzie，2000），31天耐力训练前后，当以65%最大摄氧量强度进行90分钟自行车运动时，女性亮氨酸的氧化分解少于男性。有趣的是，这些研究者还报告，在接受耐力训练前，运动测试时的亮氨酸氧化水平与安静时相比约升高1倍；而31天的耐力训练并未对该指标产生显著影响。

长时间运动后的代谢反应

亨德森等（Henderson，2007）的研究显示，女性长时间运动时的脂肪酸利用水平高于男性，在恢复阶段则相反。这在某种程度上能够解释为什么一些研究发现，尽管女性运动员在耐力运动期间的脂类利用水平高于男性（Henderson，2007），但她们在整个训练周期中的体脂丢失却相对较少（Donnelly & Smith，2005）。事实上，有实验数据显示，一次运动课引起的代谢改变在运动后几小时仍然可能存在（Henderson，2007；Horton，1998；Kuo，2005；Phelain，1997）。亨德森等（Henderson，2007）的研究表明，以45%最大摄氧量强度进行90分钟自行车运动或以65%最大摄氧量强度进行60分钟自行车运动后21小时，男性受试者脂肪分解速度仍然处于上升状态，而女性受试者的脂肪分解已恢复正常水平。

为了进一步说明性别对运动后代谢变化的影响，亨德森等（Henderson，2008）使用标记葡萄糖比较了久坐男性和女性依次进行90分钟45%最大摄氧量强度和60分钟65%最大摄氧量强度自行车运动的血糖变化。由于血糖在一天中存在规律性波动，因此该研究还监测了受试者日常状态下的血糖数据作为对照。该研究结果显示，在男性和女性受试者运动过程中，标记葡萄糖在血液中出现的速度及其清除率并无性别差异，均较各自的对照组数据提高；而且两种强度运动时，标记葡萄糖的代谢速率也都升高。男性和女性受试者代谢反应的差异主要表现在运动后。男性受试者运动后3小时标记葡萄糖出现在血液中的速度及其清除率更高，代谢速率也更高，而且血糖水平更低；而女性受试者运动后的各项指标则与自身对照数据没有任何显著性差异。这表明与男性相比，女性在长时间运动后的恢复期维持血糖稳定的能力更强，这也可以解释在这一阶段女性脂类分解水平较低的原因。该结果还验证了他们此前的一项研究（Henderson，2007），该研究显示与男性相比，女性运动后对脂肪分解的依赖度较低，且血糖调节更精确。

总之，由于女性运动员在运动期间脂肪利用率更高、脂肪储备更多且节省糖原的能力更强，因此女性在运动中和恢复期间保持能源物质储备稳定的能力更强（Henderson，2008）。上述代谢差异证明了为不同性别运动员制定针对性营养恢复措施的必要性（Boisseau，2004；Tarnopolsky，2000）。

针对不同性别的碳水化合物补充措施

有研究考察了耐力运动员（7名男性和9名女性）进行功率自行车运动至力竭后的糖原再合成状况（Kuipers，1989）。在运动结束后2.5小时，受试者饮用25%的麦芽糊精果糖溶液（碳水化合物：男性和女性受试者的摄入量分别为471±5克和407±57克）。结果显示，男性和女性受试者的糖原再合成水平接近。

多项研究显示，在运动后立即补充碳水化合物（或碳水化合物+蛋白质），较运动后几小时补充更有利于提高糖原储备（Ivy，2002；Ivy，Lee，1988）。塔诺波斯基等（Tarnopolsky，1997）比较了男性和女性受试者90分钟65%最大摄氧量强度运动后的糖原再合成率。各组受试者在运动后即刻和1小时分别补充三种饮料：（1）安慰剂；（2）含1克/千克碳水化合物的饮料；（3）含0.7克/千克碳水化合物、0.1克/千克蛋白质和0.02克/千克脂肪的饮料。结果显示，男性和女性受试者饮用两种含碳水化合物的饮料时，糖原再合成速度均优于饮用安慰剂时，且无性别差异。最后，罗伊等（Roy，2002）的研究显示，10名年轻女性在训练期（每周4次训练课）运动后摄入1.2克/千克碳水化合物、0.1克/千克蛋白质和0.02克/千克脂肪；一周后，受试者以75%最大摄氧量强度运动至力竭的时间增加，蛋白质氧化减少。

上述研究数据表明，碳水化合物摄入与体重成正比时，男性和女性受试者糖原储备的再合成能力没有显著差异。因此，如果两次训练课的间隔时间小于8小时，无论女性或是男性运动员，都应在运动后尽早补充碳水化合物，以实现糖原储备再合成的最大化。运动员可在恢复早期采取少量多次的方法补充碳水化合物，尤其是当训练课后短时间一次性摄入大量食物不可能或不实际时（Ivy，Lee，1988）。

当运动员处于训练期时，通常需要摄入富含碳水化合物的膳食。一般建议每天每千克体重补充0.2~0.5克蛋白质，碳水化合物和蛋白质的建议摄入比例为3:1。当运动员需要每天进行两次训练或训练课持续时间很长时，这一点尤为重要（Berardi，2006；Ivy，2002）。研究显示，以固体和液体形式摄入碳水化合物对于糖原补充而言没有显著的效果差异（Burke，Kiens & Ivy，2004）。中等至较高升糖指数的碳水化合物更有助于恢复期糖原的快速再合成，因此最好在运动后优先补充高能量食物或补剂（Burke，Collier & Hargreaves，1993）。

综上所述，女性运动员的每日碳水化合物摄入量应达到每天每千克体重5克以上（Manore，1999）。如果训练量较大且每天至少进行一次训练，碳水化合物摄入量可增加至每天每千克体重6～8克。鉴于女性运动员常会限制自己每日的能量摄入，因此有必要确保她们的碳水化合物摄入量能够达到上述标准，以保持良好的能量平衡（Manore，2002）。

针对不同性别的脂肪补充措施

尽管每天摄入充足的必需脂肪酸非常重要，但是很多女性运动员仍然会严格限制脂肪的摄入（其脂肪摄入量可能低至每日能量摄入的10%～15%）。女性运动员往往认为脂肪的摄入可能降低运动表现和增加身体脂肪量（Larson-Meyer，Newcomer & Hunter，2002）。但事实上，低脂饮食不只可能损害女性运动员的健康，还会减少肌肉内甘油三酯储备，而甘油三酯储备对于恢复期肌肉的游离脂肪酸供应至关重要，对于需要进行长时间运动或每天进行多次训练的运动员而言尤为如此。研究显示（Larson-Meyer，2002），耐力项目女性运动员的脂肪摄入必须达到每日能量摄入的30%，以确保肌肉内甘油三酯储备得以快速再合成。如果运动后脂肪摄入不足，肌肉甘油三酯储备在运动后第二天时仍然可能处于耗竭状态（Larson-Meyer，2008；Larson-Meyer，Newcomer & Hunter，2002）。相关研究显示，女性运动员人群脂肪摄入量非常低（Beals & Manore，1998），因此脂肪摄入量偏低（能量摄入的10%～15%）及大运动量耐力训练可能使肌肉甘油三酯储备降低，进而影响竞技表现（Muoio，1994）。

虽然相关研究（Larson-Meyer，2008）在采用短期低脂饮食时（3天，脂肪占总能量摄入的10%），并未发现2小时跑步成绩出现显著下降。但是莱迪等的研究（Leddy，1997）已经证实，低脂饮食确实会使运动员的脂代谢指标发生改变。该研究显示，低脂饮食可使血液甘油三酯（TC）浓度升高，高密度脂蛋白胆固醇（HDL-C）浓度降低，导致TC/HDL-C比率降低（HDL-C降低可能会对心血管健康产生不利影响）。即使仍有待于更多的研究证据提供进一步支持，但是一些研究者仍然建议，耐力运动员应保证每天摄入充足的脂肪，尤其是当其自身或者家庭成员的脂代谢指标存在问题时（Larson-Meyer，2008）。关于长期脂肪摄入不足对长时间运动表现的影响，仍然需要未来进行更深入的研究。

综上所述，一般建议运动员在运动后尽快补充碳水化合物和蛋白质，并在日常膳食中保证脂肪的摄入量。如果运动员脂肪摄入量低于每日能量摄入的15%，则有可能面临必需脂肪酸和维生素E摄入不足的风险（Manore，2002）。因此，女性运动员应注意规律摄入植物油、坚果和富含油脂的鱼类，如金枪鱼和大马哈鱼（Manore，2002）。

针对不同性别的蛋白质补充措施

已知长期有氧运动可使机体对氨基酸的消耗趋于节省化。但是与此同时还会伴随谷氨酸脱氢酶（氨基酸氧化反应的限速酶）活性增加，使得机体氧化代谢氨基酸的能力增强（Lamont，Lemon & Bruot，1987）。因此，男性和女性运动员有必要增加每日蛋白质摄入量。

为保障运动后恢复，一般建议女性运动员的蛋白质摄入量（每天1.2~1.4克/千克体重）应高于普通人群的标准（每天0.8克/千克体重；Manore，1999）。菲利普斯等（Phillips，1993）的研究显示，女性运动员蛋白质摄入量为每天0.8克/千克体重时，会使机体处于负氮平衡状态。多项研究显示，女性运动员的蛋白质摄入量常常仅达到建议值的低限，甚至低于建议值，而且闭经运动员蛋白质摄入量偏低的问题尤为突出（Howat，1989；Pettersson，1999）。当女性运动员进行力量训练时，由于可能伴随肌肉损伤和再生，通常建议将蛋白质日摄入量提高至1.4~1.8克/千克体重。补充蛋白质时应优先选择蛋白质生物利用率（机体吸收和利用效率）较高的食物。如肉、鱼、蛋和奶制品可作为完整的蛋白质来源（提供所有必需氨基酸）。素食运动员尤其应注意确保食物中拥有足够的蛋白质并提供所有必需氨基酸，因此素食运动员可能需要通过多种食物来源实现合理的蛋白质摄入，如坚果、全麦和豆类（Hoffman & Falvo，2004）。此外，富含蛋白质的动物类食物往往是铁的重要膳食来源，有助于降低女运动员常易出现的贫血风险（Akabas & Dolins，2005）。有研究者建议应多向女性运动员进行科普宣传，帮助她们了解动物蛋白质类食物可提供维生素B_{12}和D、维生素B_1、维生素B_2、钙、磷、铁和锌等多种重要的营养元素（Volek，2006；Manore，2005）。

短时间高强度运动后的代谢反应

进行短时间高强度运动时，骨骼肌的能量供应高度依赖肌肉内磷酸肌酸（PCr）储备的分解及糖酵解的动员。这种情况下，肌细胞可能出现pH值降低和无机磷酸盐（Pi）堆积，进而引发肌肉疲劳（Allen，2009）。因此，乳酸和氢离子（H^+）的快速清除对于剧烈运动后工作能力的快速恢复十分重要，尤其是在进行重复性短时间高强度运动时（Ahmaidi，1996）。有若干研究探讨了运动中和运动后代谢反应的性别差异，从中我们可以获知一些有关女性运动员短时间高强度运动后恢复方法的有趣线索。

女性和男性运动前的磷酸原（ATP、ADP和磷酸肌酸）储备没有显著差异（Esbjornsson-Liljedahl，Bodin & Jansson，2002）。有研究显示，男性运动中的糖酵解水平高于女性（Ruby，1994）。雅各布斯等（Jacobs，1983）的研究表明，在进行无氧运动能力测试后，男性运动员肌肉内乳酸水平高于女性。上述结果在拉斯等（Russ，2005）的研究中得到了验证，该研究显示，男性对糖酵解供能的依赖度大于女性，而对磷酸原供能和有氧供能则未见同等的性别差异。这一现象的可能解释是男性Ⅱ型肌纤维横截面积更大，或糖酵解酶活性更高（Coggan，1992）。另有研究显示（Wüst，2008），男性的抗疲劳能力弱于女性的原因可能与肌纤维类型存在性别差异有关，而与动机水平、肌肉体积、氧化能力或局部血液循环差异的关联则较小，这在一定程度上印证了前面的假设。

有研究进一步发现，进行3组30秒全力冲刺运动（组间歇20分钟，采取被动恢复）时，与男性相比，女性能够保持更为稳定的运动表现（Esbjornsson-Liljedahl，2002）。该研究中男性和女性受试者的运动水平接近（经常运动，非竞技性），而女性受试者运动测试时代谢产物的堆积低于男性，尤其是在Ⅱ型肌纤维中（Esbjornsson-Liljedahl，Bodin & Jansson，2002）。在恢复阶段，女性ATP再合成的能力优于男性，因此能够在下一轮短时间剧烈运动中有更好的表现。

慢性疲劳与日能量平衡

女性运动员的能量平衡是需要格外重视的问题，因为女性运动员常会受到身体外观和社会压力的影响，过度追求低体脂含量（Burke，2001；Manore，1999，2005；Volek，Forsythe & Kraemer，2006）。正能量平衡是实现最佳代谢恢复和促进肌肉再生的必要条件，对于运动员保持良好的训练负荷承受能力至关重要（Snyder，1998）。然而相关研究文献显示，高水平女性运动员每日能量摄入存在经常性不足，在苗条身材可带来优势的运动项目中格外严重（Deutz，2000；Manore，2002）。有研究显示（Deutz，2000），高水平体操运动员的日能量平衡几乎总是处于负平衡状态。而对于需要每天训练甚或每天多次训练的各项目运动员而言，通过有效的营养恢复措施保持每日能量摄入和支出平衡是至关重要的。

负能量平衡与慢性疲劳、警觉性降低、睡眠紊乱和蛋白质分解代谢增加存在关联，而上述因素可能对肌肉再合成产生负面影响（Snyder，1998）。因此，有必要帮助女性运动员更好地了解保持每日能量摄入充足的重要性。约有2/3的女性运动员表示希望减肥和限制每日能量摄入（Hinton，2004）。但是此类饮食行为容易造成静息代谢率降低，因此往往并不能达到使体重降低的目的（Deutz，2000），反而容易引发月经周期紊乱等问题（Loucks，2003）。

大部分女性运动员每天至少需要摄入2300～2500千卡（9263～10,460千焦）能量以保持体重稳定（每天45～50千卡/千克体重）（Manore，1999，2002）。而马拉松、铁人三项等耐力项目女性运动员的能量需求则可高达每天4000千卡（16736千焦）（Manore，2002）。美国饮食协会、加拿大营养师协会和美国运动医学学会表示，由于碳水化合物对于维持糖原储备具有重要作用，因此通常建议运动员在恢复期摄入相对较高比例的碳水化合物，无论其性别（Rodriguez，DiMarco & Langley，2009）。

不过，仅通过增加碳水化合物摄入量增加女性运动员的日能量摄入似乎并不是理想的解决方式（Boisseau，2004）。日能量消耗2000千卡左右的女性运动员仅增加饮食中碳水化合物百分比并不能使其糖原储备显著增加。实际上，她需要连续4天以上将能量摄入增加30%，才能使其碳水化合物摄入量达到不低于8克/千克体重的标准（Tarnopolsky，2001）。从实践角度来说，这对于持续关注体重问题的运动员而言是很难接受并形成习惯的。此外，如果过度增加碳水化合物摄入比例，可能导致某些必需氨基酸和脂肪酸的摄入出现相对不足。并且有可能对氮平衡产生不利影响，而氮平衡对于维持性激素水平的正常是必不可少的（Volek & Sharman，2005）。基于上述原因，部分研究者（Larson-Meyer，Newcomer & Hunter，2002；Volek，Forsythe & Kraemer，2006）建议女性运动员脂肪摄入应达到每日能量需要量的30%。

恢复与骨骼肌再生过程

当特定的运动形式对局部组织造成显著的机械压力时，往往会在运动后数小时至数天引发肌肉酸痛。这种延迟性肌肉酸痛（DOMS）与肌细胞和细胞外液的生理性紊乱有关，如炎症反应、水肿和肌细胞损伤等。当女性运动员进行了可引发延迟性肌肉酸痛的运动，在制定运动后恢复策略时应将肌肉损伤程度和炎症反应情况纳入考量范围。

长时间运动后的炎症反应

若干研究显示，有氧运动后女性血肌酸激酶（CK，一种与肌肉损伤严重程度相关的酶）的上升幅度小于男性（Apple，1987；Shumate，1979）。有研究者（Shumate，1979）考查了功率自行车递增负荷运动后血浆CK的变化，发现男性受试者CK平均升高幅度为664 U/L（单位/升），女性则为153 U/L。与此类似，有研究显示（Janssen，1989）男性马拉松跑运动员血浆CK的升高幅度大于女性运动员。另有研究显示（Apple，1987），女性运动员马拉松比赛后血浆CK的升高幅度比男性低5.5倍。也有研究（Nieman，2001）得到不同的结果，发现马拉松比赛后运动员的炎症反应并无性别差异。不过在应用这些研究的成果时有必要采取审慎态度，因为它们往往受到运动或比赛现场研究条件的限制，难以对每名受试者的实际运动负荷进行量化评估。部分研究得到的男女运动员的差异，实际上可能与女性运动员的运动负荷较低有关。

力量训练反应

训练引起的特异性神经肌肉表现提升可通过最大力量和等长收缩力量–时间或力量–速度曲线等指标进行评估。这些指标的具体变化取决于训练类型或持续时间。有关神经肌肉系统发生适应性改变的程度和时间的研究，有助于我们根据不同性别特点设计更具针对性的训练计划，提升训练效果。目前相关研究的热点集中于探讨运动员对力量训练的反应和恢复的性别差异及其机制。

肌肉功能

有关男性和女性运动员单次力量训练课后力量变化研究的结果并不一致。一些研究未发现显著的性别差异，另一些研究的结果则显示女性受试者的恢复情况优于男性（Clarkson & Hubal，2001）。

有研究考查了性别对肘关节屈肌群创伤性力量训练（50次离心+向心最大收缩）后恢复情况的影响（Borsa，2000）。结果显示，不同性别受试者在运动后均出现主要运动肌酸痛、关节运动幅度降低及力量显著降低。在参照运动前基础值进行校正后，不同性别受试者的力量损失程度接近（男性和女性受试者分别为-15.3%和-18.2%）。还有研究采用了相似的研究方法，考察了70次最大离心收缩后力量损失和恢复情况，未发现存在性别差异（Rinard，2000）。另有早期研究显示（Hakkinen，1993），下肢伸肌群进行高强度运动（20次最大收缩）后，不同性别受试者在运动过程中的力量下降程度没有显著差异，但女性受试者运动后1小时的最大力量恢复情况较好。其后的一项研究显示，男性受试者在爆发性力量训练后中枢性疲劳程度更显著（Linnamo，1998）。塞耶斯等（Sayers，2001）的研究显示，进行50次最大自主离心收缩运动时，最大自主收缩（MVC）的平均降低程度没有性别差异；但是MVC降幅超过70%的受试者中，女性比例高于男性。不过该研究还进一步发现，MVC降幅超过70%的受试者中，女性运动员的力量恢复速度快于男性。这表明女性可能比男性更快地恢复至特定功能水平。有研究（Sewright，2008）印证了这一假设，发现尽管50次最大离心型收缩后女性研究对象的力量损失显著大于男性，但在运动结束6小时后，不同性别力量损失的差异就已消失。

总的说来，由于相关研究结果不尽一致，目前还难以形成女性在力量恢复方面与男性存在显著差异的结论（Clarkson & Hubal，2001）。不过相关研究提示，女性运动员进行力量训练时更容易产生肌肉损伤。因此，在制订女性运动员力量训练后的恢复方案时有必要对此加以考虑。

肌肉损伤与炎症反应

雌激素对骨骼肌肉炎症和修复的保护作用已在动物模型中获得证据支持（Enns & Tiidus，2010；Tiidus，2001）。研究表明，17-β雌二醇对整体肌肉损伤程度具有保护性作用（Stupka & Tiidus，2001；Tiidus，2001），其作用机制与降低白细胞对受损肌细胞的浸润、避免氧化剂过度释放有关。以人类作为研究对象的若干相关研究的结果不尽相同。有研究考察了300次最大自主伸膝运动后，围绝经女性和男性研究对象的肌肉酸痛、力量损失及肌肉内中性粒细胞（在免疫系统中扮演着重要角色）的聚集情况（MacIntyre，2000）。该研究发现，不同性别受试者训练后的肌肉疼痛和力量损失情况存在差异：运动后20~24小时，女性受试者的肌肉损伤程度较男性显著。运动后2小时，女性受试者的中性粒细胞聚集程度显著高于男性，尽管男性受试者的实际负荷量更大；运动后4小时，相关结果无显著性别差异。上述结果表明，在运动结束后早期，女性受试者的中性粒细胞反应强于男性。另有研究对比了120%1RM（最大重复次数）强度离心运动后24、48和144小时血液粒细胞（即吞噬细胞）数量和肌肉损伤标志物的变化（Stupka，2000）。其结果显示，如果在参与运动的股外侧肌中可观测到肌节Z线中断，则运动损伤程度不存在显著的性别差异。但是运动48小时后，男性受试者的粒细胞数更高，表明此时女性研究对象的炎症反应相对较弱。不过，麦金太尔等（MacIntyre，2000）的研究得到了不尽相同的结果，其研究显示运动后4小时相关指标并无显著性别差异，这提示运动后炎症细胞反应的性别差异可能只是在部分时段存在。

不过值得关注的是在上面介绍的施图普卡等的研究中（Stupka，2000），女性研究对象均服用了口服避孕药（OC），相当于在卵泡晚期进行测试；而麦金太尔的研究方案中则并未考虑月经周期（MacIntyre，2000）。众所周知，女性口服避孕药时雌性激素水平低于未服用避孕药的女性，因此这一因素可能导致上述两项研究结果的差异进一步加深。此外有研究表明，合成雌激素并不具备内源性雌激素对中性粒细胞的保护作用（Tiidus，2005）。

基于上述结果，克拉克森等认为，女性在运动后可能比男性更早表现出炎症反应，但其整体炎症反应水平低于男性（Clarkson & Hubal，2001）。皮克等认为其潜在机制可能与运动后肌细胞的白细胞浸润有关，男性和女性在肌肉损伤性训练后的细胞膜渗透性可能存在差异，从而导致运动后白细胞浸润表现出性别差异（Peake，2005）。

由此可以推论，通过冷疗减少运动后的炎症反应，可能会对女性的运动后恢复产生较大益处。现有研究已经证明，冷疗引起的血管收缩和代谢活动降低有助减少组织水肿、消除炎症、降低疼痛感和减轻损伤（Enwemeka，2002）。实验证据显示，在肌肉损伤发生后立即进行局部冷疗并持续较长时间，可减少白细胞对肌细胞的破坏并改善局部肌肉组织的营养灌注（Schaser，2006）。冷疗是一种较为有效的骨骼肌损伤急性治疗手段，有助改善炎症和水肿导致的局部缺氧，提高细胞存活机率（Merrick，1999）。

考虑到女性运动员的炎症反应与男性运动员存在差异，未来的研究有必要进一步确定冷水浸泡或全身性冷疗是否能够对女性运动员产生更显著的促恢复效果。

骨转化（Bone Turnover）与应力性骨折

大部分身体活动都会使骨骼系统承受较大压力，进而增强骨骼细胞转化。骨骼的形成和恢复很大程度上依赖于钙的摄入量和总的能量摄入水平（Manore，1999；Nattiv，2000），以及机体的内分泌状况（Kameda，1997；Weitzmann & Pacifici，2006）。

有研究者指出，女性运动员的饮食中经常性地存在钙摄入不足的问题，尤其是当乳制品的摄入量极低或为零时（Howat，1989）。这会对她们的骨骼健康产生危害，并会增加应力性骨折的风险（Manore，1999；Nattiv，2000）。因此，增加运动后恢复阶段钙的摄入量，可能有助于骨骼重建过程（Nattiv，2000）。尽管如此，女性运动员仍然经常性出现钙摄入量不足的问题，尤其是当其膳食结构中缺乏乳制品时。多项相关研究表明，女性运动员日常钙摄入量通常在500～1,623毫克，但大部分女运动员没有达到每天1,000毫克（Kopp-Woodroffe，1999）。而9～18岁女性的每天钙摄入推荐量是1,300毫克，19～50岁的女性每天推荐量是1000毫克。

一项近期的研究结果证明了牛奶摄入对骨转化的益处（Josse，2010），12位年轻女性受试者接受了为期12周的力量训练，平均每周训练5次，部分受试者每天摄入2×500毫升剂量的脱脂牛奶（牛奶组，相当于每天摄入1200毫克钙，以及每天360IU维生素D）；另一部分受试者在每次力量训练后即刻和1小时分别摄入同等热量的碳水化合物饮料（对照组）。该研究的结果显示，牛奶组的25-羟维生素D水平（可促进钙的吸收以及骨转化）与对照组相比有显著升高；甲状旁腺激素（可增加释放入血的钙，增加骨骼对吸收）的水平只在牛奶组出现降低；牛奶组瘦体重增加较多，也提示着其骨量增加可能更多；最后，仅牛奶组表现出体脂水平的降低。这些结果验证了钙的营养状况对于骨骼健康和运动后恢复的重要意义。

热量摄入不足也可能损害骨骼健康，其作用机制是对下丘脑–垂体–性腺轴产生抑制，造成雌激素水平降低和月经周期紊乱（De Souza & Williams，2005；Laughlin & Yen，1996）。雌激素对于保持绝经前女性骨骼健康具有多重作用，有助于减缓骨吸收（Kameda，1997）并促进骨生成（Weitzmann & Pacifici，2006）。在非绝经期女性运动员人群中，存在下丘脑性闭经（Hypothalamic Amenorrhea）和厌食症的运动员会出现骨质疏松高发和骨折增多（Grinspoon，1999；Marcus，1985）。当运动员在承受大负荷训练的过程中仍然盲目限制热量摄入时，会使与骨重建相关的激素分泌受到抑制，导致骨质流失的风险大大增加，甚至可达到接近绝经后女性的程度。基于这一原因，在年轻女性经历青春发育期，并在青春期后期达到骨量峰值的过程中，保持充足的能量摄入具有极其重要的意义（Eastell，2005）。

维生素D是保持骨骼健康的另一个重要因素。北欧国家的运动员和经常在室内进行训练的运动员较易出现维生素D缺乏。要维持骨骼健康，血中维生素D水平通常应保持在不低于80nM（纳摩尔/升）的水平（Grant & Holick，2005）。研究表明，19～50岁的女性维生素D日均摄入量应达到5ug（微克；200IU/天）。适宜的膳食营养或光疗措施有助改善体内维生素D营养状态。最后，在制定增进骨骼健康的营养方案时，还应确保充足的蛋白质摄入量，其短期效应是降低应力性骨折风险，其长期效应是减少骨质疏松症的发生。

针对性恢复策略

运动后肌肉出现酸痛和功能障碍的时间进程、严重程度及血液中肌肉损伤标志物的变化，在很大程度上取决于运动的持续时间、强度和类型。有多项研究探讨了主动恢复或水疗等手段对于减轻或预防不同性别运动员运动性肌肉损伤的效果。

主动恢复

有研究者综合分析了有关主动恢复的研究文献，认为当需要连续进行两次间隔较短（<1小时）且以无氧代谢为主的运动时，主动恢复的效果较为显著（Heyman，2009）。因此，当需要在间隔较短的情况下完成两次全力运动时，仅通过被动恢复的方式不足以使内环境恢复稳态，采取主动恢复的方式就会收到更好的效果。

多项研究表明，与被动恢复相比，主动恢复可使血乳酸更快恢复至静息水平（Watts，2000）。义田等的研究（Yoshida，1996）还显示，相对于被动恢复，主动恢复可减少2分钟高强度运动后的磷酸根（Pi）堆积（Fairchild，2003；Yoshida，Watari & Tagawa，1996）。还有一些研究的结果表明，在高强度运动后继续进行次最大强度运动，可使运动肌pH值更快恢复至安静水平。因此，我们建议女性运动员在两次高强度运动的间隔时间相对较短时（<1小时），在运动间歇进行适度的中等强度运动，以加快恢复速度。

卡特等（Carter，2001）的研究发现，女性运动后动脉血压的降低幅度大于男性，在进行被动恢复后，女性的动脉血压可能低于运动前水平。考虑到有研究显示，良好的静脉回流有助于内环境稳态在以糖酵解代谢为主的运动后更快得以恢复（Takahashi & Miyamoto，1998），因此女性运动后血压波动的特点意味着她们在采取积极性恢复时，可能获得比男性更大的益处（Carter，2001）。而且，近期的一项研究（Jakeman，2010）证明，女性受试者运动后穿着压缩袜有助于恢复，可显著降低肌肉疼痛水平，并减少膝关节伸肌群的力量损失；此外，还可显著提高跳跃测试成绩（下蹲跳）。这些发现有力地证明，在女性运动员恢复期间提高静脉回心血量对于提高肌肉运动能力至关重要。

浸泡恢复

目前我们只看到一项有关有氧运动后浸泡疗法促恢复效果性别差异的研究（Morton，2007）。该研究显示，进行冷热交替式浸泡（36℃热水中浸泡30分钟，然后在12℃冷水中浸泡30分钟），血乳酸降低幅度较主动恢复更显著。不过需要指出的是，尽管冷热交替式浸泡对运动后乳酸清除的效果更显著，但实际上其差值并不大。关于在无氧运动间歇进行浸泡对女性运动员的运动能力是否可以产生积极作用，是目前仍有待于研究的问题。不过从目前的研究证据来看，浸泡疗法可能不仅适用于女运动员创伤性训练后的恢复，还可用于多种形式运动后的恢复。

水合恢复

有关性别对运动期间体温调节影响的文献综述显示，女性运动时的外源性热蓄积、散热能力和内源性产热能力与男性存在差异（Kaciuba-Uscilko & Grucza，2001）。其原因在于与男性相比，女性体重与体表面积之比相对较低，皮下脂肪层相对较厚，运动能力相对较低。女性较高的体脂百分比会使运动负担和代谢成本相应增加，并使热应激压力增加（Bar-Or, Lundegren & Buskirk，1969；Nunneley，1978）。此外，女性较厚的皮下脂肪层会增加活跃的发热组织（即骨骼肌）与皮肤的距离，降低了非蒸发散热的速率，也使得体表面积与体重之比相对较低（Saat，2005）。

然而，即使考虑到上述差异，男性与女性水合恢复的具体差异仍需要通过研究加以确定。当主观热评分水平相同时，女性出汗程度要少于男性；但由于女性出汗蒸发过程的效率更高，因此能够将体温保持在与男性相同的水平。格鲁恰（Grucza，1990）的研究证明，女性受试者出汗少于男性受试者，但女性的直肠温度和体温并不会有更大幅度的升高。其可能原因是女性汗液蒸发量大于男性（分别占总出汗量的58.7%和52.0%），而汗液滴落量低于男性（分别占总出汗量的21.2%和34.1%）。尽管上述实验数据提示女性运动时的水分丢失低于男性，但女性应然需要采取适宜的补液措施，以弥补运动造成的体液损失。

　　无论对于男性或女性，运动后补液的基本原则是相同的，主要目的都是补充运动带来的水和电解质丢失。仅有少量研究比较男性和女性水合策略的差异。如布罗德等（Broad，1996）对女性足球运动员的出汗量和液体摄入量进行了评估，发现女性运动员在训练和比赛期间的平均水分摄入量为0.4L/h，低于男性运动员。这种差异可能主要与两性之间的形态差异有关，但也可能与女运动员代谢产热率较低有关。不过另一项研究监测了单次训练和比赛中英国足球队21岁以下和21岁以上球员的汗水电解质流失量，结果显示女性与男性球员没有显著差异（Shirreffs，Sawka & Stone，2006）。

　　有鉴于此，男性运动员运动后恢复期的补液策略应该同样适合女性。在运动营养权威伯克等2001年制定的营养指导建议中，并没有提出任何针对女性运动员的运动后水合策略（Burke，2001）。运动后补液的关键是使机体在运动中丢失的水分得到尽快补充。有研究表明，对于体重由于脱水而减轻3%的研究对象，采用少量多次的方式摄入汗液丢失量150%~200%的含钠饮料（23mM），是补充运动造成的液体流失的最有效方法（Shirreffs，2006）。在一天内需要进行多次训练或比赛的情况下，饮用味道较淡的低温饮料（12~15℃，含有2%的碳水化合物和1.15 g/L的钠），有助于实现快速再水合（Maughan & Shirreffs，1997）。当训练或比赛间隔时间较长时，女性运动员可通过摄入水和固体食物实现补液。这种情况下，观察尿液透明度是运动员对水合状态进行自我评估的一种实用方法。

体温调节与恢复

　　相关文献已明确指出，在长时间运动过程中，产热和散热不平衡引起的核心温度升高，是运动表现的限制性生理因素之一。运动过程中核心温度的升高是各种形式长时间运动的正常结果。运动时核心温度的变化受到血管、肌肉和代谢反应的交互作用（Maughan & Shirreffs，2004）。机体通过增加外周血流量和排汗进行适应性调节。相关研究表明，冷疗措施对于女性运动员的恢复可产生特殊的益处。

　　有研究监测了运动过程中食道和运动肌温度的变化，发现与男性相比，女性降低体温的能力相对较弱（Kenny & Jay，2007）。这种差异似乎与女性运动后皮肤血管扩张的阈值较高，以及运动后动脉血压下降幅度较大有关（Kenny，2006）。

此外，月经周期带来的内分泌改变也会影响女性受试者运动时的体温调节反应，女性安静和运动时的核心温度可能会随着月经周期的不同阶段而不同。有研究者指出（Kaciuba-Uscilko & Grucza，2001），在月经周期的不同阶段，安静状态（Hessemer & Brück，1985b）、运动时（Hessemer & Brück，1985a）和温暖环境运动时（Hessemer & Brück，1985b）的体温波动可超过0.6℃。黄体期（排卵后）黄体酮水平的升高可使身体和皮肤温度升高，使常温环境和温暖环境条件下汗液分泌的激活出现延迟。不过，根据相关研究显示（Marsh & Jenkins，2002），女性运动员运动时中暑的风险并不比男性更高，而且运动后冷疗措施对女性的益处至少不低于男性。

由于女性运动后的散热能力弱于男性，因此运动后冷水浸泡或穿着降温服等冷疗手段可能是尤为适合女性采用的运动恢复手段。冷水浸泡和穿着降温服均可有效降低体温和心率（Vaile，2008a）。此外，冷水浸泡可能刺激血循环再分配，有利于改善随后的运动表现（Vaile，2008a）。运动后冷疗的作用在高温环境运动后最为显著（Duffield，2008；Halson，2008）。运动中内部热负荷过高时会迅速导致运动能力下降，并会延缓机体恢复至最佳功能状态的速度（Wendt，van Loon & Lichtenbelt，2007）。当运动产生显著的热应激，或运动员无法维持既定运动负荷时，可能会使运动后的恢复速度减慢。

有研究显示，力竭性运动且伴随全身性体温过高的情况下，中枢神经系统会选择性地降低肌肉运动能力（Martin，2005）。因此，最大力量的降低有可能与中枢神经系统对运动肌发放的神经冲动减弱有关，这是一种保护性机制，有助于控制代谢产热和体温继续升高（Martin，2005）。在需要进行多次运动时，如果体内热负荷持续处于较高水平，可能会影响后续运动的表现。尽管现有的研究结果仍然不尽一致，但运动后采取冷疗措施对于减少内部热负荷肯定是有益的（Duffield，2008）。由于女性运动后降低机体内部温度的能力相对较弱，因此运动后采取适宜的冷疗措施，很有可能会对改善女性运动时的热应激水平产生更大的益处，这有待于未来的研究进一步验证。

实际应用

● 运动后应尽快补充碳水化合物，以使糖原储备再合成最大化。

● 膳食脂质摄入量应达到适宜水平（30%）。这对于从事长时间运动项目的女性运动员尤为重要。

● 当运动员需要限制热量摄入时，应尽可能确保其处于良好的蛋白质平衡状态，特别是对于有限制日常膳食中蛋白质摄入量倾向的女性运动员。

● 训练结束后可适当运用冷疗手段促进恢复，如冷水浸泡或降温背心。由于女性运动员散热能力相对较低，此类恢复手段的效果可能尤为显著。

● 当需要在短时间内（＜30分钟）再次进行运动时，建议采取主动恢复措施，以加速恢复。这对于女性运动员的意义可能尤为显著，因为有研究结果显示，训练结束后女性动脉血压的降幅大于男性。当两次全力运动之间的恢复时间较长时，以次最大强度运动进行主动恢复则没有显著的益处。

小结

如果运动员无法在两次训练之间完全恢复体力，那么训练负荷的增加就可能会产生负面效应。因此，应该把恢复阶段视为运动训练必不可少的组成部分。恢复计划的制定和执行，应该得到与运动训练同等的重视。由于性别可能影响运动和恢复过程中的生理反应，因此有必要制定有性别针对性的恢复方案，以更好地实现生理恢复和超量恢复，并尽可能降低女性运动员受伤的风险。

第16章 环境温度和气候对恢复的影响

弗兰克·E·马里诺（Frank E. Marino）博士

　　人类具备在多种环境温度条件下运动的能力，这是生命系统与外部环境协调发展、实现各种功能性适应而留下的印记。人类的热耐受能力在很大程度上可以追溯至生命进化历程中应对各种外界刺激而产生的适应性变化。在生命起源阶段，热能与甲烷、氮、氨和氢结合，产生最终形成氨基酸和其他生命基本组成成分的分子，因此适度的高温是生命起源的必要条件（Miller, Schopf & Lazcano, 1997）。为了生存，生物体必须具备应对温度波动的能力。早在1885年，研究者就发现草履虫会对各种环境温度产生不同的反应，其最佳生存环境温度为24~28℃（Mendelssohn, 1895）。研究者们通过观察发现，对于生命体而言，在特定的环境温度下可使生命机能实现最佳运转，并表现出相应的行为变化。在早期原始人类具备直立和行走能力之后，需要相应地发展在运动和长时间狩猎期间承受高温负荷的能力（Carrier, 1984）。有研究甚至认为，正是这项挑战，而非工具制造，刺激了原始人类的大脑发展（Fialkowski, 1978, 1986; Lynch & Granger, 2008）。此外，早期原始人类的生存环境由森林变为草原，导致获取食物的地点与草原栖息地之间的距离增加，而且需要长时间暴露于热带草原环境，也促使原始人类发展对高温环境的适应性（Isbell & Young, 1996）。

　　有趣的是，在动物界（哺乳动物和鸟类），生命体的核心温度普遍设定为37℃。目前研究者还没有找到生命体选择37℃作为恒定温度的确切原因，仅提供了一些理论假设（Schmidt-Nielsen, 1995）。有研究者提出了基于阿伦尼乌斯定律（Law of Arrhenius）的数学模型，指出人类偏好25℃左右的环境温度（Gisolfi, 2000）。这一数学模型的计算超出了本章的范畴，有兴趣的读者可参阅相关文献了解更多信息（Gisolfi & Mora, 2000, 114-116）。简言之，通过该数学模型，可由最适环境温度为25℃的假设，推导出身体核心温度应为37℃。尽管这一推论可能有些简单化，不过该模型表明，37℃可能是较适合生命体的核心温度，可使机体热量生成和损失达到平衡状态。此外，在通常的环境温度中，这样的体温设定可使机体产生的热量得到发散，避免在体内蓄积。如果体温设定在低于37℃的温度，为实现散热就需要降低出汗阈值，从而会增加对水的消耗和依赖。本质上，身体核心温度与环境温度之间的相互作用存在着精确的平衡。无论人类体温调节的进化机制是什么，归根结底，它保证了人类种群的存续。

运动中的体温调节

关于各种条件下人类体温调节反应的研究文献数量很多。其中马里厄斯·尼尔森（Marius Nielsen，1938）的经典著作奠定了这一领域的基石。该书展示了在1小时不同强度运动期间如何保持热平衡。随着运动期间体温的升高，热量产生和能量输出会受到热量损失的调节。这项研究清晰地表明，当室温从5℃升高到35℃时，在恒定强度运动中，蒸发散热增加，而对流散热和辐射散热减少（图16.1）。尼尔森（Neilsen）的观察结果支持了人们对运动中体温调节的普遍理解，就更广泛的意义而言，它为几乎所有体温调节研究提供了理论基础。这一体温调节模型的关键在于，当进行高强度运动时，身体核心温度可由37.0℃左右的设定点上调至接近40℃。

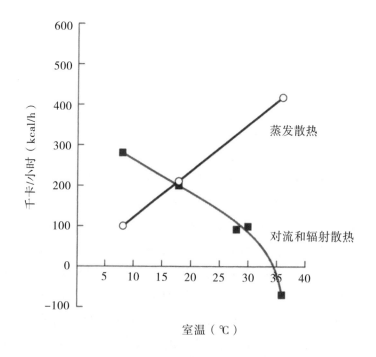

图16.1　室温5～40℃时体力活动期间的热交换

注：体力活动强度设为每分钟900克/米。从图中可以看到，随着室温的上升，蒸发散热增加（空心圆圈），对流和辐射散热减少（实心方块）。

（数据来源：Nielsen 1938）

在这项早期研究之后，有多项研究进一步证明，当环境温度上升时，运动表现可能出现降低（Galloway & Maughan，1997）。概括地讲，当环境温度由4℃上升至11℃时，运动至力竭的时间增加；当环境温度从11℃上升至31℃时，运动至力竭的时间逐步缩短（见图16.2）。奥运会马拉松比赛的运动员完赛数据也可以印证上述结果，当环境温度超过25℃时，完赛运动员数量约降低54%（Marino，2004）。

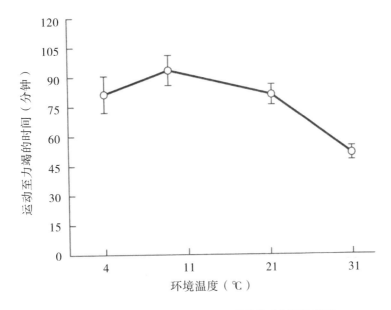

图16.2　环境温度处于4～31℃时运动至力竭的时间

注：从图中可以看到，当温度从4℃上升至11℃时，运动至力竭的时间延长；温度从11℃进一步上升至31℃时，运动至力竭的时间缩短。这表明相对较低的环境温度可能更适合耐力比赛。

（数据来源：Galloway & Maughan，1997）

环境温度升高使运动表现下降的原因仍有待更深入的研究。20世纪90年代至21世纪初的研究认为，当大脑温度上升到一定程度时（临界温度），会抑制中枢神经系统（CNS）发放运动神经冲动（González-Alonso，1999；Nielsen，1993；Nybo & Nielsen，2001a，b；Nybo，Secher & Nielsen，2002）。但是新近的研究表明，临界温度可能并不是运动的限制因素，因为运动现场研究的结果显示，运动成绩最好（速度最快）的运动员的体温可超出临界温度，而并不会发生中暑（Byrne，2006）。相关研究除了考察热应激对运动表现的影响，还有越来越多的研究探讨促进热应激运动恢复的策略，以帮助运动员更好地保持竞技能力，或得以尽早开始随后的训练。本章总结了目前有关体温调节反应和运动热应激适应的相关研究进展，尤其是有助于改善热应激的干预手段，以及各种高温环境运动恢复策略的效果。

运动性体温过高与运动表现

尼尔森等（Nielsen，1993）的一项经典研究采用60%最大摄氧量强度进行高温环境运动，结果显示，与未经热习服的受试者相比，已经历热习服的受试者运动至力竭的时间约延长32分钟，而二者运动结束时的直肠温度基本相同。因此，未经热习服的受试者力竭时间较短可能与其核心温度上升较快有关，而非循环系统压力造成。该研究之后的同类研究也显示，受试者几乎都会在核心温度达到40℃左右时力竭，伴随运动神经冲动减弱（Martin，2005；Nybo & Nielsen，2001a）。有研究显示，无论某块肌肉是否参与运动，其神经驱动均会在高温运动后减弱（Saboisky，2003）。鉴于相关研究大多观察到身体核心温度上升导致神经驱动减弱，提示中枢神经系统可能对体温上升较为敏感，使得高温对运动单位募集形成抑制，或者也有可能是大脑本身对高温敏感。由于人类大脑温度测量在技术上相对困难，因此中枢神经系统的热敏感性问题尚未得到确定的答案。目前还没有研究数据足以证明人类大脑比其他器官或组织更容易受到热损伤。

近一个世纪前，有研究发现当温度从36.5℃上升至44℃时，青蛙神经组织的兴奋性下降（Halliburton，1915）。事实上已经有证据表明，其他身体组织具有承受45℃高温的能力（Jung，1986）。那么大脑是否真的不同于其他身体组织，对高温更加敏感？还有一个问题是，人类是否能够像某些动物那样选择性地对大脑进行冷却（Jessen，1998，2001；Jessen，1994；Mitchell，2002）。研究者最初是在山羊身上发现了大脑冷却机制的存在（Caputa，Feistkorn & Jessen，1986），其作用原理是避免流入头部的温度较低的血液与流出头部的温度较高的血液直接进行热交换，从而延缓大脑温度上升（Cabanac，1986）。但是学术界对该机制是否普遍存在始终有争议（Nybo & White，2008）。而且目前仍不清楚选择性大脑冷却的生理代偿效应会如何影响神经系统的临界限制温度。通过启动选择性大脑冷却，机体有可能始终不会达到临界限制温度，从而不会出现骨骼肌募集减少的情况（Marino，2011）。

尽管人们普遍认为运动诱发的高温会削弱骨骼肌的神经募集，但这一机制背后的原因仍不明晰。最可能的目的是减少发生热损伤或不可逆细胞损伤的风险（Marino，Lambert & Noakes，2004），具体表现是在达到临界核心温度或核心温度阈值之前减少骨骼肌募集。有研究评估了高核心温度条件下，运动结束时的自主激活（Voluntary Activation，VA）水平，其结果验证了上述假设（Nybo & Nielsen，2001a）。该研究采取被动加热的方式，使受试者核心温度由37.5℃升至39.5℃左右（低于临界核心温度），并测定最大自主收缩（MVC）和自主激活水平，发现在被动加热的过程中，随着核心温度的上升，MVC和VA显著降低（Morrison，Sleivert & Cheung，2004）；而当采取冷却手段使核心温度回落时，MVC和VA随之恢复至正常水平。这表明核心温度升高会对骨骼肌的运动能力产生直接影响。不过相关研究的结果并不一致。另有研究显示，核心温度升高1℃并未显著改变腕关节屈肌群的自主激活水平（Bender，2011）。因此，高温对骨骼肌激活的作用可能受到多种变量的影响，如体温升高是由肌肉本身的运动、被动加热还是相邻肌肉的运动引起，或是由多种因素的共同作用引起。

有关运动表现和热应激关系的另一个令人困惑的问题是运动方式对体温升高的影响。在实验室条件下，研究热应激影响运动表现的常用方法是比较不同环境温度下以特定强度或负荷运动至力竭的时间。此类研究的典型结果是，当热应激水平较高或心率上升较显著时，运动测试的力竭时间会随之缩短，疲劳出现的时间更早（Galloway & Maughan，1997；Nielsen，1993；Nybo & Nielsen，2001a）。从中得出的典型结论是，疲劳较早出现的原因主要与系统性生理限制因素有关（心血管、呼吸、体温调节和能量代谢）。此类经典研究的理论假设是相关生理活动会在特定条件下达到极限，因此运动性力竭与系统和细胞层面的限制性因素有关，当机体达到运动极限时会导致灾难性的细胞事件，从而限制运动表现。这被称为运动能力限制因素的崩溃式模型（Catastrophe Model；Edwards，1983；Noakes & St Clair Gibson，2004）。

另一种观点是，机体可通过预测热负荷的发展速度来对运动进行调节，而并不会达到极限临界水平（Marino，Lambert & Noakes，2004）。例如有研究显示，受试者进行60分钟间歇式运动，每完成60秒冲刺运动后，在规定的间歇时间内进行低强度自主运动，股外侧肌输出功率和肌电积分值（iEMG）在最初几次冲刺期间显著降低，在运动结束时才回到接近初始值的水平（Kay，2001）。此外，冲刺期间的心率保持在稳定水平。因此作者认为这可能与运动过程中肌肉募集下降，而受试者主观用力增加有关。

在一项后续研究中发现，跑步速度在达到临界核心温度前就已开始下降，说明机体可能存在预调节机制，以避免核心温度升高至临界水平（Marino，Lambert & Noakes，2004）。相关的拓展性研究进一步显示，进行20千米自行车计时赛时，与凉爽条件（15℃）相比，高温条件下（35℃）的输出功率和iEMG（肌电积分值）降低，尽管受试者的直肠温度、心率和主观用力感觉（RPE）并无显著差异。而且传出神经冲动在达到临界核心温度（40℃）前就已经显著减弱。不过令人惊讶的是，在高温和凉爽条件下，最后一公里的输出功率和iEMG在核心温度达到峰值水平时仍然显著增加。这表明中枢在达到临界核心温度时介导骨骼肌募集减少的假设是有缺陷的，因为iEMG和输出功率的变化在理论极限之前就已出现。

近期有研究进一步反驳了热应激预调节假设，认为高温条件下运动表现的降低可能主要与心血管压力有关（Périard & Cramer，2011）。该研究采用自主强度的40千米自行车计时运动，分别在炎热（35℃）和热中性（20℃）条件下进行，以评估热应激对心血管功能的影响。其结果显示，与热中性条件相比，炎热环境中完成40千米自行车计时运动的时间增加了4.5分钟，伴随每搏输出量、心输出量和平均动脉血压显著降低。

　　因此该研究团队认为，在高温环境中进行自主速度运动时，运动表现的下降可能与体温调节引起心血管系统压力升高有关。该团队还进行了后续研究，发现在高温条件下以恒定负荷进行自行车运动时，心率显著升高、每搏输出量和心输出量显著降低，表明心血管压力显著增加（Périard，Caillaud & Thompson，2011）。热应激对心血管反应的影响不应被低估，因为这可能与运动表现降低相关。不过，当我们提取该研究得到的直肠温度、功率输出和心输出量数据并绘制成图时（图16.3），发现运动接近结束时，在直肠温度和心输出量都接近其各自极限值的情况下，功率输出反而出现上升，并且接近运动初始时的水平，这在理论上是难以解释的。如果心输出量和直肠温度的变化确实对运动能力产生了负面影响，那么在运动临近结束时增加肌肉募集而使输出功率显著提升就几乎是不可能发生的。

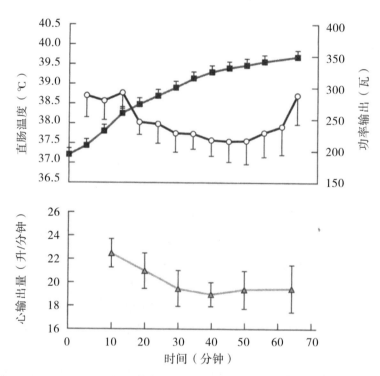

图16.3　上图为高温环境（35℃）下进行40千米模拟计时赛（自主控制速度）时的直肠温度（左侧纵坐标）和功率输出（右侧纵坐标）；下图为计时赛中在各时间点的心输出量

注：尽管与热中性环境（20℃，未显示数据）运动相比，高温环境中计时赛表现降低，生理反应更大，但是通过图中这些指标的对比可以看到，心输出量和直肠温度可能并非运动的限制因素，因为当这些生理指标的变化接近极限时，运动功率输出仍然增加了。

（数据来源：Périard，Cramer & colleagues，2011）

综上所述，目前的研究证据表明，体温过高可能降低运动表现，但是关于其内在机制尚无法给出足够清晰的回答。不过目前有较强的证据表明，当体温升高乃至接近极限时，可能导致中枢神经系统的驱动减弱，产生一系列促使运动终止的反应。

降低热应激与提高运动表现

目前的研究表明，为了减轻热应激的不良后果和避免核心温度升高对运动成绩产生不利影响，可通过冷水浸泡或冷空气暴露等预冷却方式提高热环境运动能力（Booth，Marino & Ward，1997；Brück and Olschewski，1986；Hessemer，1984；Lee & Haymes，1995；Olschewski & Brück，1988）。早在60多年前，就已有研究报告了采用预冷却法对减轻热应激的积极作用（Bazett，1937）；而近十余年来的研究则使运动前预冷却成为日益流行的提高运动成绩的干预手段。这与许多体育比赛需要或计划在不尽理想的气候条件下进行有关（Nielsen，1996；Sparling，1995，1997）。不过预冷却手段在实际应用时常会受到比赛场地条件的限制（Marino，2002）。

为了解决预冷却在实际应用中面临的限制，研究人员一直在寻找各种方法，包括预冷却手段的组合或单独应用。研究表明，降温服对于降低热应激和改善运动表现具有良好的效果，尽管冷水浸泡的作用更显著，但降温服的使用更为简便易行（Cotter，2001；Duffield & Marino，2007）。一项近期的研究评估了85分钟自主控制速度的间歇冲刺训练中，进行10％、15％或35％体表面积预冷却的效果，发现预冷却面积越大，对运动能力的提升效果越显著，越有助于降低生理负荷（Minett，2011）。但从中也反映出预冷却的局限性：运动能力的提升效果取决于冷却面积。而冷却面积越大，在运动现场应用的难度就越大。

不过，研究人员一直在致力于开发兼具有效性和实用性的预冷却方法。有研究发现，饮用低温饮料或冰浆有助提升运动表现（Siegel，2010）。饮用冰浆提高运动表现的机制尚不清楚，据推测可能与冰在液化过程中需要吸收更多热量有关。此外，饮用低温饮料还可能影响主观感觉，提升运动者对体内环境的舒适感（Siegel，2010）。

这些研究者提出了一项颇具吸引力的生理机制假说，认为摄入冰可能直接影响身体内部的体温感受器，从而改变体内热状态的传入神经反馈，使运动员在完成特定热负荷的运动时主观感觉更为轻松，并可能延长运动至力竭的时间。这种情况下，运动员力竭时有可能会达到更高的核心温度。这些研究者们进一步提出假设："当身体处于过热状态时，摄入冰对嘴、咽喉和胃部温度感受器所产生的冷刺激有可能降低大脑高级区域的中枢抑制，从而改善神经肌肉功能（Siegel，2010，2518）。"尽管有证据表明多种体内器官中均存在温度感受器，但尚不确定当这些温度感受器受到刺激时，是否可减少大脑高级区域的中枢抑制。不过，这仍然不失为一种合理的假设。

总之，预冷却手段在实验室和运动现场的应用尽管存在一定的条件限制，但相关研究间接证明了降低热应激或采用人工降温手段提高运动表现是可行的，特别是当环境条件可能对运动表现产生不利影响时。有关预冷却技术的应用，仍有若干问题有待回答：首先，进行预冷却时，需要暴露多长时间才能够产生预期冷却效果仍不清楚；而且预冷却效应的持续时间及其是否受运动强度影响也并不清楚。其次，预冷却的适宜暴露面积仍不清楚。预冷却的暴露面积可能会对运动表现产生很大影响：暴露面积越大，冷却效果就越显著。最后，预冷却改善运动表现的内在机制仍不清楚，不过饮用冰浆等预冷却手段的发展，说明可能存在某种神经结构，能够直接影响与骨骼肌激活相关的感知功能或中枢神经驱动。

形态学与热应激

高温环境中的运动表现还会受到体型或其他形态学因素的影响。从长距离项目的竞技表现和长期趋势中不难看出，长跑（马拉松）运动员在近一个世纪以来保持了相对较矮的身材特征，与普通人群身高的增长趋势形成鲜明对比（Norton & Olds，2001）。身材较矮小者在耐力比赛中减少热应激的优势主要与体表面积和体重的比值较高有关。也就是说，身材较矮小者单位体重汗液蒸发可用的体表面积相对较大，热应激相对较小（Dennis & Noakes，1999；Havenith，2001；Marino，2000）。不过需要注意的是，当环境较温暖且相对湿度（RH）大于60%时，汗液蒸发可能会减少。这种情况下，体重较大的长跑运动员难以通过增加出汗量代偿性增加散热，在汗液蒸发显著受限时，就会加剧体能热量蓄积，使得核心温度上升速度加快（Marino，2000）。而当环境温度处于15~25℃的舒适区间，相对湿度不超过60%时，体重（55~90千克）对高水平跑步运动员的峰值跑速基本不会产生显著影响。但如果环境温度接近35℃，体重超过60千克的运动员的跑速会显著下降。这对于恢复具有重要意义，因为这意味着体重超过60千克阈值的运动员的热应激水平可能较高，可以考虑在运动后采取相应的促恢复手段，如充分补水，以弥补出汗率较高可能带来的体液损失。不过，目前没有证据显示较高的热应激会在运动后24小时内产生较大的中枢或外周疲劳。现有的最佳证据表明，马拉松比赛结束后即刻及其后4小时，参与此前运动的骨骼肌（胫骨前肌）最大自主收缩和激活水平均显著降低，并可在赛后24小时达到中等恢复程度（Ross，2007）。尽管马拉松比赛过程中可能出现一定的热应激反应，但该文作者并未报告这一情况。因此，目前还不清楚从不同程度的热应激中恢复是否需要采取不同的或特定的干预和恢复策略。

热应激与运动恢复

高强度运动后的恢复一直是运动员、教练员和运动科学家关注的重点议题之一，因为从各种形式的运动中快速恢复的能力决定了运动员是否可能尽快进行下次训练或在随后的比赛中表现出最佳竞技水平。在高温环境中运动会对机体产生更高的生理压力，使得运动员需要更多时间恢复。这一观点得到了若干研究的验证，这些研究的结果显示，被动加热会使肌肉自主收缩峰值降低，这与核心温度升高有关，而与特定肌群温度升高没有显著关联（Morrison，Sleivert & Cheung，2004；Thomas，2006）。当通过冷却程序使核心温度恢复正常水平时，可使肌肉运动功能加速恢复，提示如果热应激保持较高水平而并未及时得到缓解时，可能确实会对随后的运动产生不利影响。研究中观察到的核心温度逆转促使骨骼肌运动能力恢复（Morrison，Sleivert & Cheung，2004）的现象，表明可以通过加快身体冷却促进恢复。

随着近年来恢复技术的发展，冷水浸泡、冷热交替式浸泡、冰浴及多种浸泡方法的综合运用在运动训练中得到推广。冷水浸泡法在临床的标准应用是热射病的治疗（Casa，2007；Clements，2002），而非热应激条件下使用浸泡疗法的益处及其作用机制仍然有待厘清。有早期研究基于核心温度升高（39.77℃）会引起急性脑部过热的理论假设，考察了促热应激恢复手段的作用（Germain，Jobin & Cabanac，1987）。该研究在运动中及运动结束后15分钟采用面部吹风的方法，发现受试者鼓膜和食道温度的升高程度显著减小。这表明通过减缓运动引起的核心温度上升，可能有助于改善运动能力。尽管研究者在进行上述研究时，甚至还不知道或没有考虑到减少核心温度上升的方法有可能用作一种有效的运动恢复手段。

热应激恢复的一般过程

在考察促恢复手段的功效时，有必要首先了解非干预条件下运动热应激恢复的一般过程。在40多年前，由于美式橄榄球运动员热射病的发病率相对较高，因此有若干研究探讨了运动性体温过高的一般性恢复进程（Fox，1966；Murphy & Ashe，1965）。研究对比了运动员穿着短裤、橄榄球制服或短裤+与制服等重的背包，在环境温度25℃、相对湿度33%的条件下进行30分钟运动时的生理变化。发现在穿着橄榄球制服进行运动时，直肠温度上升最显著，热负荷最大；穿着背包+短裤运动时次之；仅穿着短裤运动时热负荷最低（图16.4）。在运动结束后30分钟的休息期，短裤组、制服组和背包组的直肠温度下降幅度分别为0.42℃、0.65℃和1.20℃。这些研究数据提示，在不采用特殊恢复干预手段的运动中，可根据直肠温度水平来对恢复进行分级。值得注意的是，在这项研究中，运动后30分钟心率仅恢复到100~105次/分（bpm）的水平，而运动前的基础起始值为70次/分。这提示在这种情况下有必要考虑采取一定的促恢复手段，可能会有助于提高运动表现。此外还有一个需要考虑的问题是运动员的训练水平和热适应能力。有关耐热性和热习服之间关系的研究早在40多年前就已经进行过，其结果显示，仅通过6周的运动训练即可显著降低运动时的心率、皮肤温度和直肠温度反应，从而提高耐热性（Gisolfi & Robinson，1969；Gisolfi，1973）。

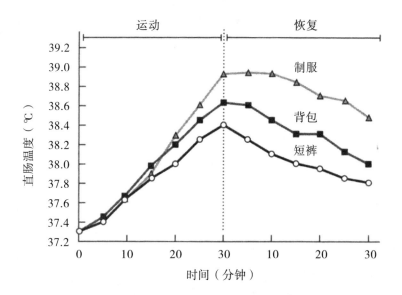

图16.4　在温度25℃、相对湿度33%的环境中运动时，美式橄榄球运动员穿着短裤、制服或短裤+与制服等重（6.2千克）的背包时，运动中（30分钟）及恢复期（30分钟）的直肠温度变化曲线

（数据来源：Matthews et al.，1969）

热应激主动恢复策略

有关运动热应激恢复手段的应用，早期研究观察到的效果并不显著。该研究观察了高强度运动（5×15秒冲刺）后，分别在中性（22℃）或炎热（35℃）温度条件下进行60分钟被动恢复的效果，发现环境温度对60分钟被动恢复后的高强度运动能力没有显著影响（Falk，1998）。他们认为在60分钟恢复期进行热暴露似乎不会对生理反应产生显著影响。然而一项新近的研究表明，在耐力运动（65%最大摄氧量强度运动25分钟+4千米计时运动）间歇进行5分钟冷水浸泡，可减少直肠温度上升幅度，

提升受试者在随后的计时运动测试中的运动表现（Peiffer，2010a）。还有研究比较了冷水浸泡、热水浸泡、冷热交替式浸泡和被动恢复的效果，发现在连续5天的运动测试中，冷水浸泡和冷热交替式浸泡对于改善高强度自行车运动表现的效果更显著（Vaile，2008b）。提示此类恢复手段可能有助于在比赛间隔时间较短的情况下提升竞技表现。该研究团队的一项后续研究显示，冷水浸泡能够有效提升高温条件下重复性自行车运动测试的成绩。重要的是，其研究数据显示，核心温度和肢体血流量可作为反映运动能力改善的重要生理指标（Vaile，2011）。换言之，冷水浸泡可促进非运动肢体与运动肢体之间的血流再分配。在血液从外周回到心脏并进行再分配的过程中，可能有助于改善静脉回流，从而提升心脏效率和运动能力。

在探讨恢复策略对后续运动能力的影响时，研究人员面临问题之一是在前后两次运动之间采取恢复措施时，如何进行时间安排。有研究比较了热环境中运动后，进行15分钟的不同温度冷水浸泡（10℃、15℃、20℃、20℃+）与主动恢复的效果，并在进行上述恢复后继续在高温环境中被动恢复40分钟，随后开始下一轮运动。其研究结果显示，不同温度的冷水浸泡均使热应激水平降低，而且比主动恢复更有助于维持随后高强度自行车运动的表现（Vaile，2008a）。不过从此类研究的实验设计上看，冷水浸泡既可以视为前一次运动后的恢复手段，也可以视为后一次运动的预冷却手段，有必要在后续的研究中加以区分。

使用冷水浸泡作为恢复手段可能会面临的一个问题是，重复低温暴露可能引发冷适应反应（Cold Adaptive Response）。目前的恢复干预方法研究中尚未见到有关冷适应反应的研究；不过从现有数据来看，与冷适应有关的生理变化可能在相对较短的时间内出现，并可能对运动表现产生负面影响。例如，冷适应引发的交感–肾上腺系统反应可能会削弱运动时的能源物质供应（Marino，Sockler & Fry，1998）。

此外，还需考虑低温暴露的时间可能产生的潜在影响。有研究比较了高温下（40℃，40%相对湿度）自行车运动至力竭后进行5、10或20分钟的冷水浸泡或被动恢复的效果，结果显示，低温暴露10分钟和20分钟时的肌肉温度下降比暴露5分钟时更显著，不过不同的冷水浸泡时间对肌力指标（等速和等长收缩峰值力矩）的影响并无显著差异（Peiffer，Abbiss & Watson，2009）。相比之下，该研究团队的另一项研究结果显示，在高温环境中（32℃）进行90分钟恒定功率自行车运动+16.1千米计时运动测试，采用冷水浸泡20分钟的促恢复手段时，最大自主等长收缩峰值力矩较对照组降低（Peiffer，Abbiss & Nosaka，2009）。

尽管冷水浸泡可显著降低直肠温度，但可能对神经肌肉功能产生明显的负面影响。上述研究显示，冷水浸泡组或对照组在接受电刺激的情况下力量输出并无显著增加，因此冷水浸泡引起的力量损失不太可能是由于中枢抑制，而有可能与外周因素有关。

除了上述悖论之外，相关研究的另一个发现是，在高温环境中进行间歇性冲刺运动，会延缓最大自主收缩（MVC）在运动后60分钟内的恢复速度（Duffield，King & Skein，2009）。高温使运动后MVC恢复进程延缓的原因尚不清楚。不过有研究比较了40℃或19℃条件下运动50分钟或40℃被动加热对股四头肌的肌纤维传导速度（Muscle Fiber‑Conduction Velocity，MFCV）和运动单位募集量（通过EMG均方根反映）的影响，发现只有运动可使核心温度升至最高水平（40.3℃），并使运动单位募集量显著下降，MFCV下降程度则小于运动单位募集量。该结果表明，运动性高热时肌力下降的原因与运动单位募集减少有关，而非MFCV降低。在这种情况下，冷水浸泡有助于减缓核心温度上升，避免运动单位募集水平下降，从而可能产生潜在的促恢复作用。

实际应用

目前已有确定的证据表明，当环境温度高于25℃时，可能会使运动表现显著降低。实验室和现场研究以及马拉松等室外项目的比赛成绩都证实了这一点。高温环境中运动表现降低的确切原因仍有待探明，有研究证据显示中枢神经系统的激活水平可能在其中扮演着重要角色。由于体育比赛难免会在气候条件不太理想的比赛地举行，并且可能需要在白天温度相对较高的时段进行比赛，因此如何采取必要措施提高运动员在高温环境的运动能力并避免高温相关疾病，是运动队的管理人员、科研人员和运动员都需要面对和解决的问题。

在实际应用中，减少热应激和避免高温相关疾病的方法包括以下几方面：

● 当环境温度区间为21~31℃时，运动前进行预冷却有助于降低运动开始时的核心温度，增加运动时间和强度（参见图16.2）。

● 冷水浸泡或冷空气暴露等预冷却手段较易受到比赛环境或相关设施的限制，饮用冰浆是一种相对简便可行的预冷却手段。

● 当比赛环境条件不理想时，相关教练员和科研人员在进行比赛准备时应考虑运动员的形态学特点及其在热应激方面可能存在的问题。体型较魁梧的运动员代谢产热相对更多，因此可能更加需要在运动前后进行适当的冷却干预，以加快恢复。

● 目前尚不确定对于运动本身引起的体温升高，是否有必要进行冷却干预，使核心温度恢复至运动前的水平；不过，如果需要在较短时间内连续进行比赛，那么在赛间休息时可以考虑采用适当的身体冷却措施，这可能会有助于后面的比赛表现。

● 应慎重采取连续几天甚至几星期进行冷却干预的方式，因为连续冷却可能导致冷适应并对能量代谢产生干扰，不利于赛时恢复。

小结

到目前为止，高温运动时各种降温手段的促恢复效果还难以确定。在这样一个尚不成熟的研究领域，相关方法和手段的可用性和实用性都还没有得到充分发展，要建立循证实践确实面临许多不确定性。尽管相关研究对于冷水浸泡等促恢复手段的有效性并未取得清晰结论，但是仍有必要进行更深入的研究，以进一步揭示此类方法的局限性和有效性。目前特别需要相关研究者建立相关的操作指南，明确低温暴露的持续时间、暴露温度、暴露面积及与前后运动之间的时间间隔。

第17章 高原训练与恢复

查尔斯-扬妮克·盖泽内克（Charles-Yannick Guézennec）博士
以及：尼古拉斯·布雷尔（Nicolas Bourrel）

　　自从40年前夏季奥运会首次在墨西哥高原地区举办以来，高原训练一直吸引着人们的兴趣。人们进行了许多有关高原训练对运动成绩影响的研究。要在高原环境实现最佳的竞技表现，无疑需要机体充分适应这一特殊环境。耐力运动员运用高原训练提高平原运动能力已有数十年历史。不过关于高原训练的效应究竟会对平原运动成绩产生怎样的影响，至今仍存争议（De Paula & Niebauer，2010）。

　　恢复管理对于高原训练效果（在高原或平原的竞技能力）至关重要。随着海拔的升高，若干重要的环境因素会随之改变。其中最主要的变化是气压降低，使得环境空气中氧分压随之降低。当海拔升高时，气压基本呈指数型下降，氧分压与气压同步下降。中等海拔高度通常指1500～2600米，高原海拔高度一般指2600米以上。这种划分与低氧环境时的生理反应有关。由于高强度运动会增加机体对氧气的需求，因此在2600米以下的中等海拔高度时，运动员在大负荷训练过程中也会表现出高原生理效应。研究显示，海拔高度仅达到600米时，高水平耐力运动员的最大摄氧量就会出现显著下降。而且在进行最大强度和次最大强度运动时，无论是在常氧还是低氧条件下，高水平耐力运动员动脉血氧下降程度均比久坐对照组更严重（Gore，1996；Anselme，1992）。在世界范围内，大部分为奥林匹克运动项目所设的高原训练中心的海拔高度都在1600～2400米，其背后的原因可能是因为运动员在这样的海拔高度训练时，生理反应类似于普通人在更高海拔地区的反应。

高原环境的生理反应

　　高原环境生理反应的核心是对氧气供应的改变作出反应，涉及氧气利用的几个关键环节。从空气吸入体内到运输至各组织的过程中，氧分压逐步下降，可依次划分为：肺部阶段，即空气经口鼻进入肺泡细胞的阶段；血液阶段，即氧气经血液运输的阶段；组织阶段，即氧气最终进入细胞并被利用的阶段。体内所有的细胞都离不开氧气，缺氧引发的生理反应必然涉及各个组织氧气供应的改变。这种缺氧变化可划分为三个阶段：分别涉及呼吸、循环和全身组织。缺氧反应包括短期和长期反应，其中短期反应是对缺氧的直接反应，不需要适应；而长期适应则涉及氧气运输和外周氧气利用的结构性改变。

● 高原生理反应的第一阶段是肺通气改变。根据舍尼的文献综述（Schoene，1997），机体会通过增加通气驱动（Ventilatory Drive）对组织缺氧作出快速反应。高原环境暴露时潮气量出现增加，其中约有2/3由过度通气（Hyperventilation）产生，1/3左右通过呼吸频率增加实现。过度通气会增加二氧化碳的排出，而代谢产生的二氧化碳并不会增加。这会使得肺泡二氧化碳分压下降，并使氧分压相应升高。肺泡气体成分的这种变化是机体在高原早期适应阶段最重要的反应之一。

● 高原生理反应的第二阶段是循环系统改变。机体通过增加心输出量和单位体积血液的氧气运输能力对低氧做出进一步反应（Vogel，1974）。循环系统对氧气的传递取决于心输出量和血液运输氧的能力。急性进入高原环境时，安静状态下心输出量就会随着缺氧程度而增加。当海拔高度达到5000米以上时，心输出量可增加1倍。安静心率也会增加几个百分点。当海拔高度不超过4000米，进行同等次最大强度运动时，高原环境下的心输出量会略高于平原，最大强度运动时心输出量的变化也差不多。随着机体逐渐适应高原环境，心输出量和安静心率逐渐回落至接近平原水平。急性进入高原时，血压一般处于正常范围内。在高原地区出生或长期居住的人群则有可能由于组织缺氧对肺部血管的影响导致肺部血压较高。

● 高原生理反应的第三阶段是血液的适应性变化。血液首先发生的适应是红细胞数和血红蛋白量增加。其增速在进入高原环境最初几天时相对较快，随后减慢。渐进性血浓缩可持续数月至数年（Berglund，1992）。红细胞数和血红蛋白量的变化受到海拔高度和暴露持续时间的影响，并存在一定的个体差异性。高原环境下红细胞数的增加与促红细胞生成素（EPO）分泌增多有关。缺氧诱导肾脏释放促红细胞生成素，刺激红细胞增殖。这些变化会增加血液中的血红蛋白，增强对氧气的输送能力。此外，红细胞氧转运增加的另一个机制与2,3-二磷酸甘油酸（DPG）的增加有关，这是一种影响血红蛋白氧合曲线和改善组织氧气摄取的代谢副产物。

肌肉的结构性适应

骨骼肌在高原环境下所发生许多变化，取决于高原环境暴露的持续时间和强度。骨骼肌适应性变化的目的是弥补大气氧气的不足。已知缺氧条件在多种生长因子的作用下，会刺激肌细胞周围的毛细血管生长。这种结构改变会导致肌肉毛细血管网增生，有利于肌肉更好地从血液中摄取氧气。长期暴露在高海拔地区后，还会出现肌纤维表面积减小。这有助于缩短毛细血管与肌纤维中心之间的距离，从而进一步改善氧气向肌细胞内能量代谢位点的扩散。不过这种适应性变化并不完全是积极的。肌肉表面积的减小会降低肌肉质量，进而使肌肉力量下降。这种负面效应在海拔4000米以上的环境中较为显著，但当运动员在海拔2000~3000米进行高强度训练时也可能出现，从而导致最大力量的降低。

高原对线粒体的影响更具争议。线粒体是负责有氧能量代谢的亚细胞结构，以往的研究曾认为，组织缺氧除了刺激毛细血管网增生外，还会使线粒体密度增加。然而，较新的研究数据表明（Hoppeler，2008），当海拔非常高时，可能导致线粒体降解。在中等海拔进行运动训练时，可改善肌细胞内代谢底物的运输和转化，提高线粒体代谢偶联效率，从而增强对代谢的控制。这些改变有助于改善高原环境下及返回平原后的运动能力。

近期的研究确定了肌肉适应相关的基因组。毛细血管生长可能受血管内皮细胞生长因子（VEGF）调控，而肌肉线粒体对缺氧的反应机制则可能与氧化磷酸化过程中线粒体活性氧（ROS）生成有关（Flueck，2009）。考虑到运动后的恢复期是进行蛋白质合成的重点时段，因此肌肉水平的低氧适应可能发生在运动后的早期恢复阶段。

代谢适应

高原训练会导致多种代谢变化。其中最主要的是碳水化合物（CHO）氧化供能在总能量供应中占比上升。实验表明，与常氧环境相比，低氧条件下进行同等强度运动时，葡萄糖氧化供能增强（Brooks，1991）。有研究者认为高原训练时对葡萄糖氧化供能依赖性的升高，可能与组织缺氧条件下有氧代谢的适应性变化有关，因为葡萄糖供能时每摩尔氧气的ATP产量最高（McCleland，Hochachka & Weber，1998）。不过，尽管高原环境下碳水化合物供能可以更高效地利用氧气，但会增加体内碳水化合物储备的消耗。因此这种代谢适应所产生的氧气节省方面的优势可能会受限于体内碳水化合物储备的不足。

高原环境下能量代谢对碳水化合物的依赖增加伴随着脂肪氧化的减少（Roberts，1996）。此前有关组织缺氧条件下心脏代谢的研究中也观察到能量代谢底物从脂肪转换为葡萄糖的趋势。有研究表明，高原习服可促进脂肪氧化，从而降低肌糖原的消耗；不过即使经过长时间高原适应后，葡萄糖代谢率仍然超过平原水平（Brooks，1991）。根据布劳恩的研究综述（Braun，2008），这种现象可通过几种机制解释。其中最主要的机制与交感-肾上腺系统受到刺激有关，进入高原开始时血液肾上腺素水平立即升高就是证明。此外，有证据显示，短期高原适应可增强胰岛素敏感性和改善肌肉葡萄糖转运。最近，还有研究认为组织缺氧可能通过腺苷单磷酸活化蛋白激酶（AMPK）信号通路上调葡萄糖转运。AMPK是一种蛋白激酶，通过刺激ATP产生和葡萄糖转运来对细胞能量供应不足作出响应。

高原环境引起的另一种代谢改变已经被广泛研究，尽管它似乎与葡萄糖代谢增强相矛盾。研究证据表明，慢性组织缺氧可降低最大和次最大强度运动时的血乳酸浓度。这种现象被称为"乳酸悖论"（Lactate Paradox）。这是一种短期反应，在经历更长时间的适应后，血乳酸反应会回归平原水平（Van Hall，2001）。从实际应用的角度来看，与高原训练相关的新陈代谢适应表明，碳水化合物的补充对于高原环境下的运动恢复具有重要意义。

高原对运动能力的影响

高原训练的主要目的是提升竞技能力。一方面，如果比赛需要在高原进行，那么高原训练的作用是非常确定无疑的；另一方面，如果是为平原比赛做准备，那么高原训练对竞技能力的作用则需要进行更多讨论。要讨论高原对竞技能力的影响，有必要分析高原环境中的基本生理学效应。

有氧运动能力

高原环境下呼吸系统的适应性变化会对最大摄氧量产生影响。当海拔高度超过1200米时，高度每上升300米，最大摄氧量约降低1.5%～3.5%。当海拔高度为5000米时，最大摄氧量约降低1/3；而在珠穆朗玛峰最高峰（8848米），最大摄氧量约降低3/4。即使是中等海拔高度，也可能对有氧运动能力产生影响，尽管可能只有很小比例的运动员受影响。研究显示，高水平运动员的最大摄氧量在海拔高度超过600米时就开始显著下降（Gore，1996），而久坐人群的最大摄氧量在超过1200米时开始下降（Terrados，1992）。最大有氧运动能力的下降与全力运动时动脉血氧饱和度降低有关。动脉血氧饱和度降低在平原全力运动时即会出现，而海拔高度小幅上升就会使其进一步加重。当运动员暴露在海拔1200米以上环境中时，组织缺氧状态的加剧会使其有氧能力受到限制。因此，高原训练中在确定恢复时间时必须要考虑这一重要影响因素。运动时消耗的能源物质需要在运动后恢复期进行再合成，而氧气供应不足会使肌糖原合成延迟。

无氧运动能力

在安静状态下，低氧环境不会显著改变肌肉磷酸盐浓度及肌红蛋白结合的氧气量；血氧储备会出现下降，但仅占非乳酸性氧债的10%左右。因此非乳酸性无氧能力实际上不会受到海拔高度的影响（Ceretelli & Di Prampero，1985）。急性高原环境暴露状态下，进行超最大强度运动时的乳酸生成不会改变。而在进行同等负荷的次最大强度运动时，高原环境下的血乳酸水平高于平原环境。如前所述，在长期低氧适应后，进行输出功率相同的运动时，高原环境下的血乳酸水平低于平原环境。因此当运用血乳酸指标对高原环境下的最大强度运动和恢复情况进行监控时，应对血乳酸在高原训练过程中的变化特点加以考虑。不同于高原环境中有氧运动能力的变化，无氧功率的变化很小（Coudert，1992；Richalet，1992）。因此，运动员在低氧环境中进行短时间高强度运动的能力得到了保护。在进行重复性全力冲刺运动时，缺氧并不会对成绩产生显著影响。在高原环境进行短时间运动时，成绩并不会受到显著影响，甚至有可能提高，例如短跑成绩反而可能由于高原空气阻力下降而提高。

高原对恢复的影响

运动后的代谢恢复通常涉及糖原储备的恢复和代谢副产物的清除。高原环境引起的代谢变化可能对恢复产生干扰，因为同等能量消耗时碳水化合物的使用增加，从而导致糖原大量消耗（Guézennec，1986）。因此，高原训练时糖原要实现完全再合成，所需的时间更长。一项新近的研究观察了在模拟海拔高度2000米进行全力运动后的恢复情况，证实了运动过程中对碳水化合物的依赖性增强。其研究数据清晰地显示，在运动恢复期，碳水化合物继续被消耗，脂肪分解速度低于平原（Katayama，2010）。在肌肉完成以无氧代谢为主的最大强度运动后，需要额外消耗氧气以进行肌肉内的能源物质储备的再合成，这被称为运动后过量氧耗（Excess Postexercise O_2 Consumption，EPOC）。运动后初期的快速EPOC主要用于恢复高能磷酸盐储备，以及支持循环系统、呼吸系统加速运转和糖原再合成。因此，如果在全力运动后不久再次进行超最大强度运动，能量供应速度和运动输出功率均会出现下降（Bogdanis，1995；Balsom，1994）。研究还进一步显示，如果在急性低氧条件下进行短间歇全力运动，成绩下降幅度更大。此外，低氧环境中运动后的摄氧量相对较低，提示低氧可能使早期恢复过程中的氧化代谢速度减缓（Robach，1997）。

高原对身体成分、营养状态和睡眠的影响

众所周知，在平原训练中，运动员的良好恢复取决于合理的营养和充足的睡眠。而高原环境往往会对运动员的营养和睡眠产生干扰。

既往经验早已表明，长时间暴露于高原环境，会导致体重显著下降并伴随身体成分的显著改变。1981年美国对珠穆朗玛峰攀登者的医疗考察数据很好地说明了这一点。在这项研究中，所有登山者都出生在平原，在由海拔1000米抵达海拔5400米的珠峰大本营时，研究对象的平均体重损失为2千克。而且随着时间的延长，体重减轻的幅度增加，受试者平均减轻了6公斤（Boyer & Blume，1984）。高原环境下体重丢失背后的原因仍然存在争议。其可能机制包括能量摄入和支出不平衡、某些宏量营养素吸收不良，以及食物摄入量显著但可逆的减少。长时间处于高原环境对营养状态的改变会对运动能力和训练耐受性产生显著的不利影响。一个重要的后果是肌肉蛋白质合成减少，这与能量负平衡和缺氧对蛋白质代谢的特定影响有关（Bigard，1996；Bigard，1993）。高原营养措施的目标可以有两个互补的方向：一方面，减少体重和瘦体重的损失；另一方面，增加体内能源物质储备以保障运动能力。由于高原训练期间碳水化合物供能比例可能上升，因此确保充足的碳水化合物摄入量至关重要。

高原环境中，在糖原储备保持充足的前提下，短期（不超过3周）能量摄入不足可能不会损害运动表现。通常建议登山者碳水化合物摄入比例应达到总能量摄入的60%以上，这有利于保证糖原储备充足（Kechijian，2011）。在高原环境观察到的自主营养状态变化表明，应当严格监测运动员高原训练期间的饮食以促进恢复。运动员应当特别注意摄入富含碳水化合物的食物，因为碳水化合物代谢消耗的氧气少于富含脂肪或蛋白质的食物。摄入足量碳水化合物有助于补充糖原储备，也有助于蛋白质节省化。此外，由于高原环境会使味觉迟钝，登山者往往更倾向于选择碳水化合物类食物，而对高脂食物的兴趣降低。这也可能导致能量摄入减少。

在高原，还有若干环境因素可能导致体重丢失。由于高原环境中运动时出汗增加，以及高原寒冷干燥的空气造成呼吸时水分丢失增加，使得体液损失增加。寒冷天气还会产生利尿作用。而且这种失水状态可能并不会被直接感觉到，因为高原寒冷环境会降低机体对口渴的感知。由于脱水可能对运动能力产生不利影响，因此应特别注意监控高原训练期间运动员的水合状况，尤其是在运动后恢复期。根据现有研究，建议运动员在高原训练期间每天补充3～5升液体，以补偿呼吸、排尿、出汗和热调节造成的损失（Richardson，Watt & Maxwell，2009）。

运动员在高原训练期间应有意识地以固定时间间隔频繁进食。能量摄入不足会

导致体重损失，并对力量和耐力产生负面影响。因此，确保足够的食物摄入量，从而提供充足的能量对于高原训练非常重要。碳水化合物应占膳食总能量摄入的50%以上。这在高原环境比平原更加重要。研究表明，在早期恢复阶段同时补充碳水化合物和蛋白质可能更有助于促进运动后蛋白质合成，这同样适用于高原训练的恢复期（Koopman，2005）。

一般建议运动员在开始高原训练前增加维生素和矿物质的摄入，尽管尚无直接证据证明维生素补充可以增强高原耐受性。不过在高原训练前改善铁营养状况很可能产生积极作用，因为携氧能力在高原环境中需要实现大幅度提升。不过，铁营养状况的改善需要经过较长时间的积累，仅在高原训练期的几周时间中服用铁剂可能还不够。

进入高原环境初期，睡眠质量往往容易下降，体力负荷较高的人群会尤为显著（Hoshikawa，2007）。高原睡眠质量下降往往与睡眠周期碎片化、觉醒次数增多有关，这可能与呼吸困难有关。睡眠结构变化包括浅睡眠比例增加，慢波睡眠显著减少。同时可能伴随睡眠期间低氧通气反应增加和呼吸调节能力下降，进而导致睡眠碎片化和觉醒次数增加。运动员在中等海拔高度进行训练时即可出现上述睡眠问题，从而显著影响恢复质量。因此，在进行高原训练时应尽可能为运动员提供良好的住宿环境，尽可能减少睡眠受到的干扰。

实际应用

在进行高原训练时，常常需要对各项运动能力进行评估：有氧、无氧、速度和力量。常见的测试项目包括以下内容：

● 有氧能力：通常采用递增负荷最大运动能力测试进行评估：在连续运动的过程中逐级递增负荷。通常配合心率监测进行测试。

● 无氧能力：通常采用Wingate Test（文盖特测试）进行评估。

● 下肢最大力量：通常采用无摆臂的半蹲跳（Squat jump，SJ）和下蹲跳（countermovement jump，CMJ）测试评估下肢最大力量。

● 上肢最大力量：通常采用1RM力量测试评估上肢最大力量。根据运动类型选择具体动作，找出受试者能举起的最大重量。

递增负荷最大运动能力测试（跑步）可用于评估高原训练期间的有氧能力和短期恢复，直到在高原重新达到最大跑速。将平原运动负荷转换为高原相对负荷对于高原训练很有用，有助于更好地估计运动所需的间歇时间。通常采用的做法是在刚开始高原训练时，完成平原同等负荷运动的恢复时间需加倍。在高原适应期间，可定期重复进行递增负荷测试，以检验高原训练对最大有氧跑速及各种跑速恢复速度的影响。其测试结果可用于指导间歇训练所需的恢复时间。当机体对高原训练产生良性适应时，同等强度运动时的最高心率降低、运动后心率恢复速度加快。参照此类监测的数据，可逐渐缩短训练间歇时间。在实际应用中，以慢跑形式进行主动恢复可能更有利于高原环境的运动恢复。

与有氧能力相比，无氧能力、最大强度和速度并不直接受到海拔的影响，除非存在较严重的缺氧。根据许多教练员的实际训练经验，高原环境下此类运动的恢复时间似乎也不受影响。通常在开始高原训练后，可采用与有氧能力测试相同的频率定期进行最大力量测试。这有助于判断高原训练是否对肌肉产生负面影响，并在出现最大力量下降等问题时及早发现。当进行低负荷力量耐力测试时，组间歇需较平原时适度延长。（表17.1）

表17.1　力量耐力测试的时间安排

	长时间力量耐力	中等时间力量耐力	短时间力量耐力
强度	20%～40%	40%～55%	55%～70%
持续时间	>3分钟	90～180秒	20～45秒
恢复	与运动时间相等	60～120秒	60～120秒
组数	3～10组，视具体运动方式而定		
重复次数	40以上	20～40	10～20

在力量强化训练中，根据最大重复次数和力量训练目标（最大力量、功率、力量耐力、爆发力）确定恢复时间，如表17.2所示。训练实践表明，高原训练时，适应良好的运动员在力量训练负荷达到1RM的80%时，恢复时间略低于平原。例如，进行5组每组6次的1RM 80%强度力量训练时，常用恢复时间为2.5分钟。对高原训练适应较好的运动员恢复时间更短（1.5～2分钟）。

表17.2　力量训练的时间安排

	强度	重复次数	总重复次数	组间歇（分钟）	训练课间歇（小时）
最大用力	90%～100%	1～3	10～18（3×6；5×2）	2～4	24～48
重复用力	60%～75%	6～12	30～60	2.5～3.5	24～48
动态用力	50%～70%	7～10	80～90	2.5～4	24～48
次最大用力	80%～90%	4～5	20～30	2.5～3.5	24～48

小结

要在高原环境实现最佳运动表现，需要进行合理的适应和恢复管理。本章通过回顾相关研究，总结了以下高原训练指导原则：

- 在一堂高原训练课中，应适度增加高强度训练时的组间歇时间，以使体内能源物质储备尽可能恢复。

- 适度延长两次最大强度训练课的间隔，其间可安排低强度训练课。

- 增加膳食摄入中碳水化合物的能量占比，并提高食物质量，尽可能减少海拔对食欲的负面影响。

- 在训练后的早期恢复阶段混合补充碳水化合物–蛋白质。

- 增加每日液体摄入总量。

- 尽可能改善睡眠环境，帮助运动员提升睡眠质量。

参 考 文 献

Abbiss, C.R., and P.B. Laursen. 2005. Models to explain fatigue during prolonged endurance cycling. *Sports Med* 35:865–898.

Abernethy, P.J., R. Thayer, and A.W. Taylor. 1990. Acute and chronic responses of skeletal muscle to endurance and sprint exercise. A review. *Sports Med* 10:365–389.

Acevedo, E., K. Rinehardt, and R. Kraemer. 1994. Perceived exertion and affect at varying intensities of running. *Res Q Exercise Sport* 65(4):372–376.

Achten, J., and A.E. Jeukendrup. 2003. Heart rate monitoring: Applications and limitations. *Sports Med* 33:517–538.

Adam, C.L., and J.G. Mercer. 2004. Appetite regulation and seasonality: Implications for obesity. *Proc Nutr Soc* 63:413–419.

Adie, W.J., J.L. Duda, and N. Ntoumanis. 2008. Autonomy support, basic need satisfaction and the optimal functioning of adult male and female sport participants: A test of basic needs theory. *Motiv Emotion* 32:189–199.

Afaghi, A., H. O'Connor, and C.M. Chow. 2007. High-glycemic-index carbohydrate meals shorten sleep onset. *Am J Clin Nutr* 85:426–430.

Ahmaidi, S., P. Granier, Z. Taoutaou, J. Mercier, H. Dubouchaud, and C. Prefaut. 1996. Effects of active recovery on plasma lactate and anaerobic power following repeated intensive exercise. *Med Sci Sports Exerc* 28:450–456.

Ahonen, E., and U. Nousiainen. 1988. The sauna and body fluid balance. *Ann Clin Res* 20(4):257–261.

Akabas, S.R., and K.R. Dolins. 2005. Micronutrient requirements of physically active women: What can we learn from iron? *Am J Clin Nutr* 81:S1246–S1251.

Akasaki, Y., M. Miyata, H. Eto, T. Shirasawa, N. Hamada, Y. Ikeda, S. Biro, Y. Otsuji, and C. Tei. 2006. Repeated thermal therapy up-regulates endothelial nitric oxide synthase and augments angiogenesis in a mouse model of hindlimb ischemia. *Circ J* 70(4):463–470.

Aldemir, H., G. Atkinson, T. Cable, B. Edwards, J. Waterhouse, and T. Reilly. 2000. A comparison of the immediate effects of moderate exercise in the late morning and late afternoon on core temperature and cutaneous thermoregulatory mechanisms. *Chronobiol Int* 17:197–207.

Al Haddad, H., P.B. Laursen, S. Ahmaidi, and M. Buchheit. 2010. Influence of cold water face immersion on post-exercise parasympathetic reactivation. *Eur J Appl Physiol* 108(3):599–606.

Al Haddad, H., P.B. Laursen, D. Chollet, F. Lemaitre, S. Ahmaidi, and M. Buchheit. 2010. Effect of cold or thermoneutral water immersion on post-exercise heart rate recovery and heart rate variability indices. *Auton Neurosci* 156(1-2):111–116.

Ali, A., M.P. Caine, and B.G. Snow. 2007. Graduated compression stockings: Physiological and perceptual responses during and after exercise. *J Sports Sci* 25:413–419.

Allemeier, C.A., A.C. Fry, P. Johnson, R.S. Hikida, F.C. Hagerman, and R.S. Staron. 1994. Effects of sprint cycle training on human skeletal muscle. *J Appl Physiol* 77:2385–2390.

Allen, D.G. 2009. Fatigue in working muscles. *J Appl Physiol* 106:358–359.

Allen, D.G., G.D. Lamb, and H. Westerblad. 2008. Skeletal muscle fatigue: Cellular mechanisms. *Physiol Rev* 88:287–332.

American College of Sports Medicine (ACSM). 1998. ACSM position stand. The recommended quantity and quality of exercise for developing and maintaining cardiorespiratory and muscular fitness, and flexibility in healthy adults. *Med Sci Sports Exerc* 30(6):975–991.

Ames, B.N., R. Cathcart, E. Schwiers, and P. Hochstein. 1982. Uric acid provides an antioxidant defense in humans against oxidant and radical caused aging and cancer: A hypothesis. *Proc Natl Acad Sci* 78:6858–6862.

Ames, C. 1992. Achievement goals, motivational climate, and motivational processes. In *Motivation in sport and exercise*, ed. G.C. Roberts, 161–176. Champaign, IL: Human Kinetics.

Andersson, H., T. Raastad, J. Nilsson, G. Paulsen, I. Garthe, and F. Kadi. 2008. Neuromuscular fatigue and recovery in elite female soccer: Effects of active recovery. *Med Sci Sports Exerc* 40:372–380.

Angus, R.G., R.J. Heslegrave, and W.S. Myles. 1985. Effects of prolonged sleep deprivation, with and without chronic physical exercise, on mood and performance. *Psychophysiology* 22:276–282.

Anselme, F., C. Caillaud, I. Courret, and C. Prefaut. 1992. Exercise induced hypoxemia and histamine excretion in extreme athletes. *Int J Sports Med* 13:80–81.

Ansonoff, M.A., and A.M. Etgen. 2000. Evidence that oestradiol attenuates beta-adrenoceptor function in the hypothalamus of female rats by altering receptor phosphorylation and sequestration. *J Neuroendocrinol* 12:1060–1066.

Anthony, J.C., T.G. Anthony, and D.K. Layman. 1999. Leucine supplementation enhances skeletal muscle protein metabolism in human. *Am J Physiol* 263:E928–E934.

Apple, F.S., M.A. Rogers, D.C. Casal, L. Lewis, J.L. Ivy, and J.W. Lampe. 1987. Skeletal muscle creatine kinase

MB alterations in women marathon runners. *Eur J Appl Physiol Occup Physiol* 56:49–52.

Armstrong, L.E., D.J. Casa, M. Millard-Stafford, D.S. Moran, S.W. Pyne, and W.O. Roberts. 2007. American College of Sports Medicine position stand. Exertional heat illness during training and competition. *Med Sci Sports Exerc* 39:556–572.

Armstrong, L.E., R.W. Hubbard, J.P. DeLuca, E.L. Christensen, and W.J. Kraemer. 1987. Evaluation of a temperate environment test to predict heat tolerance. *Eur J Appl Physiol* 56(4):384–389.

Armstrong, L.E., R.W. Hubbard, P. Szlyk, W. Matthew, and I. Sils. 1985. Voluntary dehydration and electrolyte losses during exercise in the heat. *Aviat Space Environ Med* 56:765–770.

Armstrong, L., and J. Van Heest. 2002. The unknown mechanisms of the overtraining syndrome. Clues from depression and psychoneuroimmunology. *Sports Med* 32:185–209.

Arngrimsson, S.A., D.S. Petitt, M.G. Stueck, D.K. Jorgensen, and K.J. Cureton. 2004. Cooling vest worn during active warm-up improves 5-km run performance in the heat. *J Appl Physiol* 96:1867–1874.

Arnulf, I., P. Quintin, J.C. Alvarez, L. Vigil, Y. Touitou, A.S. Lebre, A. Bellenger, O. Varoquaux, J.P. Derenne, J.F. Allilaire, C. Benkelfat, and M. Leboyer. 2002. Midmorning tryptophan depletion delays REM sleep onset in healthy subjects. *Neuropsychopharmacol* 27:843–851.

Ascensao, A., M. Leite, A.N. Rebelo, S. Magalhaes, and J. Magalhaes. 2011. Effects of cold water immersion on the recovery of physical performance and muscle damage following a one-off soccer match. *J Sports Sci* 29(3):217–225.

Attar-Levy, D. 1998. [Seasonal depression]. *Therapie* 53:489–498.

Aubert, A.E., B. Seps, and F. Beckers. 2003. Heart rate variability in athletes. *Sports Med* 33:889–919.

Baar, K. 2009. The signaling underlying FITness. *Appl Physiol Nutr Metab* 34(3):411–419.

Backx, K., L. McNaughton, L. Crickmore, G. Palmer, and A. Carisle. 2000. Effects of differing heat and humidity on the performance and recovery from multiple high intensity, intermittent exercise bouts. *Int J Sports Med* 21(6):400–405.

Bailey, D.M., S.J. Erith, P.J. Griffin, A. Dowson, D.S. Brewer, N. Gant, and C. Williams. 2007. Influence of cold-water immersion on indices of muscle damage following prolonged intermittent shuttle running. *J Sports Sci* 25(11):1163–1170.

Baldari, C., M. Videira, F. Madeira, J. Sergio, and L. Guidetti. 2004. Lactate removal during active recovery related to the individual anaerobic and ventilatory thresholds in soccer players. *Eur J Appl Physiol* 93:224–230.

———. 2005. Blood lactate removal during recovery at various intensities below the individual anaerobic

threshold in triathletes. *J Sports Med Phys Fitness* 45:460–466.

Ballantyne, C. 2000. An off-season preparatory program for women lacrosse athletes. *Strength Cond J* 22:42–47.

Balsom, P.D., J.Y. Seger, B. Sjodin, and B. Ekblom. 1992a. Maximal-intensity intermittent exercise: Effect of recovery duration. *Int J Sports Med* 13:528–533.

———. 1992b. Physiological responses to maximal intensity intermittent exercise. *Eur J Appl Physiol Occup Physiol* 65:144–149.

Balsom, P.G., C. Gaitanos, B. Ekblom, and B. Sjödin B. 1994. Reduced oxygen availability during high intensity intermittent exercise impairs performance. *Acta Physiol Scand* 152:279–285.

Bam, J., T.D. Noakes, J. Juritz, and S.C. Dennis. 1997. Could women outrun men in ultramarathon races? *Med Sci Sports Exerc* 29:244–247.

Bandopadhyay, P., and W. Selvamarthy. 2003. Respiratory changes due to extreme cold in the Arctic environment. *Int J Biometeorol* 18:178–181.

Banfi, G., M. Krajewska, G. Melegati, and M. Patacchini. 2008. Effects of whole-body cryotherapy on haematological values in athletes. *Br J Sports Med* 42:558.

Banfi, G., G. Melegati, A. Barassi, G. Dogliotti, G. Melzi d'Eril, B. Dugué, and M.M. Corsi. 2008. Effects of whole body cryotherapy on serum mediators of inflammation and serum muscle enzymes in athletes. *J Thermal Biology* 34:55–59.

Bangsbo, J., T. Graham, L. Johansen, and B. Saltin. 1994. Muscle lactate metabolism in recovery from intense exhaustive exercise: Impact of light exercise. *J Appl Physiol* 77:1890–1895.

Bangsbo, J., L. Norregaard, and F. Thorso. 1991. Activity profile of competition soccer. *Can J Sport Sci* 16:110–116.

Banister, E. 1991. Modeling elite athletic performance. In *Physiological testing of elite athletes*, ed. H. Green, J. McDougall, and H. Wenger, 403–424. Champaign, IL: Human Kinetics.

Barbiche, E. 2006. *Intérêt de la cryothérapie du corps entier dans la rééducation du sportif de haut niveau, en phase de renforcement, à distance d'une ligamentoplastie du genou*. Thesis. Capbreton, France: CERS.

Barnett, A. 2006. Using recovery modalities between training sessions in elite athletes: Does it help? *Sports Med* 36(9):781–796.

Baron, R.A., and M.J. Kalsher. 1998. Effects of a pleasant ambient fragrance on simulated driving performance: The sweet smell of . . . safety? *Environ Behav* 30:535–552.

Bar-Or, O., H.M. Lundegren, and E.R. Buskirk. 1969. Heat tolerance of exercising obese and lean women. *J Appl Physiol* 26:403–409.

Barron, G., T. Noakes, W. Levy, C. Smith, and R. Millar. 1985. Hypothalamic dysfunction in overtrained athletes. *J Clin Endocr Metab* 60:803–806.

Bartosz, C. 2003. *Another face of oxygen: Free radicals in nature*. Warsaw, Poland: PWN.

Bazett, H., J. Scott, M. Maxfield, and M. Blithe. 1937. Effect of baths at different temperatures on oxygen exchange and on the circulation. *Am J Physiol* 119:93–110.

Bazett-Jones, D.M., J.B. Winchester, and J.M. McBride. 2005. Effect of potentiation and stretching on maximal force, rate of force development, and range of motion. *J Strength Cond Res* 19:421–426.

Beals, K.A., and M.M. Manore. 1998. Nutritional status of female athletes with subclinical eating disorders. *J Am Diet Assoc* 98:419–425.

Beckers, E.J., N.J. Rehrer, F. Brouns, and W.H.M. Saris. 1992. Influence de la composition des boissons et de la fonction gastro-instestinale sur la biodisponibilité des liquides et des substances nutritives pendant l'exercice physique. *Science & Sports* 7:107–119.

Beckett, J.R., K.T. Schneiker, K.E. Wallman, B.T. Dawson, and K.J. Guelfi. 2009. Effects of static stretching on repeated sprint and change of direction performance. *Med Sci Sports Exerc* 41:444–450.

Beersma, D.G. 1998. Models of human sleep regulation. *Sleep Med Rev* 2:31–43.

Belcastro, A.N., and A. Bonen. 1975. Lactic acid removal rates during controlled and uncontrolled recovery exercise. *J Appl Physiol* 39:932–936.

Belitsky, R.B., S.J. Odam, and C. Hubley-Kozey. 1987. Evaluation of the effectiveness of wet ice, dry ice, and cryogenic packs in reducing skin temperature. *Phys Ther* 67:1080–1084.

Bender, A.L., E.E. Kramer, J.B. Brucker, T.J. Demchak, M.L. Cordova, and M.B. Stone. 2005. Local ice-bag application and triceps surae muscle temperature during treadmill walking. *J Athl Train* 40:271–275.

Bender, R.W., T.E. Wilson, R.L. Hoffman, and B.C. Clark. 2011. Passive-heat stress does not induce muscle fatigue, central activation failure or changes in intracortical properties of wrist flexors. *Ergonomics* 54:565–575.

Bender, T., G. Nagy, I. Barna, I. Tefner, E. Kadas, and P. Geher. 2007. The effect of physical therapy on beta-endorphin levels. *Eur J Appl Physiol* 100:371–382.

Berardi, J.M., T.B. Price, E.E. Noreen, and P.W.R. Lemon. 2006. Post-exercise muscle glycogen recovery enhanced with a carbohydrate–protein supplement. *Med Sci Sports Exerc* 38:1106–1113.

Berger, R.J., and N.H. Phillips. 1995. Energy conservation and sleep. *Behav Brain Res* 69:65–73.

Berglund, B. 1992. High-altitude training. Aspects of haematological adaptation. *Sports Med* 14:289–303.

Berglund, B., and H. Safstrom. 1994. Psychological monitoring and modulation of training load of world-class canoeists. *Med Sci Sport Exer* 26:1036–1040.

Berry, E.M., J.H. Growdon, J.J. Wurtman, B. Caballero, and R.J. Wurtman. 1991. A balanced carbohydrate:

Protein diet in the management of Parkinson's disease. *Neurology* 41:1295–1297.

Berry, M.J., S.P. Bailey, L.S. Simpkins, and J.A. TeWinkle. 1990. The effects of elastic tights on the post-exercise response. *Can J Sport Sci* 15:244–248.

Berry, M.J., and R.G. McMurray. 1987. Effects of graduated compression stockings on blood lactate following an exhaustive bout of exercise. *Am J Phys Med* 66:121–132.

Bigard, A.X., P. Douce, D. Merino, F. Lienhard, and C.Y. Guézennec. 1996. Changes in dietary protein intake fail to prevent decrease in muscle growth induced by severe hypoxia in rats. *J Appl Physiol* 80(1):208–215.

Bigard, A.X., and C.Y. Guézennec. 2003. *Nutrition du sportif*. Paris: Masson.

Bigard, A.X., H. Sanchez, and G. Claveyrolas. 2001. Effects of dehydration and rehydration on EMG changes during fatiguing contractions. *Med Sci Sport Exerc* 33:1694–1700.

Bigard, A.X., P. Satabin, P. Lavier, F. Canon, D. Taillandier, and C.Y. Guézennec. 1993. Effects of protein supplementation during prolonged exercise at moderate altitude on performance and plasma amino acid pattern. *Eur J Appl Physiol Occup Physiol* 66(1):5–10.

Billat, L.V. 2001a. Interval training for performance: A scientific and empirical practice. Special recommendations for middle- and long-distance running. Part I: Aerobic interval training. *Sports Med* 31:13–31.

———. 2001b. Interval training for performance: A scientific and empirical practice. Special recommendations for middle- and long-distance running. Part II: Anaerobic interval training. *Sports Med* 31:75–90.

Biolo, G., K.D. Tipton, S. Klein, and R.R. Wolfe. 1997. An abundant supply of amino acids enhances the metabolic effects of exercise on muscle protein. *Am J Physiol Endocrinol Metab* 273:E122–E129.

Bishop, D. 2004. The effects of travel on team performance in the Australian national netball competition. *J Sci Med Sport* 7:118–122.

Bishop, D., and M. Spencer. 2004. Determinants of repeated-sprint ability in well-trained team-sport athletes and endurance-trained athletes. *J Sports Med Phys Fitness* 44:1–7.

Blagrove, M., C. Alexander, and J.A. Horne. 1995. The effects of chronic sleep reduction on the performance of cognitive tasks sensitive to sleep deprivation. *Appl Cogn Psychol* 9:21–40.

Blatchford, F.K., R.G. Knowlton, and D.A. Schneider. 1985. Plasma FFA responses to prolonged walking in untrained men and women. *Eur J Appl Physiol Occup Physiol* 53:343–347.

Bleakley, C.M., and G.W. Davison. 2009. What is the biochemical and physiological rationale for using cold water immersion in sports recovery? A systematic review. *Br J Sports Med* 44(3):179–187.

Blom, P.C., A.T. Hostmark, and O. Vaage. 1987. Effect of different post-exercise sugar diets on the rate of muscle glycogen synthesis. *Med Sci Sports Exerc* 19:491–496.

Blomstrand, E., P Hassmén, and E.A. Newsholme. 1991. Effect of branched-chain amino acid supplementation on mental performance. *Acta Physiol Scand* 143:225–226.

Bloomer, R.J., M.J. Falvo, A.C. Fry, B.K. Schilling, W.A. Smith, and C.A. Moore. 2006. Oxidative stress response in trained men following squats or sprints. *Med Sci Sports Exerc* 38:1436–1442.

Bobbert, M.F., A.P. Hollander, and P.A. Huijing. 1986. Factors in delayed onset muscular soreness of man. *Med Sci Sports Exerc* 18:75–81.

Bogdanis, G.C., M.E. Nevill, L.H. Boobis, H.K.A. Lakomy, and A.M. Nevill. 1995. Recovery of power output and muscle metabolites following 30 s of maximal sprint cycling in man. *J Physiol* 482:467–480.

Bohe, J., J.F. Low, R.R. Wolfe, and M.J. Rennie. 2001. Latency and duration of stimulation of human muscle protein synthesis during continuous infusion of amino acids. *J Physiol* 532:575–579.

Boileau, R.A., J.E. Misner, G.L. Dykstra, and T.A. Spitzer. 1983. Blood lactic acid removal during treadmill and bicycle exercise at various intensities. *J Sports Med Phys Fitness* 23:159–167.

Boisseau, N. 2004. Gender differences in metabolism during exercise and recovery. *Science & Sports* 19:220–227.

Bompa, T.O. 1999. *Periodization: Theory and methodology of training.* Champaign, IL: Human Kinetics.

Bonde-Petersen, F., L. Schultz-Pedersen, and N. Dragsted. 1992. Peripheral and central blood flow in man during cold, thermoneutral, and hot water immersion. *Aviat Space Environ Med* 63(5):346–350.

Bonen, A., and A.N. Belcastro. 1976. Comparison of self-selected recovery methods on lactic acid removal rates. *Med Sci Sports* 8:176–178.

Bonen, A., F.J. Haynes, W. Watson-Wright, M.M. Sopper, G.N. Pierce, M.P. Low, and T.E. Graham. 1983. Effects of menstrual cycle on metabolic responses to exercise. *J Appl Physiol* 55:1506–1513.

Bonen, A., G.W. Ness, A.N. Belcastro, and R.L. Kirby. 1985. Mild exercise impedes glycogen repletion in muscle. *J Appl Physiol* 58:1622–1629.

Bonnet, M.H. 1980. Sleep, performance and mood after the energy-expenditure equivalent of 40 hours of sleep deprivation. *Psychophysiology* 17:56–63.

Bonnet, M.H., and D.L. Arand. 1992. Caffeine use as a model of acute and chronic insomnia. *Sleep* 15:526–536.

Booth, F.W., W.F. Nicholson, and P.A. Watson. 1982. Influence of muscle use on protein synthesis and degradation. *Ex Sport Sci Rev* 10:27–48.

Booth, J., F. Marino, and J.J. Ward. 1997. Improved running performance in hot humid conditions following whole body precooling. *Med Sci Sports Exerc* 29:943–949.

Borresen, J., and M.I. Lambert. 2008. Autonomic control of heart rate during and after exercise: Measurements and implications for monitoring training status. *Sports Med* 38(8):633–646.

Borsa, P.A., and E.L. Sauers. 2000. The importance of gender on myokinetic deficits before and after micro-injury. *Med Sci Sports Exerc* 32:891–896.

Bostic, T.J., D.M. Rubio, and M. Hood. 2000. A validation of the subjective vitality scale using structural equation modeling. *Soc Indic Res* 52:313–324.

Bothorel, B. 1990. *Thermorégulation chez l'homme exposé à la chaleur: Influence de l'état d'hydratation, de la charge thermique endogène, et de stimulations thermiques locales.* Thesis. Strasbourg, France: Strasbourg University of Science.

Boyer, S.J., and F.D. Blume. 1984. Weight loss and changes in body composition at high altitude. *J Appl Physiol* 57:1580–1585.

Brandenberger, G., V. Candas, M. Follenius, and J.N. Kahn. 1989. The influence of the initial state of hydration on endocrine responses to exercise in the heat. *Eur J Appl Physiol* 58:674–679.

Braun, B. 2008. Effects of high altitude on substrate use and metabolic economy: Cause and effect? *Med Sci Sports Exerc* 40:1495–1500.

Brawn, T.P., K.M. Fenn, H.C. Nusbaum, and D. Margoliash. 2008. Consolidation of sensorimotor learning during sleep. *Learn Mem* 15:815–819.

Brener, W., T. Hendrix, and P. Hugh. 1983. Regulation on the gastric emptying of glucose. *Gastoenterology* 85:76–82.

Brewer, B. 2003. Developmental differences in psychological aspects of sport-injury rehabilitation. *J Athl Training* 38:152–153.

Bringard, A., R. Denis, N. Belluye, and S. Perrey. 2007. Compression élastique externe et fonction musculaire chez l'homme. *Science & Sports* 22:3–13.

Bringard, A., S. Perrey, and N. Belluye. 2006. Aerobic energy cost and sensation responses during submaximal running exercise: Positive effects of wearing compression tights. *Int J Sports Med* 27:373–378.

Broad, E.M., L.M. Burke, G.R. Cox, P. Heeley, and M. Riley. 1996. Body weight changes and voluntary fluid intakes during training and competition sessions in team sports. *Int J Sport Nutr* 6:307–320.

Brooks, G.A., G.E. Butterfield, R.R. Wolfe, B.M. Groves, R.S. Mazzeo, J.R. Sutton, E.E. Wolfel, and J.T. Reeves. 1991. Increased dependence on blood glucose after acclimatization to 4,300 m. *J Appl Physiol* 70:919–927.

Broughton, R.J. 1989. Chronobiological aspects and models of sleep and napping. In *Sleep and alertness: Chronobiological, behavioral, and medical aspects of napping*, ed. R.J.E. Broughton, 71–98. New York: Raven Press.

Brouns, F., E.M.R. Kovacs, and J.M.G. Senden. 1998. The effect of different rehydration drinks on post-exercise electrolyte excretion in trained athletes. *Int J Sports Med* 19:56–60.

Brown, L.E. 2001. Nonlinear versus linear periodization models. *Strength Cond J* 23(1):42–44.

Brück, K., and H. Olschewski. 1986. Body temperature related factors diminishing the drive to exercise. *J Physiol Pharmacol* 65:1274–1280.

Brukner, P., and K. Khan. 2001. *Clinical sports medicine* (2nd ed.). Sydney: McGraw-Hill.

Buchheit, M., H. Al Haddad, A. Chivot, P.M. Lepretre, S. Ahmaidi, and P.B. Laursen. 2010. Effect of in- versus out-of-water recovery on repeated swimming sprint performance. *Eur J Appl Physiol* 108(2):321–327.

Buchheit, M., C. Horobeanu, A. Mendez-Villanueva, B.M. Simpson, and P.C. Bourdon. 2011. Effects of age and spa treatment on match running performance over two consecutive games in highly trained young soccer players. *J Sports Sci* 29(6):591–598.

Buchheit, M., A. Mendez-Villanueva, G. Delhomel, M. Brughelli, and S. Ahmaidi. 2010. Improving repeated sprint ability in young elite soccer players: Repeated shuttle sprints vs. explosive strength training. *J Strength Cond Res* 24:2715–2722.

Buchheit, M., J.J. Peiffer, C.R. Abbiss, and P.B. Laursen. 2008. Effect of cold water immersion on post-exercise parasympathetic reactivation. *Am J Physiol Heart Circ Physiol* 296:H421–427.

Buchheit, M., and P. Ufland. 2011. Effect of endurance training on performance and muscle reoxygenation rate during repeated-sprint running. *Eur J Appl Physiol* 111:293–301.

Budgett, R., E. Newsholme, M. Lehmann, C. Sharp, D. Jones, T. Peto, D. Collins, R. Nerurkar, and P. White. 2000. Redefining the overtraining syndrome as the unexplained underperformance syndrome. *Br J Sports Med* 34:67–68.

Bulbulian, R., J.H. Heaney, C.N. Leake, A.A. Sucec, and N.T. Sjoholm. 1996. The effect of sleep deprivation and exercise load on isokinetic leg strength and endurance. *Eur J Appl Physiol Occup Physiol* 73:273–277.

Burke, D.G., L.E. Holt, and R.L. Rasmussen. 2001. Effects of hot and cold water immersion and modified proprioceptive neuromuscular facilitation flexibility exercise on hamstring length. *J Athl Train* 36:16–19.

Burke, D.G., S.A. MacNeil, L.E. Holt, N.C. Mackinnon, and R.L. Rasmussen. 2000. The effect of hot or cold water immersion on isometric strength training. *J Strength Cond Res* 14(1):21–25.

Burke, L.M. 2001. Nutritional practices of male and female endurance cyclists. *Sports Med* 31:521–532.

Burke, L.M., G.R. Collier, P.G. Davis, P.A. Fricker, A.J. Sanigorski, and M. Hargreaves. 1996. Muscle glycogen storage after prolonged exercise: Effect of the frequency of carbohydrate feedings. *Am J Clin Nut* 64:115–119.

Burke, L.M., G.R. Collier, and M. Hargreaves. 1993. Muscle glycogen storage after prolonged exercise:

Effect of the glycemic index of carbohydrate feedings. *J Appl Physiol* 75:1019–1023.

Burke, L.M., B. Kiens, and J.L. Ivy. 2004. Carbohydrates and fat for training and recovery. *J Sports Sci* 22:15–30.

Buroker, K.C., and J.A. Schwane. 1989. Does post-exercise static stretching alleviate delayed muscle soreness? *Physician Sportsmed* 17:65–83.

Butterfield, D.L., D.O. Draper, M.D. Ricard, J.W. Myrer, S.S. Schulthies, and E. Durrant. 1997. The effects of high-volt pulsed current electrical stimulation on delayed-onset muscle soreness. *J Athl Train* 32:15–20.

Byrne, C., J.K.W. Lee, S.A.N. Chew, C.L. Lim, and E.Y.M. Tan. 2006. Continuous thermoregulatory responses to mass-participation distance running in heat.. *Med Sci Sports Exerc* 38:803–810.

Cabanac, M. 1986. Keeping a cool head. *News Physiol Sci* 1:41–44.

Cadefau, J., J. Casademont, J.M. Grau, J. Fernandez, A. Balaguer, M. Vernet, R. Cusso, and A. Urbano-Marquez. 1990. Biochemical and histochemical adaptation to sprint training in young athletes. *Acta Physiol Scand* 140:341–351.

Cafarelli, E., and F. Flint. 1992. The role of massage in preparation for and recovery from exercise. An overview. *Sports Med* 14:1–9.

Cairns, S.P. 2006. Lactic acid and exercise performance: Culprit or friend? *Sports Med* 36(4):279–291.

Callaghan, M.J. 1993. The role of massage in the management of the athlete: A review. *Br J Sports Med* 27:28–33.

Callister, R., R. Callister, S. Fleck, and G. Dudley. 1990. Physiological and performance responses to overtraining in elite judo athletes. *Med Sci Sport Exer* 22(6):816–824.

Campbell, K.S. 2009. Interactions between connected half-sarcomeres produce emergent mechanical behavior in a mathematical model of muscle. *PLoS Comput Biol* (doi:10.1371/journal.pcbi.1000560).

Candas, V., and B. Bothorel. 1989. *Hydratation, travail et chaleur.* Vandœuvre-lès-Nancy, France: Institut National de Recherche et de Sécurité.

Candas, V., J.P. Libert, G. Brandenberger, J.C. Sagot, and J.M. Kahn. 1988. Thermal and circulatory responses during prolonged exercise at different levels of hydration. *J Physiol* 83:11–18.

Candas, V., J.P. Libert, and J. Vogt. 1983. Sweating and sweat decline of resting men in hot humid environments. *Eur J Appl Physiol* 50:223–234.

Caputa, M., G. Feistkorn, and C. Jessen. 1986. Effects of brain and trunk temperatures on exercise performance in goats. *Pflügers Arch* 406:184–189.

Carling, C., J. Bloomfield, L. Nelsen, and T. Reilly. 2008. The role of motion analysis in elite soccer: Contemporary performance measurement techniques and work rate data. *Sports Med* 38:839–862.

Carraro, F., W.H. Stuart, W.H. Hartl, J. Roenblatt, and R.R. Wolfe. 1990. Effects of exercise and recovery on muscle protein synthesis in human subjects. *Am J Physiol* 259:E470–E476.

Carrier, D., A. Kapoor, T. Kimura, M. Nickels, E. Scott, J. So, and E. Trinkaus. 1984. The energetic paradox of human running and hominid evolution. *Curr Anthropol* 25:483–495.

Carrithers, J.A., D.L. Williams, P.M. Gallagher, M.P. Godard, K.E. Schulze, and S.W. Trappe. 2000. Effects of postexercise carbohydrate-protein feedings on muscle glycogen restoration. *J Appl Physiol* 88:1976–1982.

Carter, S., S. McKenzie, M. Mourtzakis, D.J. Mahoney, and M.A. Tarnopolsky. 2001. Short-term 17 beta-estradiol decreases glucose R(a) but not whole body metabolism during endurance exercise. *J Appl Physiol* 90:139–146.

Casa, D.J., B.P. McDermott, E.C. Lee, S.W. Yeargin, L.E. Armstrong, and C.M. Maresh. 2007. Cold water immersion: The gold standard for exertional heatstroke treatment. *Exerc Sport Sci Rev* 35:141–149.

Castagna, O., X. Nesi, J. Briswalter, and C. Hausswirth. 2010. Comparaison entre deux gilets refroidissants: Effets sur le rendement énergétique lors d'un exercice de pédalage en condition chaude et humide, et lors de ka période de récupération. In *Récupération et performance en sport*, ed. C. Hausswirth, 379–389. Paris: INSEP.

Castle, P.C., A.L. Macdonald, A. Philp, A. Webborn, P.W. Watt, and N.S. Maxwell. 2006. Precooling leg muscle improves intermittent sprint exercise performance in hot, humid conditions. *J Appl Physiol* 100:1377–1384.

Ceretelli, P., and P. Di Prampero. 1985. Aerobic and anaerobic metabolism during exercise at altitude. *Med Sport Sci* 19:1–19.

Cermakian, N., and D.B. Boivin. 2009. The regulation of central and peripheral circadian clocks in humans. *Obes Rev* 10 Suppl 2:25–36.

Cheing, G.L., and C.W. Hui-Chan. 2003. Analgesic effects of transcutaneous electrical nerve stimulation and interferential currents on heat pain in healthy subjects. *J Rehabil Med* 35:15–19.

Chesley, A., J.D. MacDougall, M.A. Tarnopolsky, S.A. Atkinson, and K. Smith. 1992. Changes in human muscle protein synthesis after resistance exercise. *J Appl Physiol* 73:1383–1388.

Cheung, K., P. Hume, and L. Maxwell. 2003. Delayed onset muscle soreness: Treatment strategies and performance factors. *Sports Med* 33:145–164.

Cheung, S., and A. Robinson. 2004. The influence of upper body pre-cooling on repeated sprint performance in moderate ambient temperatures. *J Sports Sci* 22:605–612.

Cheuvront, S.N., R. Carter, K.C. Deruisseau, and R.J. Moffatt. 2005. Running performance differences between men and women: An update. *Sports Med* 35:1017–1024.

Chiu, L., and J. Barnes. 2003. The fitness-fatigue model revisited: Implications for planning short- and long-term training. *Strength Cond J* 25(6):42.

Chleboun, G.S., J.N. Howell, H.L. Baker, T.N. Ballard, J.L. Graham, H.L. Hallman, L.E. Perkins, J.H. Schauss, and R.R. Conatser. 1995. Intermittent pneumatic compression effect on eccentric exercise-induced swelling, stiffness, and strength loss. *Arch Phys Med Rehabil* 76:744–749.

Choi, D., K.J. Cole, B.H. Goodpaster, W.J. Fink, and D.L. Costill. 1994. Effect of passive and active recovery on the resynthesis of muscle glycogen. *Med Sci Sports Exerc* 26:992–996.

Christensen, N.J., and K. Schultz-Larsen. 1994. Resting venous plasma adrenalin in 70-year-old men correlated positively to survival in a population study: The significance of the physical working capacity. *J Intern Med* 235(3):229–232.

Chu, S. 2008. Olfactory conditioning of positive performance in humans. *Chem Senses* 33:65–71.

Cian, C., N. Koulmann, and P.A. Barraud. 2000. Influence of variations in body hydration on mental efficiency: Effect of hyperhydration, heat stress and exercise induced dehydration. *J Psychophysiol* 14:29–36.

Cissik, J., A. Hedrick, and M. Barnes. 2008. Challenges applying the research on periodization. *Strength Cond J* 30(1):45.

Cizza, G., R. Kvetnansky, M. Tartaglia, M. Blackman, G. Chrousos, and P. Gold. 1993. Immobolisation stress rapidly decreases hypothalamic corticotrophin-releasing hormone secretion in vitro in the male 344/N fischer rat. *Life Sci* 53:233–240.

Cizza, G., P. Romagni, A. Lotsikas, G. Lam, N.E. Rosenthal, and G.P. Chrousos. 2005. Plasma leptin in men and women with seasonal affective disorder and in healthy matched controls. *Horm Metab Res* 37:45–48.

Claremont, A., D. Costill, W. Fink, and P. Van Handel. 1976. Heat tolerance following diuretic induced dehydration. *Med Sci Sports* 8:239–243.

Clarkson, P.M., and M.J. Hubal. 2001. Are women less susceptible to exercise-induced muscle damage? *Curr Opin Clin Nutr Metab Care* 4:527–531.

Clements, J.M., D.J. Casa, J.C. Knight, J.M. McClung, A.S. Blake, P.M. Meenen, A.M. Gilmer, and K.A. Caldwell. 2002. Ice-water immersion and cold-water immersion provide similar cooling rates in runners with exercise-induced hyperthermia. *J Athl Train* 37:146–150.

CNOSF unpublished data. CNOSF, Maison du sport Français, 1 Avenue Pierre de Coubertin, 75640 Paris cedex 13.

Coakley, J. 1992. Burnout among adolescents: A personal failure or a social problem? *J Sport Soc Issues* 9:271–285.

Cochrane, D.J. 2004. Alternating hot and cold water immersion for athlete recovery: A review. *Phys Ther Sport* 5(1):26–32.

Cockerill, I.M., A.M. Nevill, and N. Lyons. 1991. Modelling mood states in athletic performance. *J Sports Sci* 9:205–212.

Coffey, V.G., and J.A. Hawley. 2007. The molecular bases of training adaptation. *Sports Med* 37(9):737–763.

Coffey, V., M. Leveritt, and N. Gill. 2004. Effect of recovery modality on 4-hour repeated treadmill running performance and changes in physiological variables. *J Sci Med Sport* 7(1):1–10.

Coggan, A.R., R.J. Spina, D.S. King, M.A. Rogers, M. Brown, P.M. Nemeth, and J.O. Holloszy. 1992. Skeletal muscle adaptations to endurance training in 60- to 70-yr-old men and women. *J Appl Physiol* 72:1780–1786.

Convertino, V.A., L.E. Armstrong, E.L. Coyle, G.W. Mack, M.N. Sawka, L.C. Senay, and W.M. Sherman. 1996. Exercise and fluids replacement. *Med Sci Sports Exerc* 28:i–vii.

Cooke, B., and E. Ernst. 2000. Aromatherapy: A systematic review. *Br J Gen Pract* 50:493–496.

Cormery, B., M. Marcil, and M. Bouvard. 2008. Rule change incidence on physiological characteristics of elite basketball players: A 10-year-period investigation. *Br J Sports Med* 42:25–30.

Costa, P.B., E.D. Ryan, T.J. Herda, A.A. Walter, K.M. Hoge, and J.T. Cramer. 2010. Acute effects of passive stretching on the electromechanical delay and evoked twitch properties. *Eur J Appl Physiol* 108:301–310.

Costill, D.L., J. Daniels, W. Evans, W. Fink, G. Krahenbuhl, and B. Saltin. 1976. Skeletal muscle enzymes and fiber composition in male and female track athletes. *J Appl Physiol* 40:149–154.

Costill, D.L., W.J. Fink, L.H. Getchell, J.L. Ivy, and F.A. Witzmann. 1979. Lipid metabolism in skeletal muscle of endurance-trained males and females. *J Appl Physiol* 47:787–791.

Costill, D.L., M.G. Flynn, J.P. Kirwan, J.A. Houmard, J.B. Mitchell, R. Thomas, and S.H. Park. 1988. Effects of repeated days of intensified training on muscle glycogen and swimming performance. *Med Sci Sports Exerc* 20:249–254.

Costill, D., and B. Saltin. 1974. Factors limiting gastric emptying during rest and exercise. *J Appl Physiol* 37:679–683.

Costill, D.L., W.M. Sherman, W.J. Fink, C. Maresh, M. Witten, and J.M. Miller. 1981. The role of dietary carbohydrates in muscle glycogen resynthesis after strenuous running. *Am J Clin Nut* 34:1831–1836.

Costill, D., and K. Sparks. 1973. Rapid fluid replacement following thermal dehydration. *J Appl Physiol* 34:299–303.

Coté, D.J., W.E. Prentice Jr., D.N. Hooker, and E.W. Shields. 1988. Comparison of three treatment procedures for minimizing ankle sprain swelling. *Phys Ther* 68(7):1072–1076.

Cotter, J.D., G.G. Sleivert, W.S. Roberts, and M.A. Febbraio. 2001. Effect of pre-cooling, with and without thigh cooling, on strain and endurance exercise performance in the heat. *Comp Biochem Physiol A Mol Integr Physiol* 128:667–677.

Coudert, J. 1992. Anaerobic performance at altitude. *Int J Sports Med* 13(1):S82–S85.

Coutts, A.J., L.K. Wallace, and K.M. Slattery. 2007. Monitoring changes in performance, physiology, biochemistry, and psychology during overreaching and recovery in triathletes. *Int J Sports Med* 28:125–134.

Couzan, S. 2006. Le sportif: Un insuffisant veineux potentiel. *Cardio & Sport* 8:7–20.

Craig, J.A., M.B. Cunningham, D.M. Walsh, G.D. Baxter, and J.M. Allen. 1996. Lack of effect of transcutaneous electrical nerve stimulation upon experimentally induced delayed onset muscle soreness in humans. *Pain* 67:285–289.

Cramp, F.L., G.R. McCullough, A.S. Lowe, and D.M. Walsh. 2002. Transcutaneous electric nerve stimulation: The effect of intensity on local and distal cutaneous blood flow and skin temperature in healthy subjects. *Arch Phys Med Rehabil* 83:5–9.

Crane, R.K. 1962. Hypothesis for mechanism of intestinal active transport of sugars. *Fed Proc* 21:891–895.

Criswell, D., S. Powers, J. Lawler, J. Tew, S. Dodd, Y. Ipyiboz, R. Tulley, and K. Wheeler. 1991. Influence of a carbohydrate electrolyte beverage on performance and blood homeostasis during recovery from football. *Int J Sports Nut* 1:178–191.

Cross, K.M., R.W. Wilson, and D.H. Perrin. 1996. Functional performance following an ice immersion to the lower extremity. *J Athl Train* 31:113–116.

Crowe, M.J., D. O'Connor, and D. Rudd. 2007. Cold water recovery reduces anaerobic performance. *Int J Sports Med* 28(12):994–998.

Cumps, E., J. Pockelé, and R. Meeusen. 2004. Online: A uniform injury registration system. Paper presented at the First International Conference on IT and Sport, Cologne, Germany.

Cunningham, J.J. 1997. Is potassium needed in sports drinks for fluid replacement during exercise? *Int J Sports Nutrition* 7:154–161.

Cury, F., and P. Sarrazin. 2001. *Théories de la motivation et pratiques sportives: État des recherches.* Paris: PUF.

Daniels, J.T. 1985. A physiologist's view of running economy. *Med Sci Sports Exerc* 17(3):332–338.

da Silva, J.F., L.G. Guglielmo, and D. Bishop. 2010. Relationship between different measures of aerobic fitness and repeated-sprint ability in elite soccer players. *J Strength Cond Res* 24:2115–2121.

Davies, H. 1975. Cardiovascular effects of the sauna. *Am J Phys Med* 54:178–185.

Davies, V., K.G. Thompson, and S.M. Cooper. 2009. The effects of compression garments on recovery. *J Strength Cond Res* 23:1786–1794.

Dawson, B., M. Cutler, A. Moody, S. Lawrence, C. Goodman, and N. Randall. 1995. Effects of oral creatine loading on single and repeated maximal short sprints. *Aust J Sci Med Sport* 27:56–61.

Dawson, B., M. Fitzsimons, S. Green, C. Goodman, M. Carey, and K. Cole. 1998. Changes in performance, muscle metabolites, enzymes and fibre types after short sprint training. *Eur J Appl Physiol Occup Physiol* 78:163–169.

Dawson, B., C. Goodman, S. Lawrence, D. Preen, T. Polglaze, M. Fitzsimons, and P. Fournier. 1997. Muscle phosphocreatine repletion following single and repeated short sprint efforts. *Scand J Med Sci Sports* 7:206–213.

Dawson, B., S. Gow, S. Modra, D. Bishop, and G. Stewart. 2005. Effects of immediate post-game recovery procedures on muscle soreness, power and flexibility levels over the next 48 hours. *J Sci Med Sport* 8:210–221.

Day, J.A., R.R. Mason, and S.E. Chesrown. 1987. Effect of massage on serum level of beta-endorphin and bet-alipotropin in healthy adults. *Phys Ther* 67:926–930.

Deci, E.L., and R.M. Ryan. 2002. *Handbook of self determination research.* Rochester: University of Rochester Press.

Décombaz, J. 2004. Proteins and amino acids in post exercise recovery. *Science & Sports* 3:228–233.

de Graaf-Roelfsema, E., H.A. Keizer, E. van Breda, I.D. Wijnberg, and J.H. van der Kolk. 2007. Hormonal responses to acute exercise, training and overtraining. *Vet Quarty* 29(3):82–101.

Delextrat, A., and D. Cohen. 2008. Physiological testing of basketball players: Toward a standard evaluation of anaerobic fitness. *J Strength Cond Res* 22:1066–1072.

De Meersman, R.E. 1993. Heart rate variability and aerobic fitness. *Am Heart J* 125:726–731.

Denegar, C.R., and D.H. Perrin. 1992. Effect of transcutaneous electrical nerve stimulation, cold, and a combination treatment on pain, decreased range of motion, and strength loss associated with delayed onset muscle soreness. *J Athl Train* 27:200–206.

Denegar, C.R., D.H. Perrin, A.D. Rogol, and R.A. Rutt. 1989. Influence of transcutaneous electrical nerve stimulation on pain, range of motion, and serum cortisol concentration in females experiencing delayed onset muscle soreness. *J Orthop Sports Phys Ther* 11:100–103.

Dennis, S.C., and T.D. Noakes. 1999. Advantages of a smaller body mass in humans when distance-running in warm, humid conditions. *Eur J Appl Physiol* 79:280–284.

De Paula, P., and J. Niebauer. 2010. Effects of high altitude training on exercise capacity: Fact or myth? *Sleep Breath* 1234–1237.

De Pauw, K., B. de Geus, B. Roelands, F. Lauwens, J. Verschueren, E. Heyman, and R.R. Meeusen. 2010. The effect of five different recovery methods on repeated cycle performance. *Med Sci Sports Exerc* 43(5):890–897.

De Schutter, M.F., L. Buyse, R. Meeusen, and B. Roelands. 2004. Hormonal responses to a high-intensity training period in Army recruits. *Med Sci Sport Exer* 36:S295.

De Souza, M.J., and N.I. Williams. 2005. Beyond hypoestrogenism in amenorrheic athletes: Energy deficiency

as a contributing factor for bone loss. *Curr Sports Med Rep* 4:38–44.

Deutz, R.C., D. Benardot, D.E. Martin, and M.M. Cody. 2000. Relationship between energy deficits and body composition in elite female gymnasts and runners. *Med Sci Sports Exerc* 32:659–668.

De Vries, H.A., P. Beckmann, H. Huber, and L. Dieckmeir. 1968. Electromyographic evaluation of the effects of sauna on the neuromuscular system. *J Sports Med Phys Fitness* 8(2):61–69.

Diego, M.A., N.A. Jones, T. Field, M. Hernandez-Reif, S. Schanberg, C. Kuhn, V. McAdam, R. Galamaga, and M. Galamaga. 1998. Aromatherapy positively affects mood, EEG patterns of alertness and math computations. *Int J Neurosci* 96:217–224.

Dinges, D.F. 1989. Napping patterns and effects in human adults. In *Sleep and alertness: Chronobiological, behavioral, and medical aspects of napping,* ed. R.J.E. Broughton, 171–204. New York: Raven Press.

———. 1992. Adult napping and its effects on ability to function. In *Why we nap: Evolution, chronobiology, and functions of polyphasic and ultrashort sleep,* ed. C.E. Stampi, 118–134. Boston: Birkhäuser.

Doan, B.K., Y.H. Kwon, R.U. Newton, J. Shim, E.M. Popper, R.A. Rogers, L.R. Bolt, M. Robertson, and W.J. Kraemer. 2003. Evaluation of a lower-body compression garment. *J Sports Sci* 21(8):601–610.

Dodd, S., S.K. Powers, T. Callender, and E. Brooks. 1984. Blood lactate disappearance at various intensities of recovery exercise. *J Appl Physiol* 57:1462–1465.

Dollander, M. 2002. [Etiology of adult insomnia]. *Encephale* 28:493–502.

Donnelly, J.E., and B.K. Smith. 2005. Is exercise effective for weight loss with ad libitum diet? Energy balance, compensation, and gender differences. *Exerc Sport Sci Rev* 33:169–174.

Dorado, C., J. Sanchis-Moysi, and J.A. Calbet. 2004. Effects of recovery mode on performance, O_2 uptake, and O_2 deficit during high-intensity intermittent exercise. *Can J Appl Physiol* 29:227–244.

Doyle, J.A., W.M. Sherman, and R.L. Strauss. 1993. Effects of eccentric and concentric exercise on muscle glycogen replenishment. *J Appl Physiol* 74:1848–1855.

Drust, B., G. Atkinson, W. Gregson, D. French, and D. Binningsley. 2003. The effects of massage on intra muscular temperature in the vastus lateralis in humans. *Int J Sports Med* 24:395–399.

Duchateau, J. 1992. Principe de l'électrostimulation musculaire et recrutement des différents types de fibres. *Science et Motricité* 16:18–24.

Duclos, M., J.B. Corcuff, L. Arsac, F. Moreau-Gaudry, M. Rashedi, P. Roger, A. Tabarin, and G. Manier. 1998. Corticotroph axis sensitivity after exercise in endurance-trained athletes. *Clin Endocrinol* 8:493–501.

Duclos, M., J.B. Corcuff, M. Rashedi, V. Fougere, and G. Manier. 1997. Trained versus untrained men: Different immediate post-exercise responses of pituitary-adrenal axis. *Eur J Appl Phys* 75:343–350.

Duclos, M., C. Gouarne, and D. Bonnemaison. 2003. Acute and chronic effects of exercise on tissue sensitivity to glucocorticoids. *J Appl Physiol* 94:869–875.

Duclos, M., M. Minkhar, A. Sarrieau, D. Bonnemaison, G. Manier, and P. Mormede. 1999. Reversibility of endurance training-induced changes on glucocorticoid sensitivity of monocytes by an acute exercise. *Clin Endocrinol* 1:749–756.

Duffield, R. 2008. Cooling interventions for the protection and recovery of exercise performance from exercise-induced heat stress. *Med Sport Sci* 53:89–103.

Duffield, R., J. Cannon, and M. King. 2010. The effects of compression garments on recovery of muscle performance following high-intensity sprint and plyometric exercise. *J Sci Med Sport* 13(1):136–140.

Duffield, R., B. Dawson, D. Bishop, M. Fitzsimons, and S. Lawrence. 2003. Effect of wearing an ice cooling jacket on repeat sprint performance in warm/humid conditions. *Br J Sports Med* 37:164–169.

Duffield, R., B. Dawson, and C. Goodman. 2004. Energy system contribution to 100-m and 200-m track running events. *J Sci Med Sport* 7:302–313.

———. 2005. Energy system contribution to 1500- and 3000-metre track running. *J Sports Sci* 23:993–1002.

Duffield, R., J. Edge, R. Merrells, E. Hawke, M. Barnes, D. Simcock, and N. Gill. 2008. The effects of compression garments on intermittent exercise performance and recovery on consecutive days. *Int J Sports Physiol Perform* 3:454–468.

Duffield, R., R. Green, P. Castle, and N. Maxwell. 2010. Precooling can prevent the reduction of self-paced exercise intensity in the heat. *Med Sci Sports Exerc* 42:577–584.

Duffield, R., M. King, and M. Skein. 2009. Recovery of voluntary and evoked muscle performance following intermittent-sprint exercise in the heat. *Int J Sports Physiol Perf* 4:254–268.

Duffield, R., and F. Marino. 2007. Effects of pre-cooling procedures on intermittent-sprint exercise performance in warm conditions. *Eur J Appl Physiol* 100:727–735.

Duffield, R., and M. Portus. 2007. Comparison of three types of full-body compression garments on throwing and repeat-sprint performance in cricket players. *Br J Sports Med* 41:409–414.

Dufour, M., P. Colné, P. Gouilly, and G. Chemol. 1999. *Massages et massothérapie.* Paris: Éd. Maloine.

Dugué, B., and E. Leppänen. 1999. Adaptation related to cytokines in man: Effect of regular swimming in ice cold water. *Clin Physiol* 2:114–121.

Dugué, B., J. Smolander, T. Westerlund, J. Oksa, R. Nieminen, E. Moilanen, and M. Mikkelsson. 2005. Acute and long-term effects of winter swimming and whole-body cryotherapy on plasma antioxidative capacity in healthy women. *Scand J Clin Lab Invest* 65(5):395–402.

Dumont, M., and C. Beaulieu. 2007. Light exposure in the natural environment: Relevance to mood and sleep disorders. *Sleep Med* 8:557–565.

Dupont, G., and S. Berthoin. 2004. Time spent at a high percentage of $\dot{V}O_2$max for short intermittent runs: Active versus passive recovery. *Can J Appl Physiol* 29:S3–S16.

Dupont, G., W. Moalla, C. Guinhouya, S. Ahmaidi, and S. Berthoin. 2004. Passive versus active recovery during high-intensity intermittent exercises. *Med Sci Sports Exerc* 36:302–308.

Dupont, G., W. Moalla, R. Matran, and S. Berthoin. 2007. Effect of short recovery intensities on the performance during two Wingate tests. *Med Sci Sports Exerc* 39:1170–1176.

Dykstra, J.H., H.M. Hill, M.G. Miller, C.C. Cheatham, T.J. Michael, and R.J. Baker. 2009. Comparisons of cubed ice, crushed ice, and wetted ice on intramuscular and surface temperature changes. *J Athl Train* 44:136–141.

Eastell, R. 2005. Role of oestrogen in the regulation of bone turnover at the menarche. *J Endocrinol* 185:223–234.

Edwards, R.H.T. 1983. Biochemical bases of fatigue in exercise performance: Catastrophe theory of muscular fatigue. In *Biochemistry of exercise*, ed. H.G. Knuttgen, J.A. Vogel, and J. Poortmans, 3–27. Champaign, IL: Human Kinetics.

Einenkel, D. 1977. Improved health of kindergarten children in the Annenberg district due to regular use of an industrial sauna. *Z Arztl Fortbild (Jena)* 71(22):1069–1077.

Enns, D.L., and P.M. Tiidus. 2010. The influence of estrogen on skeletal muscle: Sex matters. *Sports Med* 40:41–58.

Enwemeka, C.S., C. Allen, P. Avila, J. Bina, J. Konrade, and S. Munns. 2002. Soft tissue thermodynamics before, during, and after cold pack therapy. *Med Sci Sports Exerc* 34:45–50.

Ernst, E. 1998. Does post-exercise massage treatment reduce delayed onset muscle soreness? A systematic review. *Br J Sports Med* 32:212–214.

Ernst, E., E. Pecho, P. Wirz, and T. Saradeth. 1990. Regular sauna bathing and the incidence of common colds. *Ann Med* 22:225–227.

Esbjornsson-Liljedahl, M., K. Bodin, and E. Jansson. 2002. Smaller muscle ATP reduction in women than in men by repeated bouts of sprint exercise. *J Appl Physiol* 93:1075–1083.

Esmarck, B., J.L. Anersen, S. Olsen, E.A. Richter, M. Mizuno, and M. Kjaer. 2001. Timing of postexercise protein intake is important for muscle hypertrophy with resistance training in elderly humans. *Am J Physiol Endocrinol Metab* 280:E4340–4348.

Eston, R., and D. Peters. 1999. Effects of cold water immersion on the symptoms of exercise-induced muscle damage. *J Sports Sci* 17(3):231–238.

Ettinger, S.M., D.H. Silber, K.S. Gray, M.B. Smith, Q.X. Yang, A.R. Kunselman, and L.I. Sinoway. 1998. Effects of the ovarian cycle on sympathetic neural outflow during static exercise. *J Appl Physiol* 85:2075–2081.

Evans, T.A., C. Ingersoll, K.L. Knight, and T. Worrell. 1995. Agility following the application of cold therapy. *J Athl Train* 30:231–234.

Fairchild, T.J., A.A. Armstrong, A. Rao, H. Liu, S. Lawrence, and P.A. Fournier. 2003. Glycogen synthesis in muscle fibers during active recovery from intense exercise. *Med Sci Sports Exerc* 35:595–602.

Falk, B., S. Radom-Isaac, J. Hoffmann, Y. Wang, Y. Yarom, A. Magazanik, and Y. Weinstein. 1998. The effect of heat exposure on performance of and recovery from high-intensity, intermittent exercise. *Int J Sports Med* 19:1–6.

Farr, T., C. Nottle, K. Nosaka, and P. Sacco. 2002. The effects of therapeutic massage on delayed onset muscle soreness and muscle function following downhill walking. *J Sci Med Sport* 5:297–306.

Farthing, M.J.G. 1988. History and rationale for oral rehydration and recent developments in formulating an optimal solution. *Drugs* 36(S4):80–90.

Faucon, M. 2009. *Aromathérapie pratique et usuelle*. Paris: Éditions Ellébore.

Favero, J.P., A.W. Midgley, and D.J. Bentley. 2009. Effects of an acute bout of static stretching on 40 m sprint performance: Influence of baseline flexibility. *Res Sports Med* 17:50–60.

Feibel, A., and A. Fast. 1976. Deep heating of joints: A reconsideration. *Arch Phys Med Rehabil* 57(11):513–514.

Fialkowski, K. 1978. Early hominid brain evolution and heat stress: A hypothesis. *Studies Phys Anthropol* 4:87–92.

———. 1986. A mechanism for the origin of the human brain: A hypothesis. *Curr Anthropol* 27:288–290.

Fischer, J., B.L. Van Lunen, J.D. Branch, and J.L. Pirone. 2009. Functional performance following an ice bag application to the hamstrings. *J Strength Cond Res* 23:44–50.

Flueck, M. 2009. Plasticity of the muscle proteome to exercise at altitude. *High Alt Med Bio* 10:183–193.

Flynn, M., D. Costill, J. Hawley, W. Fink, P. Neufer, R. Fieding, and M. Sleeper. 1987. Influence of selected carbohydrate drinks on cycling performance and glycogen use. *Med Sci Sports Exerc* 19:33–40.

Folkard, S. 1990. Circadian performance rhythms: Some practical and theoretical implications. *Philos Trans R Soc Lond B Biol Sci* 327:543–553.

Foster, C. 1998. Monitoring training in athletes with reference to overtraining syndrome. *Med Sci Sports Exerc* 30(7):1164–1168.

Foster, C., E. Daines, L. Hector, A. Snyder, and R. Welsh. 1996. Athletic performance in relation to training load. *Wisc Med J* 95(6):370–374.

Foster, C., J.A. Florhaug, J. Franklin, L. Gottschall, L.A. Hrovatin, S. Parker, P. Doleshal, and C. Dodge. 2001. A new approach to monitoring exercise training. *J Strength Cond Res* 15(1):109–115.

Foster, C., and M. Lehmann. 1997. Overtraining. In *Running injuries*, ed. G.N. Guten, 173–187. London: WB Saunders.

Foster, C., A. Snyder, N. Thompson, and K. Kuettel. 1988. Normalisation of the blood lactate profile. *Int J Sports Med* 9:198–200.

Fox, E.L., D.K. Mathews, W.S. Kaufman, and R.W. Bowers. 1966. Effects of football equipment on thermal balance and energy cost during exercise. *Res Q* 37:332–339.

Franchini, E., R.C. de Moraes Bertuzzi, M.Y. Takito, and M.A. Kiss. 2009. Effects of recovery type after a judo match on blood lactate and performance in specific and non-specific judo tasks. *Eur J Appl Physiol* 107:377–383.

Franchini, E., M. Yuri Takito, F. Yuzo Nakamura, K. Ayumi Matsushigue, and M.A. Peduti Dal'Molin Kiss. 2003. Effects of recovery type after a judo combat on blood lactate removal and on performance in an intermittent anaerobic task. *J Sports Med Phys Fitness* 43:424–431.

Frank, J.B., K. Weihs, E. Minerva, and D.Z. Lieberman. 1998. Women's mental health in primary care. Depression, anxiety, somatization, eating disorders, and substance abuse. *Med Clin North Am* 82:359–389.

Frank, M.G. 2006. The mystery of sleep function: Current perspectives and future directions. *Rev Neurosci* 17:375–392.

French, D.N., K.G. Thompson, S.W. Garland, C.A. Barnes, M.D. Portas, P.E. Hood, and G. Wilkes. 2008. The effects of contrast bathing and compression therapy on muscular performance. *Med Sci Sports Exerc* 40(7):1297–1306.

Freudenberger, H. 1980. *Burnout: The high cost of high achievement*. New York: Doubleday.

Freund, B.J., S.J. Montain, A.J. Young, M.N. Sawka, J.P. DeLuca, K.B. Pandolf, and C.R. Valeri. 1995. Glycerol hyperhydration: Hormonal, renal, and vascular fluid responses. *J Appl Physiol* 79(6):2069–2077.

Fricke, R. 1989. Ganzkörperkältetherapie in einer Kälterkammer mit Temperaturen um –110 °C. *Z Phys Med Baln Med Klin* 18:1–10.

Fridén, J., and R.L. Lieber. 1998. Segmental muscle fiber lesions after repetitive eccentric contractions. *Cell Tissue Res* 293:165–171.

Friedmann, B., and W. Kindermann. 1989. Energy metabolism and regulatory hormones in women and men during endurance exercise. *Eur J Appl Physiol Occup Physiol* 59:1–9.

Froberg, K., and P.K. Pedersen. 1984. Sex differences in endurance capacity and metabolic response to prolonged, heavy exercise. *Eur J Appl Physiol Occup Physiol* 52:446–450.

Fu, F.H., H.W. Cen, and R.G. Eston. 1997. The effects of cryotherapy on muscle damage in rats subjected to endurance training. *Scand J Med Sci Sports* 7:358–362.

Gabriel, D.A., G. Kamen, and G. Frost. 2006. Neural adaptations to resistive exercise: Mechanisms and recommendations for training practices. *Sports Med* 36(2):133–149.

Gabriel, H., and W. Kindermann. 1997. The acute immune response to exercise: What does it mean? *Int J Sports Med* 18:S28–S45.

Gaitanos, G.C., C. Williams, L.H. Boobis, and S. Brooks. 1993. Human muscle metabolism during intermittent maximal exercise. *J Appl Physiol* 75:712–719.

Galloway, S.D.R. 1999. Dehydration, rehydration, and exercise in the heat: Rehydration strategies for athletic competition. *Can J Appl Physiol* 24:188–200.

Galloway, S.D.R., and R.J. Maughan. 1997. Effects of ambient temperature on the capacity to perform prolonged cycle exercise in man. *Med Sci Sports Exerc* 29:1240–1249.

Galloway, S.D., and J.M. Watt. 2004. Massage provision by physiotherapists at major athletics events between 1987 and 1998. *Br J Sports Med* 38:235–236, 237.

Gandevia, S.C. 2001. Spinal and supraspinal factors in human muscle fatigue. *Physiol Rev* 81:1725–1789.

García-Pallarés, J., M. García-Fernández, L. Sánchez-Medina, and M. Izquierdo. 2010. Performance changes in world-class kayakers following two different training periodization models. *Eur J Appl Physiol* 110(1):99–107.

Garet, M., N. Tournaire, F. Roche, R. Laurent, J.R. Lacour, J.C. Barthelemy, and V. Pichot. 2004. Individual interdependence between nocturnal ANS activity and performance in swimmers. *Med Sci Sports Exerc* 36:2112–2118.

Gastin, P.B. 2001. Energy system interaction and relative contribution during maximal exercise. *Sports Med* 31:725–741.

Gauché, E., R. Lepers, G. Rabita, J.M. Leveque, D. Bishop, J. Brisswalter, and C. Hausswirth. 2006. Vitamin and mineral supplementation and neuromuscular recovery after a running race. *Med Sci Sports Exerc* 38:2110–2117.

Germain, M., M. Jobin, and M. Cabanac. 1987. The effect of face fanning during recovery from exercise hyperthermia. *Can J Physiol Pharmacol* 65:87–91.

Gilbart, M.K., D.J. Oglivie-Harris, C. Broadhurst, and M. Clarfield. 1995. Anterior tibial compartment pressures during intermittent sequential pneumatic compression therapy. *Am J Sports Med* 23:769–772.

Gill, N.D., C.M. Beaven, and C. Cook. 2006. Effectiveness of post-match recovery strategies in rugby players. *Br J Sports Med* 40(3):260–263.

Gisolfi, C.V. 1973. Work-heat tolerance derived from interval training. *J Appl Physiol* 33:349–353.

Gisolfi, C.V., and F. Mora. 2000. *The hot brain: Survival, temperature and the human body.* Cambridge, MA: MIT Press.

Gisolfi, C., and S. Robinson. 1969. Relations between physical training, acclimatization, and heat tolerance. *J Appl Physiol* 26:530–534.

Gisolfi, C., S. Robinson, and E.S. Turrell. 1966. Effects of aerobic work performed during recovery from exhausting work. *J Appl Physiol* 21:1767–1772.

Glaister, M. 2005. Multiple sprint work: Physiological responses, mechanisms of fatigue and the influence of aerobic fitness. *Sports Med* 35:757–777.

———. 2008. Multiple-sprint work: Methodological, physiological, and experimental issues. *Int J Sports Physiol Perform* 3:107–112.

Goats, G.C. 1990. Interferential current therapy. *Br J Sports Med* 24:87–92.

———. 1994a. Massage—The scientific basis of an ancient art: Part 1. The techniques. *Br J Sports Med* 28:149–152.

———. 1994b. Massage—The scientific basis of an ancient art: Part 2. Physiological and therapeutic effects. *Br J Sports Med* 28:153–156.

Goh, S.S., P.B. Laursen, B. Dascombe, and K. Nosaka. 2011. Effect of lower body compression garments on submaximal and maximal running performance in cold (10 °C) and hot (32 °C) environments. *Eur J Appl Physiol* 111(5):819–826.

Goldberg, A.L., J.D. Etlinger, D.F. Goldspink, and C. Jablecki. 1975. Mechanism of work-induced hypertrophy of skeletal muscle. *Med Sci Sports Exerc* 7:248–261.

Goldberg, A.L., and R. Odessey. 1972. Oxidation of amino acids by diaphragms from fed and fasted rats. *Am J Physiol* 223:1384–1391.

Goldberg, J., S.J. Sullivan, and D.E. Seaborne. 1992. The effect of two intensities of massage on H–reflex amplitude. *Phys Ther* 72:449–457.

Goldley, A.L., and H. Goodman. 1999. Amino acid transport during work-induced growth of skeletal muscle. *Am J Physiol* 216:1111–1115.

González-Alonso, J., C. Teller, S.L. Anderson, F.B. Jensen, T. Hyldig, and B. Nielsen. 1999. Influence of body temperature on the development of fatigue during prolonged exercise in the heat. *J Appl Physiol* 86:1032–1039.

Goodall, S., and G. Howatson. 2008. The effects of multiple cold water immersions on indices of muscle damage. *J Sports Sci Med* 7(2):235–241.

Goodger, K., T. Gorely, D. Lavallee, and C. Harwood. 2007. Burnout in sport: A systematic review. *Sport Psychol* 21:127–151.

Goodyear, L.J., M.F. Hirshman, P.S. King, E.D. Horton, C.M. Thompson, and E.S. Horton. 1990. Skeletal muscle plasma membrane glucose transport and glucose tranporters after exercise. *J Appl Physiol* 68:193–198.

Gore, C.J., A.G. Hahn, D.B. Watson, K.I. Norton, D.P. Campbell, G.S. Scroop, D.L. Emonson, R.J. Wood, S.

Ly, S. Bellenger, and E. Lawton. 1996. V\od\O₂max and arterial O₂ saturation at sea level and 610 m. *Med Sci Sports Exerc* 27(S5).

Gore, D.C., P.C. Bourdon, S.M. Woolford, and D.G. Pederson. 1993. Involuntary dehydration during cricket. *Int J Sports Med* 14:387–395.

Gore, D.C., S.E. Wolf, A.P. Sanford, D.N. Herndon, and R.R. Wolfe. 2004. Extremity hyperinsulinemia stimulates muscle protein synthesis in severely injured patients. *Am J Physiol Endocrinol Metab* 286:E529–534.

Goubel, F., and G. Lensel. 2003. *Biomécanique: Éléments de mécanique musculaire* (2nd ed.). Paris: Masson.

Gould, D. 1996. Personal motivation gone awry: Burnout in competitive athletes. *Quest* 48:275–289.

Gould, D., and K. Dieffenbach. 2003. Psychological issues in youth sports: Competitive anxiety, overtraining, and burnout. In *Youth sports: Perspectives for a new century*, ed. R.M. Malina and M.A. Clark, 149–170. Champaign, IL: Human Kinetics.

Gould, D., S. Tuffey, E. Udry, and L. Loehr. 1997. Burnout in competitive junior tennis players: III. Individual differences in the burnout experience. *Sport Psychol* 11:257–276.

Gozal, D., L.D. Serpero, L. Kheirandish-Gozal, O.S. Capdevila, A. Khalyfa, and R. Tauman. 2010. Sleep measures and morning plasma TNF-alpha levels in children with sleep-disordered breathing. *Sleep* 33:319–325.

Graham, T.E. 2001. Caffeine and exercise: Metabolism, endurance and performance. *Sports Med* 31:785–807.

Grandjean, A.C., and N.R. Grandjean. 2007. Dehydration and cognitive performance. *J Am Coll Nutr* 26(5):554S–557S.

Grant, W.B., and M.F. Holick. 2005. Benefits and requirements of vitamin D for optimal health: A review. *Altern Med Rev* 10:94–111.

Gray, A.J., and D.G. Jenkins. 2010. Match analysis and the physiological demands of Australian football. *Sports Med* 40:347–360.

Green, D., C. Cheetham, C. Reed, L. Dembo, and G. O'Driscoll. 2002. Assessment of brachial artery blood flow across the cardiac cycle: Retrograde flows during cycle ergometry. *J Appl Physiol* 93:361–368.

Green, J.M., Z. Yang, C.M. Laurent, J.K. Davis, K. Kerr, R.C. Pritchett, and P.A. Bishop. 2007. Session RPE following interval and constant-resistance cycling in hot and cool environments. *Med Sci Sports Exerc* 39(11):2051–2057.

Greenleaf, J.E. 1989. Energy and thermal regulation during bed rest and spaceflight. *J Appl Physiol* 67(2):507–516.

———. 1992. Problem: Thirst, drinking behavior, and involuntary dehydration. *Med Sci Sports Exerc* 24:645–651.

Greenwood, J.D., G.E. Moses, F.M. Bernardino, G.A. Gaesser, and A. Weltman. 2008. Intensity of exercise recovery, blood lactate disappearance, and subsequent swimming performance. *J Sports Sci* 26:29–34.

Gregorowitcz, H., and Z. Zagrobelny. 1998. Whole-body cryotherapy: Indications and contraindications, the procedure and its clinical and physiological effects. *Acta Bio-Optica Informatica Med* 4:119–131.

Greiwe, J.S., K.S. Staffey, D.R. Melrose, M.D. Narve, R.G. Knowlton. 1998. Effects of dehydration on isometric muscular strength and endurance. *Med Sci Sports Exerc* 30:284–288.

Grinspoon, S., K. Miller, C. Coyle, J. Krempin, C. Armstrong, S. Pitts, D. Herzog, and A. Klibanski. 1999. Severity of osteopenia in estrogen-deficient women with anorexia nervosa and hypothalamic amenorrhea. *J Clin Endocrinol Metab* 84:2049–2055.

Grucza, R. 1990. Efficiency of thermoregulatory system in man under endogenous and exogenous heat loads. *Acta Physiol Pol* 41:123–145.

Grucza, R., M. Szczypaczewska, and S. Kozlowski. 1987. Thermoregulation in hyperhydrated men during physical exercise. *Eur J Appl Physiol Occup Physiol* 56(5):603–607.

Guézennec, C.Y. 1995. Oxidation rates, complex carbohydrates and exercise. Practical recommendations. *Sports Med* 19:365–372.

Guézennec, C.Y., B. Serrurier, D. Merino, and J.M. Clere. 1986. Effect of hypoxia on heart glycogen utilization during exercise. *Aviat Space Environ Med* 57(8):754–758.

Guissard, N., and J. Duchateau. 2006. Neural aspects of muscle stretching. *Exerc Sport Sci Rev* 34:154–158.

Gulick, D.T., and I.F. Kimura. 1996. Delayed onset muscle soreness: What is it and how do we treat it? *J Sport Rehab* 5:234–243.

Gulick, D.T., I.F. Kimura, M. Sitler, A. Paolone, and J.D. Kelly. 1996. Various treatment techniques on signs and symptoms of delayed onset muscle soreness. *J Athl Train* 31:145–152.

Gurjão, A.L., R. Gonçalves, R.F. de Moura, and S. Gobbi. 2009. Acute effect of static stretching on rate of force development and maximal voluntary contraction in older women. *J Strength Cond Res* 23:2149–2154.

Gustafsson, H., G. Kenttä, P. Hassmén, C. Lundqvist, and N. Durand-Bush. 2007. The process of burnout: A multiple case study of three elite endurance athletes. *Int J Sport Psychol* 38:388–416.

Gutiérrez, A., J.L. Mesa, J.R. Ruiz, L.J. Chirosa, and M.J. Castillo. 2003. Sauna-induced rapid weight loss decreases explosive power in women but not in men. *Int J Sports Med* 24(7):518–522.

Haff, G.G. 2004. Roundtable discussion: Periodization of training—part 1. *Strength Cond J* 26(2):50–69.

Hakkinen, K. 1993. Neuromuscular fatigue and recovery in male and female athletes during heavy resistance exercise. *Int J Sports Med* 14:53–59.

Hall, H.K., I.W. Cawthra, and A.W. Kerr. 1997. Burnout: Motivation gone awry or a disaster waiting to happen? In *Innovations in sport psychology: Linking theory and practice. Proceedings of the 9th ISSP World Congress in Sport Psychology, Vol. 1*, ed. R. Lidor and M. Bar-Eli, 306–308. Netanya, Israel: Ministry of Education, Culture and Sport.

Halliburton, W.D. 1915. The death temperature of nerve. *Q J Exp Physiol* 9:193–198.

Halson, S. 2008. Nutrition, sleep and recovery. *Eur J Sport Sci* 8:199–126.

Halson, S.L., M.W. Bridge, R. Meeusen, B. Busschaert, M. Gleeson, D.A. Jones, and A.E. Jeukendrup. 2002. Time course of performance changes and fatigue markers during intensified training in trained cyclists. *J Appl Physiol* 93(3):947–956.

Halson, S.L., and A.E. Jeukendrup. 2004. Does overtraining exist? An analysis of overreaching and overtraining research. *Sports Med* 34(14):967–981.

Halson, S., D.T. Martin, A.S. Gardner, K. Fallon, and J. Gulbin. 2006. Persistent fatigue in a female sprint cyclist after a talent-transfer initiative. *Int J Sports Physiol Perform* 1:65–69.

Halson, S.L., M.J. Quod, D.T. Martin, A.S. Gardner, T.R. Ebert, and P.B. Laursen. 2008. Physiological responses to cold water immersion following cycling in the heat. *Int J Sports Physiol Perform* 3(3):331–346.

Harfouche, J.N., S. Theys, P. Hanson, J.C. Schoevaerdts, and X. Sturbois. 2008. Venous tonus enhancement after a short cycle of intermittent pneumatic compression. *Phlebology* 23:58–63.

Harridge, S.D., R. Bottinelli, M. Canepari, M. Pellegrino, C. Reggiani, M. Esbjornsson, P.D. Balsom, and B. Saltin. 1998. Sprint training, in vitro and in vivo muscle function, and myosin heavy chain expression. *J Appl Physiol* 84:442–449.

Harris, R.C., R.H. Edwards, E. Hultman, L.O. Nordesjo, B. Nylind, and K. Sahlin. 1976. The time course of phosphorylcreatine resynthesis during recovery of the quadriceps muscle in man. *Pflugers Arch* 367:137–142.

Harrison, Y., and J.A. Horne. 2000. The impact of sleep deprivation on decision making: A review. *J Exp Psychol Appl* 6:236–249.

Hartmann, E. 1982. Effects of L-tryptophan on sleepiness and on sleep. *J Psychiatr Res* 17:107–113.

Hartmann, E., and C.L. Spinweber. 1979. Sleep induced by L-tryptophan. Effect of dosages within the normal dietary intake. *J Nerv Ment Dis* 167:497–499.

Hasan, J., M.J. Karvonen, and P. Piironen. 1966. Special review. I. Physiological effects of extreme heat as studied in the Finnish "sauna" bath. *Am J Phys Med* 45(6):296–314.

Hasegawa, H., T. Takatori, T. Komura, and M. Yamasaki. 2005. Wearing a cooling jacket during exercise reduces thermal strain and improves endurance exercise performance in a warm environment. *J Strength Cond Res* 19:122–128.

Haseler, L.J., M.C. Hogan, and R.S. Richardson. 1999. Skeletal muscle phosphocreatine recovery in exercise-trained humans is dependent on O_2 availability. *J Appl Physiol* 86:2013–2018.

Hassmen, P., N. Koivula, and T. Hansson. 1998. Precompetitive mood states and performance of elite male golfers: Do trait characteristics make a difference? *Percept Mot Skills* 86:1443–1457.

Hausswirth, C., A.X. Bigard, R. Lepers, M. Berthelot, and C.Y. Guézennec. 1995. Sodium citrate ingestion and muscle performance in acute hypobaric hypoxia. *Eur J Appl Physiol* 71:362–368.

Havenith, G. 2001. Human surface to mass ratio and body core temperature in exercise heat stress: A concept revisited. *J Therm Biol* 26:387–393.

Hawkins, L. 1992. Seasonal affective disorders: The effects of light on human behaviour. *Endeavour* 16:122–127.

Hawley, J.A. 2009. Molecular responses to strength and endurance training: Are they incompatible? *Appl Physiol Nutr Metab* 34(3):355–361.

Hayashi, M., S. Ito, and T. Hori. 1999. The effects of a 20-min nap at noon on sleepiness, performance and EEG activity. *Int J Psychophysiol* 32:173–180.

Haze, S., K. Sakai, and Y. Gozu. 2002. Effects of fragrance inhalation on sympathetic activity in normal adults. *Jpn J Pharmacol* 90:247–253.

Hedelin, R., U. Wiklund, P. Bjerle, and K. Henriksson-Larsen. 2000. Cardiac autonomic imbalance in an overtrained athlete. *Med Sci Sport Exer* 32(9):1531–1533.

Hedrick, A. 1999. Soccer-specific conditioning. *Strength Cond J* 21:17–21.

Hellard, P., M. Avalos, G. Millet, L. Lacoste, F. Barale, and J.C. Chatard. 2005. Modelling the residual effects and threshold saturation of training: A case study of Olympic swimmers. *J Strength Cond Res* 19(1):67–75.

Hellenbrandt, F., and S. Houtz. 1956. Mechanism of muscle training in man: Experimental demonstration of the overload principle. *Phys Ther Rev* 36:371–383.

Hemmings, B., M. Smith, J. Graydon, and R. Dyson. 2000. Effects of massage on physiological restoration, perceived recovery, and repeated sports performance. *Br J Sports Med* 34:109–114, 115.

Henderson, G.C., J.A. Fattor, M.A. Horning, N. Faghihnia, M.L. Johnson, M. Luke-Zeitoun, and G.A. Brooks. 2008. Glucoregulation is more precise in women than in men during postexercise recovery. *Am J Clin Nutr* 87:1686–1694.

Henderson, G.C., J.A. Fattor, M.A. Horning, N. Faghihnia, M.L. Johnson, T.L. Mau, M. Luke-Zeitoun, and G.A. Brooks. 2007. Lipolysis and fatty acid metabolism in men and women during the postexercise recovery period. *J Physiol* 584:963–981.

Herbert, R.D., and M. de Noronha. 2007. Stretching to prevent or reduce muscle soreness after exercise. *Cochrane Database Syst Rev* 17:1–24.

Hermansen, L., and I. Stensvold. 1972. Production and removal of lactate during exercise in man. *Acta Physiol Scand* 86:191–201.

Hessemer, V., and K. Brück. 1985a. Influence of menstrual cycle on shivering, skin blood flow, and sweating responses measured at night. *J Appl Physiol* 59:1902–1910.

———. 1985b. Influence of menstrual cycle on thermoregulatory, metabolic, and heart rate responses to exercise at night. *J Appl Physiol* 59:1911–1917.

Hessemer, V., D. Langusch, K. Brück, R.H. Bödeker, and T. Breidenbach. 1984. Effect of slightly lowered body temperatures on endurance performance in humans. *J Appl Physiol* 57:1731–1737.

Heuberger, E., T. Hongratanaworakit, C. Bohm, R. Weber, G. Buchbauer. 2001. Effects of chiral fragrances on human autonomic nervous system parameters and self-evaluation. *Chem Senses* 26:281–292.

Heyman, E., B. de Geus, I. Mertens, and R. Meeusen. 2009. Effects of four recovery methods on repeated maximal rock climbing performance. *Med Sci Sports Exerc* 41(6):1303–1310.

Higgins, T.R., I.T. Heazlewood, and M. Climstein. 2011. A random control trial of contrast baths and ice baths for recovery during competition in U/20 Rugby Union. *J Strength Cond Res* 25(4):1046–1051.

Higgins, T., G.A. Naughton, and D. Burgess. 2009. Effects of wearing compression garments on physiological and performance measures in a simulated game-specific circuit for netball. *J Sci Med Sport* 12:223–226.

High, D.M., E.T. Howley, and B.D. Franks. 1989. The effects of static stretching and warm-up on prevention of delayed-onset muscle soreness. *Res Q Exerc Sport* 6:357–361.

Hilbert, J.E., G.A. Sforzo, and T. Swensen. 2003. The effects of massage on delayed onset muscle soreness. *Br J Sports Med* 37:72–75.

Hindmarch, I., U. Rigney, N. Stanley, P. Quinlan, J. Rycroft, and J. Lane. 2000. A naturalistic investigation of the effects of day-long consumption of tea, coffee and water on alertness, sleep onset and sleep quality. *Psychopharmacology* 149:203–216.

Hinds, T., I. McEwan, J. Perkes, E. Dawson, D. Ball, and K. George. 2004. Effects of massage on limb and skin blood flow after quadriceps exercise. *Med Sci Sports Exerc* 36:1308–1313.

Hing, W.A., S.G. White, A. Bouaaphone, and P. Lee. 2008. Contrast therapy: A systematic review. *Phys Ther Sport* 9(3):148–161.

Hinton, P.S., T.C. Sanford, M.M. Davidson, O.F. Yakushko, and N.C. Beck. 2004. Nutrient intakes and dietary behaviors of male and female collegiate athletes. *Int J Sport Nutr Exerc Metab* 14:389–405.

Hirvonen, J., A. Nummela, H. Rusko, S. Rehunen, and M. Harkonen. 1992. Fatigue and changes of ATP, creatine phosphate, and lactate during the 400-m sprint. *Can J Sport Sci* 17:141–144.

Hirvonen, J., S. Rehunen, H. Rusko, and M. Harkonen. 1987. Breakdown of high-energy phosphate compounds and lactate accumulation during short supramaximal exercise. *Eur J Appl Physiol Occup Physiol* 56:253–259.

Hitchins, S., D.T. Martin, L. Burke, K. Yates, K. Fallon, A. Hahn, and G.P. Dobson. 1999. Glycerol hyperhydration improves cycle time trial performance in hot humid conditions. *J Appl Physiol* 80:494–501.

Hocutt, J.E. Jr., R. Jaffe, C.R. Rylander, and J.K. Beebe. 1982. Cryotherapy in ankle sprains. *Am J Sports Med* 10:316–319.

Hoffman, J., and M. Falvo. 2004. Protein: Which is best? *J Sport Sci Med* 3:118–130.

Hoibian, S. 2007. Conditions de vie et aspirations des Français. *Collection des Rapports* 279. Paris: CREDOC.

Holcomb, W.R. 1997. A practical guide to electrical therapy. *J Sport Rehab* 6:272–282.

Holloszy, J., and G. Hansen. 1996. Regulation of glucose transport into skeletal muscle. *Rev Physiol Bioch Pharm* 128:99–103.

Holt, N.L. 2007. Introduction: Positive youth development through sport. In *Positive youth development through sport*, ed. N.L. Holt, 1–5. London: Routledge.

Honda, K., and S. Inoue. 1998. Sleep-enhancing effects of far infrared radiations in rats. *Int J Biometeorol* 32:92–94.

Hooper, S., and L. Mackinnon. 1995. Monitoring overtraining in athletes. Recommendations. *Sports Med* 20(5):321–327.

Hooper, S., L. Mackinnon, and S. Hanrahan. 1997. Mood states as an indication of staleness and recovery. *Int J Sport Psychol* 28:1–12.

Hooper, S.L., L.T. Mackinnon, A. Howard, R.D. Gordon, and A.W. Bachmann. 1995. Markers for monitoring overtraining and recovery. *Med Sci Sport Exer* 27(1):106–112.

Hopkins, W. 1991. Quantification of training in competitive sports. Methods and applications. *Sports Med* 12:161–183.

Hoppeler, H., M. Vogt, W.R. Weibel, and M. Flück. 2008. Special review series: Biogenesis and physiological adaptation of mitochondria response of skeletal muscle mitochondria to hypoxia. *Exp Physiol* 88:109–119.

Horne, J.A., and A.N. Pettitt. 1984. Sleep deprivation and the physiological response to exercise under steady-state conditions in untrained subjects. *Sleep* 7:168–179.

Horne, J.A., and L.A. Reyner. 1996. Counteracting driver sleepiness: Effects of napping, caffeine, and placebo. *Psychophysiology* 33:306–309.

Hornery, D.J., S. Papalia, I. Mujika, and A. Hahn. 2005. Physiological and performance benefits of halftime cooling. *J Sci Med Sport* 8:15–25.

Horton, T.J., M.J. Pagliassotti, K. Hobbs, and J.O. Hill. 1998. Fuel metabolism in men and women during and after long-duration exercise. *J Appl Physiol* 85:1823–1832.

Hoshikawa, M., S. Uchida, T. Sugo, Y. Kumai, Y. Hanai, and T. Kawahara. 2007. Changes in sleep quality of athletes under normobaric hypoxia equivalent to 2,000-m altitude: A polysomnographic study. *J Appl Physiol* 103:2005–2011.

Houghton, L.A., B. Dawson, and S.K. Maloney. 2009. Effects of wearing compression garments on thermoregulation during simulated team sport activity in temperate environmental conditions. *J Sci Med Sport* 12:303–309.

Howarth, K.R., N.A. Moreau, S.M. Philips, and M.J. Gibala. 2009. Coingestion of protein with carbohydrate during recovery from endurance exercise stimulates skeletal muscle protein synthesis in humans. *J Appl Physiol* 106:1394–1402.

Howat, P.M., M.L. Carbo, G.Q. Mills, and P. Wozniak. 1989. The influence of diet, body fat, menstrual cycling, and activity upon the bone density of females. *J Am Diet Assoc* 89:1305–1307.

Howatson, G., D. Gaze, and K.A. van Someren. 2005. The efficacy of ice massage in the treatment of exercise-induced muscle damage. *Scand J Med Sci Sports* 15:416–422.

Howatson, G., S. Goodall, and K.A. van Someren. 2009. The influence of cold water immersions on adaptation following a single bout of damaging exercise. *Eur J Appl Physiol* 105(4):615–621.

Howatson, G., and K.A. van Someren. 2003. Ice massage. Effects on exercise-induced muscle damage. *J Sports Med Phys Fitness* 43(4):500–505.

———. 2008. The prevention and treatment of exercise-induced muscle damage. *Sports Med* 38:483–503.

Hubbard, R.W., B.L. Sandick, W.T. Matthew, R.P. Francesconi, J.B. Sampson, M.J. Durkot, O. Maller, and D.B. Engell. 1984. Voluntary dehydration and alliesthesia for water. *J Appl Physiol* 57:866–873.

Hughes, G.S. Jr., P.R. Lichstein, D. Whitlock, and C. Harker. 1984. Response of plasma beta-endorphins to transcutaneous electrical nerve stimulation in healthy subjects. *Phys Ther* 64:1062–1066.

Hultman, E., and H. Sjoholm. 1983. Energy metabolism and contraction force of human skeletal muscle in situ during electrical stimulation. *J Physiol* 345:525–532.

Hunt, J., and J. Pathak. 1960. The osmotic effects of some simple molecules and ions on gastric emptying. *J Physiol (London)* 154:254–257.

Hunter, A., Y. Albertus-Kajee, and A. St Clair Gibson. 2011. The effect of exercise induced hyperthermia on muscle fibre conduction velocity during sustained isometric contraction. *J Electromyogr Kinesiol* 21:834–840.

Hunter, J.R., B.J. O'Brien, M.G. Mooney, J. Berry, W.B. Young, and N. Down. 2011. Repeated sprint training improves intermittent peak running speed in team-sport athletes. *J Strength Cond Res* 25(5):1318–1325.

Hynynen, E., A. Uusitalo, N. Konttinen, and H. Rusko. 2006. Heart rate variability during night sleep and after awakening in overtrained athletes. *Med Sci Sports Exerc* 38:313–317.

Iellamo, F., J.M. Legramante, F. Pigozzi, A. Spataro, G. Norbiato, D. Lucini, and M. Pagani. 2002. Conversion from vagal to sympathetic predominance with strenuous training in high-performance world class athletes. *Circulation* 105:2719–2724.

Ikegami, K., S. Ogyu, Y. Arakomo, K. Suzuki, K. Mafune, H. Hiro, and S. Nagata. 2009. Recovery of cognitive performance and fatigue after one night of sleep deprivation. *J Occup Health* 51:412–422.

Ilmberger, J., E. Heuberger, C. Mahrhofer, H. Dessovic, D. Kowarik, and G. Buchbauer. 2001. The influence of essential oils on human attention. I: Alertness. *Chem Senses* 26:239–245.

Ingram, J., B. Dawson, C. Goodman, K. Wallman, and J. Beilby. 2009. Effect of water immersion methods on post-exercise recovery from simulated team sport exercise. *J Sci Med Sport* 12(3):417–421.

Isabell, W.K., E. Durrant, W. Myrer, and S. Anderson. 1992. The effects of ice massage, ice massage with exercise, and exercise on the prevention and treatment of delayed onset muscle soreness. *J Athl Train* 27:208–217.

Isbell, L.A., and T.P. Young. 1996. The evolution of bipedalism in hominids and reduced group size in chimpanzees: Alternative responses to decreasing resource availability. *J Hum Evol* 30:389–397.

Issurin, V.B. 2010. New horizons for the methodology and physiology of training periodization. *Sports Med* 40(3):189–206.

Ivins, D. 2006. Acute ankle sprain: An update. *Am Fam Physician* 74:1714–1720.

Ivy, J.L., H.W. Goforth Jr., B.M. Damon, T.R. McCauley, E.C. Parsons, and T.B. Price. 2002. Early postexercise muscle glycogen recovery is enhanced with a carbohydrate–protein supplement. *J Appl Physiol* 93:1337–1344.

Ivy, J.L., A.L. Katz, C.L. Cutler, W.M. Sherman, and E.F. Coyle. 1988. Muscle glycogen synthesis after exercise: Effect of time of carbohydrate ingestion. *J Appl Physiol* 64:1480–1485.

Ivy, J.L., and C.H. Kuo. 1998. Regulation of GLUT-4 protein and glycogen synthase during muscle glycogen synthesis after exercise. *Acta Physiol Scand* 162:295–304.

Ivy, J.L., M.C. Lee, J.T. Brozinick, and M. Reed. 1988. Muscle glycogen storage after different amounts of carbohydrate ingestion. *J App Physiol* 65:2018–2023.

Jacobs, I., A. Anderberg, R. Schele, and H. Lithell. 1983. Muscle glycogen in soldiers on different diets during military field manoeuvres. *Aviat Space Environ Med* 54:898–900.

Jacobs, I., M. Esbjornsson, C. Sylven, I. Holm, and E. Jansson. 1987. Sprint training effects on muscle myoglobin, enzymes, fiber types, and blood lactate. *Med Sci Sports Exerc* 19:368–374.

Jakeman, J.R., C. Byrne, and R.G. Eston. 2010. Lower limb compression garment improves recovery from exercise-induced muscle damage in young, active females. *Eur J Appl Physiol* 109:1137–1144.

Jakeman, J.R., R. Macrae, and R. Eston. 2009. A single 10-min bout of cold-water immersion therapy after strenuous plyometric exercise has no beneficial effect on recovery from the symptoms of exercise-induced muscle damage. *Ergonomics* 52(4):456–460.

Janeira, M.A., and J. Maia. 1998. Game intensity in basketball: An interactionist view linking time-motion analysis, lactate concentration and heart rate. *Coaching Sport Sci J* 3:26–30.

Janský, L., H. Janáková, B. Ulicný, P. Srámek, V. Hosek, J. Heller, and J. Parízková. 1996. Changes in thermal homeostasis in humans due to repeated cold water immersions. *Pflugers Arch* 432(3):368–372.

Janssen, G.M., H.R. Scholte, M.H. Vaandrager-Verduin, and J.D. Ross. 1989. Muscle carnitine level in endurance training and running a marathon. *Int J Sports Med* 10(3):S153–S155.

Janwantanakul, P. 2009. The effect of quantity of ice and size of contact area on ice pack/skin interface temperature. *Physiotherapy* 95:120–125.

Jemni, M., W.A. Sands, F. Friemel, and P. Delamarche. 2003. Effect of active and passive recovery on blood lactate and performance during simulated competition in high level gymnasts. *Can J Appl Physiol* 28:240–256.

Jenkins, D.J.A., D. Cuff, T.M.S. Wolever, D. Knowland, L. Thompson, Z. Cohen, and E.J. Propikchuk. 1987. Digestibility of carbohydrate foods in an ileostomate: Relationship to dietary fibre, in vitro digestibility, and glycemic responses. *Am J Gastro* 82:709–717.

Jenkins, R.R. 1988. Free radical chemistry, relationship to exercise. *Sports Med* 5:156–170.

Jentjens, R.L., and A.E. Jeukendrup. 2003. Determinants of post-exercise glycogen synthesis during short-term recovery. *Sports Med* 33:117–144.

Jentjens, R.L., L.J.C. van Loon, C.H. Mann, A.J.M. Wagenmakers, and A.E. Jeukendrup. 2001. Addition of protein and amino acids to carbohydrates does not enhance postexercise muscle glycogen synthesis. *J Appl Physiol* 91:839–846.

Jessen, C. 1998. Brain cooling: An economy mode of temperature regulation in artiodactyls. *News Physiol Sci* 13:281–286.

———. 2001. Selective brain cooling in mammals and birds. *Jpn J Physiol* 51:291–301.

Jessen, C., H.P. Laburn, M.H. Knight, G. Kuhnen, K. Goelst, and D. Mitchell. 1994. Blood and brain temperatures of free-ranging black wildebeest in their natural environment. *Am J Physiol Regul Integr Comp Physiol* 267:R1528–R1536.

Jeukendrup, A.E., M.K. Hesselink, A.C. Snyder, H. Kuipers, and H.A. Keizer. 1992. Physiological changes in male competitive cyclists after two weeks of intensified training. *Int J Sports Med* 13:534–541.

Jezová, D., B.B. Johansson, Z. Oprsalová, and M. Vigas. 1989. Changes in blood-brain barrier function modify the neuroendocrine response to circulating substances. *Neuroendocrinology* 49(4):428–433.

Jezová, D., M. Vigas, P. Tatar, J. Jurcovicova, and M. Palat. 1985. Rise in plasma β-endorphin and ACTH in response to hyperthermia in sauna. *Horm Metab Res* 17(12):693–694.

Johansson, P.H., L. Lindström, G. Sundelin, and B. Lindström. 1999. The effects of preexercise stretching on muscular soreness, tenderness and force loss following heavy eccentric exercise. *Scand J Med Sci Spor* 9:219–225.

Johnson, D.C., C.T. Burt, W.C. Perng, and B.M. Hitzig. 1993. Effects of temperature on muscle pH and phosphate metabolites in newts and lungless salamanders. *Am J Physiol* 265:R1162–R1167.

Johnson, M.I., and G. Tabasam. 2003. An investigation into the analgesic effects of interferential currents and transcutaneous electrical nerve stimulation on experimentally induced ischemic pain in otherwise pain-free volunteers. *Phys Ther* 83:208–223.

Jones, N.L., N. McCartney, T. Graham, L.L. Spriet, J.M. Kowalchuk, G.J. Heigenhauser, and J.R. Sutton. 1985. Muscle performance and metabolism in maximal isokinetic cycling at slow and fast speeds. *J Appl Physiol* 59:132–136.

Jones, N.L., J.R. Sutton, R. Taylor, and C.J. Toews. 1977. Effect of pH on cardiorespiratory and metabolic responses to exercise. *J Appl Physiol* 43:959–964.

Josse, A.R., J.E. Tang, M.A. Tarnopolsky, and S.M. Phillips. 2010. Body composition and strength changes in women with milk and resistance exercise. *Med Sci Sports Exerc* 42:1122–1130.

Joszi, A.C., T.A. Trappe, R.D. Starling, B. Goodpaster, S.W. Trappe, W.J. Fink, and D.L. Costill. 1996. The influence of starch structure on glycogen resynthesis and subsequent cycling performance. *Int J Sports Med* 17:373–378.

Jouvet, M. 1999. Sleep and serotonin: An unfinished story. *Neuropsychopharmacol* 21:S24–S27.

Joyner, M.J., and E.F. Coyle. 2008. Endurance exercise performance: The physiology of champions. *J Physiol* 586:35–44.

Juel, C. 1998. Muscle pH regulation: Role of training. *Acta Physiol Scand* 162:359–366.

Jung, H. 1986. A generalised concept for cell killing by heat. *Radiat Res* 106:56–72.

Jurimae, J., J. Maestu, P. Purge, and T. Jurimae. 2004. Changes in stress and recovery after heavy training in rowers. *J Sci Med Sport* 7:335–339.

Kaciuba-Uscilko, H., and R. Grucza. 2001. Gender differences in thermoregulation. *Curr Opin Clin Nutr Metab Care* 4:533–536.

Kahn, S.R., L. Azoulay, A. Hirsch, M. Haber, C. Strulovitch, and I. Shrier. 2003. Effect of graduated elastic compression stockings on leg symptoms and signs during exercise in patients with deep venous thrombosis: A randomized cross-over trial. *J Thromb Haemost* 1(3):494–499.

Kameda, T., H. Mano, T. Yuasa, Y. Mori, K. Miyazawa, M. Shiokawa, Y. Nakamaru, E. Hiroi, K. Hiura, A. Kameda, N.N. Yang, Y. Hakeda, and M. Kumegawa. 1997. Estrogen inhibits bone resorption by directly inducing apoptosis of the bone-resorbing osteoclasts. *J Exp Med* 186:489–495.

Karacan, I., J.I. Thornby, M. Anch, G.H. Booth, R.L. Williams, and P.J. Salis. 1976. Dose-related sleep disturbances induced by coffee and caffeine. *Clin Pharmacol Ther* 20:682–689.

Karlsson, H.K., P.A. Nilsson, and J. Nilsson. 2004. Branched chain amino acids increase p70s6 kinase phosphorylation in human skeletal muscle after resistance exercise. *Am J Physiol Endocrinol Metab* 287:E1–E7.

Kasperek, G.J., and R.D. Snider. 1987. Effect of exercise intensity and starvation on the activation of branched chain keto acid dehydrogenase by exercise. *Am J Physiol* 252:E33–E37.

Katayama, K., G. Kasuchije, K. Ishida, and F. Ogita. 2010. Substrate utilization during exercise and recovery at moderate altitude. *Metabolism* 59:959–966.

Kauppinen, K. 1989. Sauna, shower, and ice water immersion. Physiological responses to brief exposures to heat, cool, and cold. Part I: Body fluid balance. *Arct Med Res* 48:55–56.

Kauppinen, K., and I. Vuori. 1986. Man in the sauna. *Ann Clin Res* 18(4):173–185.

Kay, D., F.E. Marino, J. Cannon, A. St Clair Gibson, M.I. Lambert, and T.D. Noakes. 2001. Evidence for neuromuscular fatigue during high-intensity cycling in warm, humid conditions. *Eur J Appl Physiol* 84:115–121.

Kechijian, D. 2011. Optimizing nutrition for performance at altitude: A literature review. *J Special Op Med* 11:12–17.

Keir, K.A., and G.C. Goats. 1991. Introduction to manipulation. *Br J Sports Med* 25:221–226.

Kellmann, M. 2002. *Enhancing recovery: Preventing underperformance in athletes.* Champaign, IL: Human Kinetics.

———. 2009. Is recovery important? Oral presentation at the 12th ISSP World Congress, Marrakesh, Morocco. www.issponline.org/documents/001.rar.

———. 2010. Preventing overtraining in athletes in high-intensity sports and stress/recovery monitoring. *Scan J Med Sci Sports* 20(2):S95–S102.

Kellmann, M., and K.W. Kallus. 2001. *Recovery stress questionnaire for athletes: User manual.* Champaign, IL: Human Kinetics.

Kelly, V.G., and A.J. Coutts. 2007. Planning and monitoring training loads during the competition phase in team sports. *Strength Cond J* 29(4):32.

Kemmler, W., S. von Stengel, C. Kockritz, J. Mayhew, A. Wassermann, and J. Zapf. 2009. Effect of compression stockings on running performance in men runners. *J Strength Cond Res* 23:101–105.

Kennedy, D.O., S. Pace, C. Haskell, E.J. Okello, A. Milne, and A.B. Scholey. 2006. Effects of cholinesterase inhibiting sage (Salvia officinalis) on mood, anxiety and performance on a psychological stressor battery. *Neuropsychopharmacology* 31:845–852.

Kenny, G.P., and O. Jay. 2007. Sex differences in postexercise esophageal and muscle tissue temperature response. *Am J Physiol Regul Integr Comp Physiol* 292:R1632–R1640.

Kenny, G.P., J.E. Murrin, W.S. Journeay, and F.D. Reardon. 2006. Differences in the postexercise threshold for cutaneous active vasodilation between men and women. *Am J Physiol Regul Integr Comp Physiol* 290:R172–R179.

Kentta, G., and P. Hassmen. 1998. Overtraining and recovery. A conceptual model. *Sports Med* 26(1):1–16.

Kerksick, C., T. Harvey, J.L. Ivy, and J. Antonio. 2008. International society of sports nutrition position: Nutrient timing. *J Int Soc Sports Nut* 12:5–17.

Kiens, B., and E.A. Richter. 1996. Types of carbohydrate in an ordinary diet affect insulin action and muscle substrates in humans. *Am J Clin Nut* 63:47–53.

Kim, D.J., H.P. Lee, M.S. Kim, Y.J. Park, H.J. Go, K.S. Kim, S.P. Lee, J.H. Chae, and C.T. Lee. 2001. The effect of total sleep deprivation on cognitive functions in normal adult male subjects. *Int J Neurosci* 109:127–137.

Kimura, I.F., G.T. Thompson, and D.T. Gulick. 1997. The effect of cryotherapy on eccentric plantar flexion peak torque and endurance. *J Athl Train* 32:124–126.

King, M., and R. Duffield. 2009. The effects of recovery interventions on consecutive days of intermittent sprint exercise. *J Strength Cond Res* 23(6):1795–1802.

Kinugasa, T., and A.E. Kilding. 2009. A comparison of post-match recovery strategies in youth soccer players. *J Strength Cond Res* 23(5):1402–1407.

Knaflitz, M., R. Merletti, and C.J. De Luca. 1990. Inference of motor unit recruitment order in voluntary and electrically elicited contractions. *J Appl Physiol* 68:1657–1667.

Knicker, A.J., I. Renshaw, A.R. Oldham, and S.P. Cairns. 2011. Interactive processes link the multiple symptoms of fatigue in sport competition. *Sports Med* 41:307–328.

Kohsaka, M., N. Fukuda, H. Honma, R. Kobayashi, S. Sakakibara, E. Koyama, T. Nakano, and H. Matsubara. 1999. Effects of moderately bright light on subjective evaluations in healthy elderly women. *Psychiatry Clin Neurosci* 53:239–241.

Kolka, M.A., and L.A. Stephenson. 1988. Exercise thermoregulation after prolonged wakefulness. *J Appl Physiol* 64:1575–1579.

Koopman, R., A.J.M. Wagenmakers, R.J.F. Manders, H.G. Zorenc, J.M.G. Senden, M. Gorselink, H.A. Keizer, and L.J.C. van Loon. 2005. Combined ingestion of protein and free leucine with carbohydrate increases postexercise muscle protein synthesis in vivo in male subjects. *Am J Physiol Endocrinol Metab* 288:E645–E653.

Kopp-Woodroffe, S.A., M.M. Manore, C.A. Dueck, J.S. Skinner, and K.S. Matt. 1999. Energy and nutrient status of amenorrheic athletes participating in a diet and exercise training intervention program. *Int J Sport Nutr* 9:70–88.

Koulmann, N., C. Jimenez, and D. Regal. 2000. Use of BIA to estimate body fluid compartments after acute variations of the body hydration level. *Med Sci Sports Exerc* 32:857–864.

Kovacs, E.M., R.M. Schahl, J.N. Sender, and F. Browns. 2002. Effect of high and low rates of fluids intake on postexercise rehydration. *Int J Sports Nut Exer Metab* 12:14–23.

Kraemer, W.J., J.A. Bush, J.A. Bauer, N.T. Triplett-McBride, N.J. Paxton, A. Clemson, L.P. Koziris, L.C. Mangino, A.C. Fry, and R.U. Newton. 1996. Influence of compression garments on vertical jump performance in NCAA division I volleyball players. *J Stregth Cond Res* 10:180–183.

Kraemer, W.J., J.A. Bush, R.B. Wickham, C.R. Denegar, A.L. Gomez, L.A. Gotshalk, N.D. Duncan, J.S. Volek, M. Putukian, and W.J. Sebastianelli. 2001. Influence of compression therapy on symptoms following soft tissue injury from maximal eccentric exercise. *J Orthop Sports Phys Ther* 31(6):282–290.

Kraemer, W.J., S.J. Fleck, and W.J. Evans. 1996. Strength and power training: Physiological mechanisms of adaptation. *Exerc Sport Sci Rev* 24:363–397.

Kreider, R. 1998. Central fatigue hypothesis and overtraining. In *Overtraining in sport*, ed. R. Kreider, A.C. Fry, M. O'Toole, 309–334. Champaign, IL: Human Kinetics.

Krueger, J.M., and J.A. Madje. 1990. Sleep as a host defense: Its regulation by microbial products and cytokines. *Clin Immunol Immunopathol* 57:188–199.

Krustrup, P., M. Mohr, A. Steensberg, J. Bencke, M. Kjaer, and J. Bangsbo. 2006. Muscle and blood metabolites during a soccer game: Implications for sprint performance. *Med Sci Sports Exerc* 38:1165–1174.

Kubesch, S., V. Bretschneider, R. Freudenmann, N. Weidenhammer, M. Lehmann, M. Spitzer, and G. Gron. 2003. Aerobic endurance exercise improves executive functions in depressed patients. *J Clin Psychiat* 64(9):1005–1012.

Kuipers, H. 1996. How much is too much? Performance aspects of overtraining. *Res Q Exer Sport* 67(3):S65–S69.

Kuipers, H., W.H. Saris, F. Brouns, H.A. Keizer, and C. ten Bosch. 1989. Glycogen synthesis during exercise and rest with carbohydrate feeding in males and females. *Int J Sports Med* 10(1):S63–S67.

Kukkonen-Harjula, K., and K. Kauppinen. 1988. How the sauna affects the endocrine system. *Ann Clin Res* 20(4):262–266.

———. 2006. Health effects and risks of sauna bathing. *Int J Circumpolar Health* 65(3):195–205.

Kukkonen-Harjula, K., P. Oja, K. Laustiola, I. Vuori, J. Jolkkonen, S. Siitonen, and H. Vapaatalo. 1989. Haemodynamic and hormonal responses to heat exposure in a Finnish sauna bath. *Eur J Appl Physiol Occup Physiol* 58(5):543–550.

Kuo, C.C., J.A. Fattor, G.C. Henderson, and G.A. Brooks. 2005. Lipid oxidation in fit young adults during postexercise recovery. *J Appl Physiol* 99:349–356.

Kuriyama, H., S. Watanabe, T. Nakaya, I. Shigemori, M. Kita, N. Yoshida, D. Masaki, T. Tadai, K. Ozasa, K. Fukui, and J. Imanishi. 2005. Immunological and psychological benefits of aromatherapy massage. *Evid Based Complement Alternat Med* 2:179–184.

Kusaka, Y., H. Kondou, and K. Morimoto. 1992. Healthy lifestyles are associated with higher natural killer cell activity. *Prev Med* 21:602–615.

Lachuer, J., I. Delton, M. Buda, and M. Tappaz. 1994. The habituation of brainstem catecholaminergic groups to chronic daily restraint stress is stress specific like that of the hypothalamo-pituitary-adrenal axis. *Brain Res* 638:196–202.

Lahmeyer, H.W. 1991. Seasonal affective disorders. *Psychiatr Med* 9:105–114.

Lahti, T.A., S. Leppamaki, J. Lonnqvist, and T. Partonen. 2008. Transitions into and out of daylight saving time compromise sleep and the rest-activity cycles. *BMC Physiol* 8:3.

Laitinen, L.A., and A. Laitinen. 1988. Mucosal inflammation and bronchial hyperreactivity. *Eur Respir J* 1(5):488–489.

Lakomy, J., and D.T. Haydon. 2004. The effects of enforced, rapid deceleration on performance in a multiple sprint test. *J Strength Cond Res* 18:579–583.

Lam, R., and A. Levitt. 1999. *Canadian consensus guidelines for the treatment of seasonal affective disorder.* Vancouver, BC: Clinical and Academic Press.

Lamb, D.R., and G.R. Brodowicz. 1986. Optimal use of fluids of varying formulations to minimize exercise-induced disturbances in homeostasis. *Sports Med* 3:247–274.

Lambert, M.I., and J. Borresen. 2006. A theoretical basis of monitoring fatigue: A practical approach for coaches. *Int J Sport Sci Coach* 1(4):371–388.

Lambert, M.I., and L.R. Keytel. 2000. Training habits of top runners in different age groups in a 56 km race. *S Afr J Sports Med* 7:27–32.

Lambert, M.I., Z.H. Mbambo, and A. St Clair Gibson. 1998. Heart rate during training and competition for long-distance running. *J Sports Sci* 16:85–90.

Lambert, M.I., W. Viljoen, A. Bosch, A.J. Pearce, and M. Sayers. 2008. General principles of training. In *Olympic textbook of medicine in sport*, ed. M.P. Schwellnus, 1–48. Chichester, UK: Blackwell.

Lamberts, R.P., and M.I. Lambert. 2009. Day-to-day variation in heart rate at different levels of submaximal exertion: Implications for monitoring training. *J Strength Cond Res* 23(3):1005–1010.

Lamberts, R.P., G.J. Rietjens, H.H. Tijdink, T.D. Noakes, and M.I. Lambert. 2010. Measuring submaximal performance parameters to monitor fatigue and predict cycling performance: A case study of a world-class cyclo-cross cyclist. *Eur J Appl Physiol* 108:183–190.

Lamont, L.S., P.W. Lemon, and B.C. Bruot. 1987. Menstrual cycle and exercise effects on protein catabolism. *Med Sci Sports Exerc* 19:106–110.

Lane, K.N., and H.A. Wenger. 2004. Effect of selected recovery conditions on performance of repeated bouts of intermittent cycling separated by 24 hours. *J Strength Cond Res* 18(4):855–860.

Lange, T., S. Dimitrov, and J. Born. 2010. Effects of sleep and circadian rhythm on the human immune system. *Ann N Y Acad Sci* 1193:48–59.

Lardry, J.M. 2007. Les principales huiles essentielles utilisées en massage. *Kinesither Rev* 61:24–29.

Lardry, J.M., and V. Haberkorn. 2007a. L'aromathérapie et les huiles essentielles. *Kinesither Rev* 61:14–17.

———. 2007b. Les huiles essentielles: Principes d'utilisation. *Kinesither Rev* 61:18–23.

Larson-Meyer, D.E., O.N. Borkhsenious, J.C. Gullett, R.R. Russell, M.C. Devries, S.R. Smith, and E. Ravussin. 2008. Effect of dietary fat on serum and intramyocellular lipids and running performance. *Med Sci Sports Exerc* 40:892–902.

Larson-Meyer, D.E., B.R. Newcomer, and G.R. Hunter. 2002. Influence of endurance running and recovery diet on intramyocellular lipid content in women: A 1H NMR study. *Am J Physiol Endocrinol Metab* 282:E95–E106.

Lashley, F.R. 2004. Measuring sleep. In *Instruments for clinical health-care research*, ed. M. Frank-Stromberg and S.J. Olsen, 715. Sudbury, MA: Jones and Bartlett.

Lattier, G., G.Y. Millet, A. Martin, and V. Martin. 2004. Fatigue and recovery after high-intensity exercise. Part II: Recovery interventions. *Int J Sports Med* 25:509–515.

Laughlin, G.A., and S.S. Yen. 1996. Nutritional and endocrine-metabolic aberrations in amenorrheic athletes. *J Clin Endocrinol Metab* 81:4301–4309.

Laurent, D., B. Authier, J.F. Lebas, and A. Rossi. 1992. Effect of prior exercise in Pi/PC ratio and intracellular pH during a standardized exercise. A study on human muscle using [31P] NMR. *Acta Physiol Scand* 144:31–38.

Laureys, S., P. Peigneux, F. Perrin, and P. Maquet. 2002. Sleep and motor skill learning. *Neuron* 35:5–7.

Laursen, P.B. 2010. Training for intense exercise performance: High-intensity or high-volume training? *Scand J Med Sci Sports* 20(2):S1–S10.

Laursen, P.B., and D.G. Jenkins. 2002. The scientific basis for high-intensity interval training: Optimising training programmes and maximising performance in highly trained endurance athletes. *Sports Med* 32(1):53–73.

Lavoie, M. 2002. La photothérapie dans le traitement et la prévention du trouble affectif saisonnier. *Le Médecin du Québec* 3(37).

Leal, E.C. Jr., V. de Godoi, J.L. Mancalossi, R.P. Rossi, T. De Marchi, M. Parente, D. Grosselli, R.A. Generosi, M. Basso, L. Frigo, S.S. Tomazoni, J.M. Bjordal, and R.A.B. Lopes-Martins. 2010. Comparison between cold water immersion therapy (CWIT) and light emitting diode therapy (LEDT) in short-term skeletal muscle recovery after high-intensity exercise in athletes—preliminary results. *Lasers Med Sci* 26(4):493–501.

Leddy, J., P. Horvath, J. Rowland, and D. Pendergast. 1997. Effect of a high or a low fat diet on cardiovascular risk factors in male and female runners. *Med Sci Sports Exerc* 29:17–25.

Lee, D.T., and E.M. Haymes. 1995. Exercise duration and thermoregulatory responses after whole body precoooling. *J Appl Physiol* 79:1971–1976.

Lee-Chiong, T. 2006. *Sleep: A comprehensive handbook*. Hoboken, NJ: John Wiley & Sons.

Leeder, J., C. Gissane, K. van Someren, W. Gregson, and G. Howatson. 2012. Cold water immersion and recovery from strenuous exercise: A meta-analysis. *Br J Sport Med* 46:233–240.

Lehmann, J.F., and B.J. Delateur. 1990. Cryotherapy. In *Therapeutic heat and cold* (4th ed.), ed. J.F. Lehmann, 590. Baltimore: Williams & Wilkins.

Lehmann, M., C. Foster, U. Gastmann, H. Keizer, and J. Steinacker. 1999. Definitions, types, symptoms, findings, underlying mechanisms, and frequency of overtraining and overtraining syndrome. In *Overload, performance incompetence, and regeneration in sport*, ed. M. Lehmann, C. Foster, U. Gastmann, H. Keizer, and J. Steinacker, 1–6. New York: Kluwer Academic/Plenum.

Lehmann, M., C. Foster, and J. Keul. 1993. Overtraining in endurance athletes: A brief review. *Med Sci Sport Exer* 25(7):854–862.

Lehmann, M., U. Gastmann, S. Baur, Y. Liu, W. Lormes, A. Opitz-Gress, S. Reissnecker, C. Simsch, and J.M. Steinacker. 1999. Selected parameters and mechanisms of peripheral and central fatigue and regeneration in overtrained athletes. In *Overload, performance incompetence, and regeneration in sport*, ed. M. Lehmann, C. Foster, U. Gastmann, H. Keizer, and J. Steinacker, 7–25. New York: Kluwer Academic/Plenum.

Leick, L., P. Plomgaard, L. Gronlokke, F. Al-Abaiji, J.F. Wojtaszewski, and H. Pilegaard. 2010. Endurance exercise induces mRNA expression of oxidative enzymes in human skeletal muscle late in recovery. *Scand J Med Sci Sports* 20(4):593–599.

Leiper, J.B., and R.J. Maughan. 1986. Absorption of water and electrolytes from hypotonic, isotonic and hypertonic solutions. *J Physiol* 373:90.

Lemon, P.W.R. 1991. Effects of exercise on protein requirements. *J Sports Sci* 9:53–70.

———. 1997. Dietary protein requirements in athletes. *J Nutr Biochem* 87:982–992.

Lemon, P.W.R., and J.P. Mullin. 1980. Effect of initial muscle glycogen levels on protein catabolism during exercise. *J Appl Physiol* 48:624–629.

Lemyre, P.N. 2005. *Determinants of burnout in elite athletes: A multidimensional perspective.* Oslo, Norway: Norwegian University of Sport Sciences.

Lemyre, P.N., H.K. Hall, and G.C. Roberts. 2008. A social cognitive approach to burnout in elite athletes. *Scand J Med Sci Sports* 18:221–234.

Lemyre, P.N., G.C. Roberts, and J. Stray-Gundersen. 2007. Motivation, overtraining and burnout: Can self-determined motivation predict overtraining and burnout in elite athletes. *Eur J Sport Sci* 7:115–132.

Lemyre, P.N., D.C. Treasure, and G.C. Roberts. 2006. Influence of variability in motivation and affect on elite athlete burnout. *J Sport Exercise Psy* 28:32–48.

Leppäluoto, J. 1988. Human thermoregulation in sauna. *Ann Clin Res* 20:240–243.

Leppäluoto, J., T. Ranta, U. Laisi, J. Partanen, P. Virkkunen, and H. Lybeck. 1975. Strong heat exposure and adenohypophyseal hormone secretion in man. *Horm Metab Res* 7:439–440.

Leppäluoto, J., P. Tapanainen, and M. Knip. 1987. Heat exposure elevates plasma immunoreactive growth hormone releasing hormone levels in man. *J Clin Endocr Metab* 97:21–29.

Leppäluoto, J., T. Westerlund, P. Huttunen, J. Oksa, J. Smolander, B. Dugué, and M. Mikkelsson. 2008. Effects of long-term whole-body cold exposures on plasma concentrations of ACTH, beta-endorphin, cortisol, catecholamines and cytokines in healthy females. *Scand J Clin Lab Inv* 68(2):145–153.

Levenhagen, D.K., J.D. Gresham, M.G. Carlson, D.J. Maron, M.J. Borel, and P.J. Flakoll. 2001. Post exercise nutrient intake timing is critical to recovery of leg glucose and protein homeostasis. *Am J Physiol* 280:E982–E993.

Lieber, R.L., L.E. Thornell, and J. Fridén. 1996. Muscle cytoskeletal disruption occurs within the first 15 min of cyclic eccentric contraction. *J Appl Physiol* 80:278–284.

Lin, C.C., C.F. Chang, M.Y. Lai, T.W. Chen, P.C. Lee, and W.C. Yang. 2007. Far-infrared therapy: A novel treatment to improve access blood flow and unassisted patency of arteriovenous fistula in hemodialysis patients. *J Am Soc Nephrol* 18(3):985–992.

Lin, Z.P., and J.J. Hsu. 2007. Aromatherapy massage. *Sport Digest* 15.

———. 2008. Aromatherapy in sports medicine practice with elite athletes. *Sport Digest* 16.

Linnamo, V., K. Hakkinen, and P.V. Komi. 1998. Neuromuscular fatigue and recovery in maximal compared to explosive strength loading. *Eur J Appl Physiol Occup Physiol* 77:176–181.

Linossier, M.T., C. Denis, D. Dormois, A. Geyssant, and J.R. Lacour. 1993. Ergometric and metabolic adaptation to a 5-s sprint training programme. *Eur J Appl Physiol Occup Physiol* 67:408–414.

Lonsdale, C., K. Hodge, and S.A. Jackson. 2007. Athlete engagement: II. Development and initial validation of the athlete engagement questionnaire. *Int J Sport Psychol* 38:471–492.

Lonsdale, C., K. Hodge, and T.D. Raedeke. 2007. Athlete engagement: I. A qualitative investigation of relevance of dimensions. *Int J Sport Psychol* 38:451–470.

Loucks, A.B. 2003. Energy availability, not body fatness, regulates reproductive function in women. *Exerc Sport Sci Rev* 31:144–148.

Loy, S.F., J.J. Hoffmann, and G.J. Holland. 1995. Benefits and practical use of cross-training in sports. *Sports Med* 19:1–8.

Lubkowska, A., M. Chudecka, A. Klimek, Z. Sygula, and B. Fraczek. 2008. Acute effect of a single whole-body cryostimulation or prooxidant-antioxidant balance in blood of healthy, young men. *J Therm Biol* 33:464–467.

Lucey, D.R., M. Clerici, and G.M. Shearer. 1996. Type 1 and type 2 cytokine dysregulation in human infectious, neoplastic, and inflammatory diseases. *Clin Microbiol Rev* 9:532–562.

Lund, H., P. Vestergaard-Poulsen, I.L. Kanstrup, and P. Sejrsen. 1998. The effect of passive stretching on delayed onset muscle soreness, and other detrimental effects following eccentric exercise. *Scand J Med Sci Spor* 8:216–221.

Lurie, S.J., B. Gawinski, D. Pierce, and S.J. Rousseau. 2006. Seasonal affective disorder. *Am Fam Physician* 74:1521–1524.

Lynch, G., and R. Granger. 2008. *Big brain: The origins and future of human intelligence.* New York: Macmillan.

Lyons, T.P., M.L. Riedesel, L.E. Meulin, and T.W. Chick. 1990. Effects of glycerol-induced hyperhydration prior to exercise in the heat on sweating and core temperature. *Med Sci Sports Exerc* 22(4):477–483.

MacAuley, D.C. 2001. Ice therapy: How good is the evidence? *Int J Sports Med* 22:379–384.

MacDougall, J.D., A.L. Hicks, J.R. MacDonald, R.S. McKelvie, H.J. Green, and K.M. Smith. 1998. Muscle performance and enzymatic adaptations to sprint interval training. *J Appl Physiol* 84:2138–2142.

MacIntyre, D.L., W.D. Reid, D.M. Lyster, and D.C. McKenzie. 2000. Different effects of strenuous eccentric exercise on the accumulation of neutrophils in muscle in women and men. *Eur J Appl Physiol* 81:47–53.

Magness, J.L., T.R. Garrett, and D.J. Erickson. 1970. Swelling of the upper extremity during whirlpool baths. *Arch Phys Med Rehabil* 51(5):297–299.

Magnusson, S.P., P. Aagard, E. Simonsen, and F. Bojsen-Møller. 1998. A biomechanical evaluation of cyclic and static stretch in human skeletal muscle. *Int J Sports Med* 19:310–316.

Magnusson, S.P., E.B. Simonsen, P. Dyhre-Poulsen, P. Aagaard, T. Mohr, and M. Kjaer. 1996. Viscoelastic stress relaxation during static stretch in human skeletal muscle in the absence of EMG activity. *Scand J Med Sci Sports* 6:323–328.

Maïsetti, O., J. Sastre, J. Lecompte, and P. Portero. 2007. Differential effects of an acute bout of passive stretching on maximal voluntary torque and the rate of torque development of the calf muscle-tendon unit. *Isokinet Exerc Sci* 15:11–17.

Maitre, S., C. Hautier, H. Toumi, G. Poumarat, and N. Fellmann. 2001. Exercice répété sur presse inclinée. Influence de la récupération par électrostimulation sur la fatigue et la lactatémie sanguine. Paper presented at the 3rd Conference on Biology and Muscular Exercise, Clermont-Ferrand, France.

Manore, M.M. 1999. Nutritional needs of the female athlete. *Clin Sports Med* 18:549–563.

———. 2002. Dietary recommendations and athletic menstrual dysfunction. *Sports Med* 32:887–901.

———. 2005. Exercise and the Institute of Medicine recommendations for nutrition. *Curr Sports Med Rep* 4:193–198.

Marcus, R., C. Cann, P. Madvig, J. Minkoff, M. Goddard, M. Bayer, M. Martin, L. Gaudiani, W. Haskell, and H. Genant. 1985. Menstrual function and bone mass in elite women distance runners. Endocrine and metabolic features. *Ann Intern Med* 102:158–163.

Marieb, E.N. 1999. *Anatomie et physiologie humaines* (4th ed.). Bruxelles: De Boeck University.

Marino, F.E. 2002. Methods, advantages, and limitations of body cooling for exercise performance. *Br J Sports Med* 36:89–94.

———. 2004. Anticipatory regulation and avoidance of catastrophe during exercise-induced hyperthermia. *Comp Biochem Physiol Part B Biochem Mol Biol* 139:561–569.

———. 2011. The critical limiting temperature and selective brain cooling: Neuroprotection during exercise? *Int J Hyperth* 27:582–590.

Marino, F.E., M.I. Lambert, and T.D. Noakes. 2004. Superior performance of African runners in warm humid but not in cool environmental conditions. *J Appl Physiol* 96:124–130.

Marino, F.E., Z. Mbambo, E. Kortekaas, G. Wilson, M.I. Lambert, T.D. Noakes, and S.C. Dennis. 2000. Advantages of smaller body mass during distance running in warm, humid environments. *Pflügers Arch* 441:359–367.

Marino, F.E., J.M. Sockler, and J.M. Fry. 1998. Thermoregulatory, metabolic and sympathoadrenal responses to repeated brief exposure to cold. *Scand J Clin Lab Investig* 58:537–546.

Markus, C.R., L.M. Jonkman, J.H. Lammers, N.E. Deutz, M.H. Messer, and N. Rigtering. 2005. Evening intake of alpha-lactalbumin increases plasma tryptophan availability and improves morning alertness and brain measures of attention. *Am J Clin Nutr* 81:1026–1033.

Marsh, S.A., and D.G. Jenkins. 2002. Physiological responses to the menstrual cycle: Implications for the development of heat illness in female athletes. *Sports Med* 32:601–614.

Martin, A. 2001. *Apports nutritionnels conseillés pour la population française* (3rd ed.). Paris: Tec & Doc.

Martin, B.J., P.R. Bender, and H. Chen. 1986. Stress hormonal response to exercise after sleep loss. *Eur J Appl Physiol Occup Physiol* 55:210–214.

Martin, B.J., and H.I. Chen. 1984. Sleep loss and the sympathoadrenal response to exercise. *Med Sci Sports Exerc* 16:56–59.

Martin, B.J., and G.M. Gaddis. 1981. Exercise after sleep deprivation. *Med Sci Sports Exerc* 13:220–223.

Martin, B., and R. Haney. 1982. Self-selected exercise intensity is unchanged by sleep loss. *Eur J Appl Physiol Occup Physiol* 49:79–86.

Martin, P., F.E. Marino, J. Rattey, D. Kay, and J. Cannon. 2005. Reduced voluntary activation of skeletal muscle during shortening and lengthening contractions in whole body hyperthermia. *Exp Physiol* 90:225–236.

Martin, V., G.Y. Millet, G. Lattier, and L. Perrod. 2004. Effects of recovery modes after knee extensor muscles eccentric contractions. *Med Sci Sports Exerc* 36:1907–1915.

Masago, R., T. Matsuda, Y. Kikuchi, Y. Miyazaki, K. Iwanaga, H. Harada, and T. Katsuura. 2000. Effects of inhalation of essential oils on EEG activity and sensory evaluation. *J Physiol Anthropol Appl Human Sci* 19:35–42.

Masuda, A., T. Kihara, T. Fukudome, T. Shinsato, S. Minagoe, and C. Tei. 2005. The effects of repeated thermal therapy for two patients with chronic fatigue syndrome. *J Psychosom Res* 58(4):383–387.

Masuda, A., Y. Koga, M. Hattanmaru, S. Minagoe, and C. Tei. 2005. The effects of repeated thermal therapy for patients with chronic pain. *Psychother Psychosom* 74(5):288–294.

Mathews, D.K., E.L. Fox, and D. Tanzi. 1969, May. Physiological responses during exercise and recovery in a football uniform. *J Appl Physiol* 26(5):611–615.

Maton, B., G. Thiney, S. Dang, S. Tra, S. Bassez, P. Wicart, and A. Ouchene. 2006. Human muscle fatigue and elastic compressive stockings. *Eur J Appl Physiol* 97:432–442.

Matzen, L.E., B.B. Andersen, B.G. Jensen, H.J. Gjessing, S.H. Sindrup, and J. Kvetny. 1990. Different short-term effect of protein and CH intake on TSH, growth hormone, insulin, C-peptide, and glucagon in humans. *Scand J Clin Lab Invest* 50:801–805.

Maughan, R.J., J.B. Leiper, and S.M. Shirreffs. 1997. Factors influencing the restoration of fluid and electrolyte balance after exercise in the heat. *Br J Sports Med* 31:175–182.

Maughan, R.J., and S.M. Shirreffs. 1997. Recovery from prolonged exercise: Restoration of water and electrolyte balance. *J Sports Sci* 15:297–303.

———. 2004. Exercise in the heat: Challenges and opportunities. *J Sports Sci* 22:917–927.

Maxwell, S., S. Kohn, A. Watson, and R.J. Balnave. 1988. Is stretching effective in the prevention of or amelioration of delayed-onset muscle soreness? In *The athlete maximising participation and minimising risk,* ed. M Torode, 109–118. Sydney: Cumberland College of Health Sciences.

Mayrovitz, H.N. 2007. Interface pressures produced by two different types of lymphedema therapy devices. *Phys Ther* 87:1379–1388.

McAinch, A.J., M.A. Febbraio, J.M. Parkin, S. Zhao, K. Tangalakis, L. Stojanovska, and M.F. Carey. 2004. Effect of active versus passive recovery on metabolism and performance during subsequent exercise. *Int J Sport Nutr Exerc Metab* 14:185–196.

McArdle, W.D., F.I. Katch, and V.C. Katch. 2004. *Nutrition et performances sportives.* Bruxelles: De Boeck.

McCaffrey, R., D.J. Thomas, and A.O. Kinzelman. 2009. The effects of lavender and rosemary essential oils on test taking anxiety among graduate nursing students. *Holist Nurs Pract* 23:88–93.

McCleland, G.B., P.W. Hochachka, and J.M. Weber. 1998. Carbohydrate utilization during exercise after high altitude acclimatization: A new perspective. *Proc Natl Acad Sci* 95:10288–10293.

McCoy, M., J. Proietto, and M. Hargreaves. 1996. Skeletal muscle GLUT-4 and postexercise muscle glycogen storage in humans. *J Appl Physiol* 80:411–415.

McGlynn, G.H., N.T. Laughlin, and V. Rowe. 1979. Effect of electromyographic feedback and static stretching on artificially induced muscle soreness. *Amer J Physical Med* 58:139–148.

McInnes, S.E., J.S. Carlson, C.J. Jones, and M.J. McKenna. 1995. The physiological load imposed on basketball players during competition. *J Sport Sci* 3:387–397.

McKenna, M.J., T.A. Schmidt, M. Hargreaves, L. Cameron, S.L. Skinner, and K. Kjeldsen. 1993. Sprint training increases human skeletal muscle $Na^{(+)}$-$K^{(+)}$-ATPase concentration and improves K^+ regulation. *J Appl Physiol* 75:173–180.

McKenzie, S., S.M. Phillips, S.L. Carter, S. Lowther, M.J. Gibala, and M.A. Tarnopolsky. 2000. Endurance exercise training attenuates leucine oxidation and BCOAD activation during exercise in humans. *Am J Physiol Endocrinol Metab* 278:E580–E587.

McMahon, S., and D. Jenkins. 2002. Factors affecting the rate of phosphocreatine resynthesis following intense exercise. *Sports Med* 32:761–784.

McNair, P.J., E.W. Dombroski, D.J. Hewson, and S.N. Stanley. 2001. Stretching at the ankle joint: Viscoelastic responses to holds and continuous passive motion. *Med Sci Sports Exerc* 33:354–358.

McNaughton, L., K. Backx, G. Palmer, and N. Strange. 1999. Effects of chronic bicarbonate ingestion on the performance of high-intensity work. *Eur J Appl Physiol* 80:333–336.

McNaughton, L., and R. Cedaro. 1992. Sodium citrate ingestion and its effects on maximal anaerobic exercise of different durations. *Eur J Appl Physiol* 64:36–41.

Medbo, J.I., P. Gramvick, and E. Jebens. 1999. Aerobic and anaerobic energy release during 10 and 30 s bicycle sprints. *Acta Kinesiol Univ Tartuensis* 4:122–146.

Medbo, J.I., and I. Tabata. 1993. Anaerobic energy release in working muscle during 30 s to 3 min of exhausting bicycling. *J Appl Physiol* 75:1654–1660.

Meeusen, R. 1999. Overtraining and the central nervous system, the missing link? In *Overload, performance incompetence, and regeneration in sport,* ed. M. Lehmann, C. Foster, U. Gastmann, H. Keizer, and J. Steinacker, 187–202. New York: Kluwer Academic/Plenum.

Meeusen, R., M. Duclos, C. Foster, A. Fry, M. Gleeson, D. Nieman, J. Raglin, G. Rietjens, J. Steinacker, and A. Urhausen. 2013a. Prevention, diagnosis and treatment of the overtraining syndrome: Joint consensus statement of the European College of Sport Science (ECSS) and the American College of Sports Medicine (ACSM), *European Journal of Sport Science,* DOI:10.1080/1746 1391.2012.730061.

Meeusen, R., M. Duclos, C. Foster, A. Fry, M. Gleeson, D. Nieman, J. Raglin, G. Rietjens, J. Steinacker, and A. Urhausen. 2013b. Prevention, diagnosis and treatment of the overtraining syndrome: Joint consensus statement of the European College of Sport Science (ECSS) and the American College of Sports Medicine (ACSM), *Med Sci Sports Exer* 45(1):186–205.

Meeusen, R., M. Duclos, M. Gleeson, G.J. Rietjens, J.M. Steinacker, and A. Urhausen. 2006. Prevention, diagnosis and treatment of the overtraining syndrome. *Eur J Sport Sci* 6(1):1–14.

Meeusen, R., E. Nederhof, L. Buyse, B. Roelands, G. de Schutter, and M.F. Piacentini. 2010. Diagnosing overtraining in athletes using the two bout exercise protocol. *Br J Sports Med* 44(9):642–648.

Meeusen, R., M.F. Piacentini, B. Busschaert, L. Buyse, G. de Schutter, and J. Stray-Gundersen. 2004. Hormonal responses in athletes: The use of a two bout exercise protocol to detect subtle differences in (over)training status. *Eur J Appl Physiol* 91:140–146.

Melanson, E.L., T.A. Sharp, H.M. Seagle, T.J. Horton, W.T. Donahoo, G.K. Grunwald, J.T. Hamilton, and J.O. Hill. 2002. Effect of exercise intensity on 24-h energy expenditure and nutrient oxidation. *J Appl Physiol* 92:1045–1052.

Melzack, R., and P.D. Wall. 1965. Pain mechanisms: A new theory. *Science* 150:971–979.

Mendelssohn, M. 1895. Ueber den thermotropismus einzelliger organismen. *Pflügers Arch* 60:1–27.

Meney, I., J. Waterhouse, G. Atkinson, T. Reilly, and D. Davenne. 1998. The effect of one night's sleep deprivation on temperature, mood, and physical performance in subjects with different amounts of habitual physical activity. *Chronobiol Int* 15:349–363.

Menzies, P., C. Menzies, L. McIntyre, P. Paterson, J. Wilson, and O.J. Kemi. 2010. Blood lactate clearance during active recovery after an intense running bout depends on the intensity of the active recovery. *J Sports Sci* 28:975–982.

Merrick, M.A., J.M. Rankin, F.A. Andres, and C.L. Hinman. 1999. A preliminary examination of cryotherapy and secondary injury in skeletal muscle. *Med Sci Sports Exerc* 31:1516–1521.

Metzger, D., C. Zwingmann, W. Protz, and W.H. Jackel. 2000. Whole-body cryotherapy in rehabilitation of patients with rheumatoid diseases: Pilot study. *Rehabilitation (Stuttg)* 39:93–100.

Micklewright, D., M. Griffin, V. Gladwell, and R. Beneke. 2005. Mood state response to massage and subsequent exercise performance. *Sport Psychol* 19:234–250.

Mika, A., P. Mika, B. Fernhall, and V.B. Unnithan. 2007. Comparison of recovery strategies on muscle performance after fatiguing exercise. *Am J Phys Med Rehabil* 86:474–481.

Miller, B.F., K.G. Gruben, and B.J. Morgan. 2000. Circulatory responses to voluntary and electrically induced muscle contractions in humans. *Phys Ther* 80:53–60.

Miller, S.L., W.J. Schopf, and A. Lazcano. 1997. Oparin's *Origin of Life*: Sixty years later. *J Mol Evol* 44:351–353.

Millet, G., S. Perrey, C. Divert, and M. Foissac. 2006. The role of engineering in fatigue reduction during human locomotion: A review. *Sports Eng* 19(4):209–220.

Milner-Brown, H.S., R.B. Stein, and R. Yemm. 1973. The orderly recruitment of human motor units during voluntary isometric contractions. *J Physiol* 230:359–370.

Minett, G.M., R. Duffield, F.E. Marino, and M. Portus. 2011. Volume-dependent response of pre-cooling for intermittent-sprint exercise in the heat. *Med Sci Sports Exerc* 43:1760–1769.

Mitchell, D., S.K. Maloney, C. Jessen, H.P. Laburn, P.R. Kamerman, G. Mitchell, and A. Fuller. 2002. Adapative heterothermy and selective brain cooling in arid-zone mammals. *Comp Biochem Physiol Part B Biochem Mol Biol* 131:571–585.

Mitchell-Taverner, C. 2005. *Field hockey techniques and tactics*. Champaign, IL: Human Kinetics.

Mittendorfer, B., J.F. Horowitz, and S. Klein. 2001. Gender differences in lipid and glucose kinetics during short-term fasting. *Am J Physiol Endocrinol Metab* 281:E1333–E1339.

Mizuno, T., Y. Takanashi, K. Yoshizaki, and M. Kondo. 1994. Fatigue and recovery of phosphorus metabolites and pH during stimulation of rat skeletal muscle: An evoked electromyography and in vivo 31P-nuclear magnetic resonance spectroscopy study. *Eur J Appl Physiol Occup Physiol* 69:102–109.

Moesch, K., A.M. Elbe, M.L.T. Hauge, and J.M. Wikman. 2011. Late specialization: The key to success in centimeters, grams, or seconds (cgs) sports. *Scand J Med Sci Sports* 21(6):282–290.

Monedero, J., and B. Donne. 2000. Effect of recovery interventions on lactate removal and subsequent performance. *Int J Sports Med* 21:593–597.

Montgomery, P.G., D.B. Pyne, A.J. Cox, W.G. Hopkins, C.L. Minahan, and P.H. Hunt. 2008. Muscle damage, inflammation, and recovery interventions during a 3-day basketball tournament. *J Sports Sci Med* 8(5):241–250.

Montgomery, P.G., D.B. Pyne, W.G. Hopkins, J.C. Dorman, K. Cook, and C.L. Minahan. 2008. The effect of recovery strategies on physical performance and cumulative fatigue in competitive basketball. *J Sports Sci* 26(11):1135–1145.

Moraska, A. 2007. Therapist education impacts the massage effect on postrace muscle recovery. *Med Sci Sport Exer* 39:34–37.

Morelli, M., C.E. Chapman, and S.J. Sullivan. 1999. Do cutaneous receptors contribute to the changes in the amplitude of the H-reflex during massage? *Electromyogr Clin Neurophysiol* 39:441–447.

Morgan, W.P., D. Brown, J. Raglin, P. O'Connor, and K. Ellickson. 1987. Psychological monitoring of overtraining and staleness. *Br J Sports Med* 21:107–114.

Morgan, W., D. Costill, M. Flynn, J. Raglin, and P. O'Connor. 1988. Mood disturbance following increased training in swimmers. *Med Sci Sport Exer* 20:408–414.

Mori, H., H. Ohsawa, T.H. Tanaka, E. Taniwaki, G. Leisman, and K. Nishijo. 2004. Effect of massage on blood flow and muscle fatigue following isometric lumbar exercise. *Med Sci Monit* 10:CR173–178.

Morris, R.J., N.D. Pugh, D.P. Coleman, and J.P. Woodcock. 2003. Spatial-temporal display of colour-flow ultrasound for the assessment of the effects of intermittent pneumatic compression in limbs. *Ultrasound Med Biol* 29:1805–1807.

Morrison, S., G.G. Sleivert, and S.C. Cheung. 2004. Passive hyperthermia reduces voluntary activation and isometric force production. *Eur J Appl Physiol* 91:729–736.

Morse, C.I., H. Degens, O.R. Seynnes, C.N. Maganaris, and D.A. Jones. 2008. The acute effect of stretching on the passive stiffness of the human gastrocnemius muscle tendon unit. *J Physiol* 586:97–106.

Morton, R.H. 2001. Modelling training and overtraining. *J Sports Sci* 15(3):335–340.

———. 2007. Contrast water immersion hastens plasma lactate decrease after intense anaerobic exercise. *J Sci Med Sport* 10(6):467–470.

Mougin, F., H. Bourdin, M.L. Simon-Rigaud, N.U. Nguyen, J.P. Kantelip, and D. Davenne. 2001. Hormonal responses to exercise after partial sleep deprivation and after a hypnotic drug-induced sleep. *J Sports Sci* 19:89–97.

Mougin, F., M.L. Simon-Rigaud, D. Davenne, A. Renaud, A. Garnier, J.P. Kantelip, and P. Magnin. 1991. Effects of sleep disturbances on subsequent physical performance. *Eur J Appl Physiol Occup Physiol* 63:77–82.

Mountain, S.J., S.A. Smith, and R.P. Mattot. 1998. Hypohydration effects on skeletal muscle performance and metabolism: A 31P-MRS study. *J Appl Physiol* 84:1889–1894.

Mourot, L., C. Cluzeau, and J. Regnard. 2007. [Physiological assessment of a gaseous cryotherapy device: Thermal effects and changes in cardiovascular autonomic control]. *Ann Readapt Med Phys* 50:209–217.

Mujika, I., and S. Padilla. 2000. Detraining: Loss of training-induced physiological and performance adaptations. Part I. Short-term insufficient training stimulus. *Sports Med* 30:79–87.

———. 2003. Scientific bases for precompetition tapering strategies. *Med Sci Sports Exerc* 35(7):1182–1187.

Muoio, D.M., J.J. Leddy, P.J. Horvath, A.B. Awad, and D.R. Pendergast. 1994. Effect of dietary fat on metabolic adjustments to maximal $\dot{V}O_2$ and endurance in runners. *Med Sci Sports Exerc* 26:81–88.

Murphy, R.J., and W.F. Ashe. 1965. Prevention of heat illness in football players. *JAMA* 194:650–654.

Myrer, J.W., D.O. Draper, and E. Durrant. 1994. Contrast therapy and intramuscular temperature in the human leg. *J Athl Train* 29:318–322.

Myrer, J.W., G. Measom, E. Durrant, and G.W. Fellingham. 1997. Cold- and hot-pack contrast therapy: Subcutaneous and intramuscular temperature change. *J Athl Train* 32:238–241.

Myrer, J.W., G. Measom, and G.W. Fellingham. 1998. Temperature changes in the human leg during and after two methods of cryotherapy. *J Athl Train* 33:25–29.

———. 2000. Exercise after cryotherapy greatly enhances intramuscular rewarming. *J Athl Train* 35:412–416.

Myrer, J.W., K.A. Myrer, G.J. Measom, G.W. Fellingham, and S.L. Evers. 2001. Muscle temperature is affected by overlying adipose when cryotherapy is administered. *J Athl Train* 36:32–36.

Nadel, E., S. Fortney, and C. Wenger. 1980. Effect of hydration state on circulatory and thermal regulations. *J Appl Physiol: Respir Environ Exercise Physiol* 49:715–721.

Nadel, E.R., G.W. Mack, and H. Nose. 1990. Influence of fluid replacement beverages on body fluid homeostasis during exercise and recovery. In *Perspectives in exercise science and sports medicine, Vol. 3. Fluid homeostasis during exercise*, ed. C.V. Gisolfi and D.R. Lamb, 181–205. Carmel, IN: Benchmark Press.

Nadler, S.F., K. Weingand, and R.J. Kruse. 2004. The physiologic basis and clinical applications of cryotherapy and thermotherapy for the pain practitioner. *Pain Physician* 7:395–399.

Nair, K.S., R.G. Schwartz, and S. Welle. 1992. Leucine as a regulator of whole body and skeletal muscle protein metabolism in humans. *Am J Physiol* 263:E928–E934.

Naitoh, P., C.E. Englund, and D. Ryman. 1982. Restorative power of naps in designing continuous work schedules. *J Hum Ergol (Tokyo)* 11:S259–S278.

Naitoh, P., T.L. Kelly, and H. Babkoff. 1992. Napping, stimulant, and four-choice performance. In *Sleep, arousal, and performance,* ed. R.J. Broughton and R.D. Ogilvie, 198–219. Boston: Birkhäuser.

Nakachi, K., and K. Imai. 1992. Environmental and physiological influences on human natural killer cell activity in relation to good health practices. *Jpn J Cancer Res* 83:798–805.

Naliboff, B.D., and K.H. Tachiki. 1991. Autonomic and skeletal muscle responses to nonelectrical cutaneous stimulation. *Percept Mot Skills* 72:575–584.

Nattiv, A. 2000. Stress fractures and bone health in track and field athletes. *J Sci Med Sport* 3:268–279.

Nemet, D., Y. Meckel, S. Bar-Sela, F. Zaldivar, D.M. Cooper, and A. Eliakim. 2009. Effect of local cold-pack application on systemic anabolic and inflammatory response to sprint-interval training: A prospective comparative trial. *Eur J Appl Physiol* 107:411–417.

Neric, F.B., W.C. Beam, L.E. Brown, and L.D. Wiersma. 2009. Comparison of swim recovery and muscle stimulation on lactate removal after sprint swimming. *J Strength Cond Res* 23:2560–2567.

Nesher, D.L., J.E. Karl, and D.M. Kipnis. 1985. Dissociation of effects of insulin and contraction on glucose transport in rat epitrochlearis muscle. *Am J Physiol* 249:C226–C232.

Nevill, M.E., L.H. Boobis, S. Brooks, and C. Williams. 1989. Effect of training on muscle metabolism during treadmill sprinting. *J Appl Physiol* 67:2376–2382.

Newsholme, E.A. 1986. Application of knowledge of metabolic integration to the problem of metabolic limitations in middle-distance and marathon running. *Acta Physiol Scand* 128:93–97.

Nicholls, J.G. 1989. *The competitive ethos and democratic education*. Cambridge, MA: Harvard University Press.

Nielsen, B. 1984. The effect of dehydration on circulation and temperature regulation during exercise. *J Therm Biol* 9:107–112.

———. 1996. Olympics in Atlanta: A fight against physics. *Med Sci Sports Exerc* 8(6):665–668.

Nielsen, B., J.R.S. Hales, S. Strange, N.J. Christensen, J. Warberg, and B. Saltin. 1993. Human circulatory and thermoregulatory adaptations with heat acclimation and exercise in a hot, dry environment. *J Physiol* 460:467–485.

Nielsen, M. 1938. Die regulation der kopertemperatur bei muskelarbeit. *Skand Arch Physiol* 79:193–230.

Nieman, D.C. 1994. Exercise, infection, and immunity. *Int J Sports Med* 15:S131–141.

Nieman, D.C., D.A. Henson, L.L. Smith, A.C. Utter, D.M. Vinci, J.M. Davis, D.E. Kaminsky, and M. Shute. 2001. Cytokine changes after a marathon race. *J Appl Physiol* 91:109–114.

Nix, G.A., R.M. Ryan, J.B. Manly, and E.L. Deci. 1999. Revitalization through self-regulation: The effects of autonomous and controlled motivation on happiness and vitality. *J Exp Soc Psychol* 35:266–284.

Noakes, T.D., N. Goodwin, and B.L. Rayner. 1985. Water intoxication: A possible complication during endurance exercise. *Med Sci Sports Exerc* 17:370–375.

Noakes, T.D., and A. St Clair Gibson. 2004. Logical limitations to the catastrophe models of fatigue during exercise in humans. *Br J Sports Med* 38:648–649.

Nordez, A., P. Casari, J.P. Mariot, and C. Cornu. 2009. Modeling of the passive mechanical properties of the musculoarticular complex: Acute effects of cyclic and static stretching. *J Biomech* 42:767–773.

Nordez, A., P.J. McNair, P. Casari, and C. Cornu. 2009. The effect of angular velocity and cycle on the dissipative properties of the knee during passive cyclic stretching: A matter of viscosity or solid friction. *Clin Biomech* 24:77–81.

———. 2010. Static and cyclic stretching: Their different effects on the passive torque-angle curve. *J Sci Med Sport* 13:156–160.

Norlander, T., and T. Archer. 2002. Predicting performance in ski and swim championships: Effectiveness of mood, perceived exertion, and dispositional optimism. *Percept Mot Skills* 94:153–164.

Norton, K., and T. Olds. 2001. Morphological evolution of athletes over the 20th century: Causes and consequences. *J Sports Med* 31:763–783.

Nose, H., G.W. Mack, S. Xiangrong, and E.R. Nadel. 1988. Role of osmolality and plasma volume during rehydration in humans. *J Appl Physiol* 17:325–331.

Nunneley, S.A. 1978. Physiological responses of women to thermal stress: A review. *Med Sci Sports* 10:250–255.

Nybo, L., and B. Nielsen. 2001a. Hyperthermia and central fatigue during prolonged exercise in humans. *J Appl Physiol* 91:1055–1060.

———. 2001b. Perceived exertion is associated with an altered brain activity during exercise with progressive hyperthermia. *J Appl Physiol* 91:2017–2023.

Nybo, L., N.H. Secher, and B. Nielsen. 2002. Inadequate heat release from the human brain during prolonged exercise with hyperthermia. *J Physiol* 545:667–704.

Nybo, L., and M.D. White. 2008. Do humans have selective brain cooling? In *Physiological bases of human performance during work and exercise,* ed. N.A.S. Taylor and H. Groeller, 473–479. London: Churchill Livingstone Elsevier.

Obal, F. Jr., and J.M. Krueger. 2004. GHRH and sleep. *Sleep Med Rev* 8:367–377.

O'Brien, C.P., and F. Lyons. 2000. Alcohol and the athlete. *Sports Med* 29:295–300.

O'Brien, W.J., F.M. Rutan, C. Sanborn, and G.E. Omer. 1984. Effect of transcutaneous electrical nerve stimulation on human blood beta-endorphin levels. *Phys Ther* 64:1367–1374.

O'Connor, P. 1997. Overtraining and staleness. In *Physical activity & mental health,* ed. W.P. Morgan, 145–160. Washington, DC: Taylor & Francis.

O'Connor, P., W. Morgan, J. Raglin, C. Barksdale, and N. Kalin. 1989. Mood state and salivary cortisol levels following overtraining in female swimmers. *Psychoneuroendocrino* 14:303–310.

Ogai, R., M. Yamane, T. Matsumoto, and M. Kosaka. 2008. Effects of petrissage massage on fatigue and exercise performance following intensive cycle pedaling. *Br J Sports Med* 42:834–838.

Ojuka, E.O., T.E. Jones, D.H. Han, M. Chen, and J.O. Holloszy. 2003. Raising Ca^{2+} in L6 myotubes mimics effects of exercise on mitochondrial biogenesis in muscle. *FASEB J* 17(6):675–681.

Oksa, J., H. Rintamaki, S. Rissanen, S. Rytky, U. Tolonen, and P.V. Komi. 2000. Stretch- and H-reflexes of the lower leg during whole body cooling and local warming. *Aviat Space Environ Med* 71(2):156–161.

Oliver, S.J., R.J. Costa, S.J. Laing, J.L. Bilzon, and N.P. Walsh. 2009. One night of sleep deprivation decreases treadmill endurance performance. *Eur J Appl Physiol* 107:155–161.

Olschewski, H., and K. Brück. 1988. Thermoregulatory, cardiovascular, and musclar factors related to exercise after precooling. *J Appl Physiol* 64:803–811.

Onen, S.H., A. Alloui, A. Gross, A. Eschallier, and C. Dubray. 2001. The effects of total sleep deprivation, selective sleep interruption and sleep recovery on pain tolerance thresholds in healthy subjects. *J Sleep Res* 10:35–42.

Opp, M.R., L. Kapas, and L.A. Toth. 1992. Cytokine involvement in the regulation of sleep. *Proc Soc Exp Biol Med* 201:16–27.

Ortenblad, N., P.K. Lunde, K. Levin, J.L. Andersen, and P.K. Pedersen. 2000. Enhanced sarcoplasmic reticulum $Ca^{(2+)}$ release following intermittent sprint training. *Am J Physiol Regul Integr Comp Physiol* 279:R152–R160.

Owen, M.D., K.C. Kregel, P.T. Wall, and C.V. Gisolfi. 1986. Effects of ingesting carbohydrate beverages during exercise in the heat. *Med Sci Sports Exerc* 18:568–575.

Pallikarakis, N., B. Jandrain, F. Pirnay, F. Mosora, M. Lacroix, A. Luyckx, and P. Lefevre. 1986. Remarkable metabolic availability of oral glucose during long duration exercise in humans. *J Appl Physiol* 60:1035–1042.

Pallotta, J.A., and P.J. Kennedy. 1968. Responses of plasma insulin and growth hormone to carbohydrate and protein feeding. *Metabolism* 17:901–908.

Pandolf, K. 1998. Time course of heat acclimation and its decay. *Int J Sports Med* 19:S157–S160.

Pandolf, K., M. Sawka, and R. Gonzales. 1988. *Human performance physiology and environmental medicine at terrestrial extremes.* Indianapolis: Benchmark Press.

Paolone, A.M., W.T. Lanigan, R.R. Lewis, and M.J. Gold-stein. 1980. Effects of a postexercise sauna bath on ECG pattern and other physiologic variables. *Aviat Space Environ Med* 51(3):224–229.

Parkhouse, W.S., and D.C. McKenzie. 1984. Possible contribution of skeletal muscle buffers to enhanced anaerobic performance: A brief review. *Med Sci Sports Exerc* 16:328–338.

Parkin, J.A.M., M.F. Carey, I.K. Martin, L. Stojanovska, and M.A. Febbraio. 1997. Muscle glycogen storage following prolonged exercise: Effect of timing of inges-tion of high glycemic index food. *Med Sci Sports Exerc* 29:220–224.

Parolin, M.L., A. Chesley, M.P. Matsos, L.L. Spriet, N.L. Jones, and G.J. Heigenhauser. 1999. Regulation of skeletal muscle glycogen phosphorylase and PDH during maximal intermittent exercise. *Am J Physiol* 277:E890–E900.

Parouty, J., H. Al Haddad, M. Quod, P.M. Lepretre, S. Ahmaidi, and M. Buchheit. 2010. Effect of cold water immersion on 100-m sprint performance in well-trained swimmers. *Eur J Appl Physiol* 109(3):483–490.

Parra, J., J.A. Cadefau, G. Rodas, N. Amigo, and R. Cusso. 2000. The distribution of rest periods affects perfor-mance and adaptations of energy metabolism induced by high-intensity training in human muscle. *Acta Physiol Scand* 169:157–165.

Peake, J., K. Nosaka, and K. Suzuki. 2005. Characteriza-tion of inflammatory responses to eccentric exercise in humans. *Exerc Immunol Rev* 11:64–85.

Peiffer, J.J., C.R. Abbiss, K. Nosaka, J.M. Peake, and P.B. Laursen. 2009. Effect of cold-water immersion after exercise in the heat on muscle function, body temperatures, and vessel diameter. *J Sci Med Sport* 12(1):91–96.

Peiffer, J.J., C.R. Abbiss, B.A. Wall, G. Watson, K. Nosaka, and P.B. Laursen. 2008. Effect of a 5 min cold water immersion recovery on exercise performance in the heat. *Br J Sports Med* 44(6):461–465.

Peiffer, J.J., C.R. Abbiss, G. Watson, K. Nosaka, and P.B. Laursen. 2009. Effect of cold-water immersion dura-tion on body temperature and muscle function. *J Sports Sci* 27(10):987–993.

———. 2010a. Effect of a 5-min cold-water immersion recovery on exercise performance in the heat. *Br J Sports Med* 44:461–465.

———. 2010b. Effect of cold water immersion on repeated 1 km cycling performance in the heat. *J Sci Med Sport* 13(1):112–116.

Périard, J.D., C. Caillaud, and M.W. Thompson. 2011. Central and peripheral fatigue during passive and exercise-induced hyperthermia. *Med Sci Sports Exerc* 43:1657–1665.

Périard, J.D., M.N. Cramer, P.G. Chapman, C. Caillaud, and M.W. Thompson. 2011. Cardiovascular strain impairs prolonged self-paced exercise in the heat. *Exp Physiol* 96:134–144.

Perrey, S. 2008. Compression garments: Evidence for their physiological effects. Paper presented at ISEA Conference, Biarritz, France.

Perrey, S., A. Bringard, S. Racinais, K. Puchaux, and N. Belluye. 2008. Graduated compression stockings and delayed onset muscle soreness. In *The engineering of sport, Vol. 1*, ed. M. Estivalet and P. Brisson, 547–554. Paris: Springer.

Peters Futre, E.M., T.D. Noakes, R.I. Raine, and S.E. Ter-blanche. 1987. Muscle glycogen repletion during active postexercise recovery. *Am J Physiol* 253:E305–E311.

Pettersson, U., B. Stalnacke, G. Ahlenius, K. Henriksson-Larsen, and R. Lorentzon. 1999. Low bone mass density at multiple skeletal sites, including the appen-dicular skeleton in amenorrheic runners. *Calcif Tissue Int* 64:117–125.

Phelain, J.F., E. Reinke, M.A. Harris, and C.L. Melby. 1997. Postexercise energy expenditure and substrate oxida-tion in young women resulting from exercise bouts of different intensity. *J Am Coll Nutr* 16:140–146.

Phillips, F., C.N. Chen, A.H. Crisp, J. Koval, B. McGuin-ness, R.S. Kalucy, E.C. Kalucy, and J.H. Lacey. 1975. Isocaloric diet changes and electroencephalographic sleep. *Lancet* 2:723–725.

Phillips, S.M., S.A. Atkinson, M.A. Tarnopolsky, and J.D. MacDougall. 1993. Gender differences in leucine kinetics and nitrogen balance in endurance athletes. *J Appl Physiol* 75:2134–2141.

Pichot, V., T. Busso, F. Roche, M. Garet, F. Costes, D. Duverney, J.R. Lacour, and J.C. Barthelemy. 2002. Autonomic adaptations to intensive and overload training periods: A laboratory study. *Med Sci Sports Exerc* 34(10):1660–1666.

Pichot, V., F. Roche, J.M. Gaspoz, F. Enjolras, A. Antonia-dis, P. Minini, F. Costes, T. Busso, J.R. Lacour, and J.C. Barthelemy. 2000. Relation between heart rate vari-ability and training load in middle-distance runners. *Med Sci Sports Exerc* 32(10):1729–1736.

Pitkanen, H.T., T. Nykamen, J. Kmutinen, K. Lahti, O. Keinamen, M. Alen, P.V. Komi, and A.A. Mero. 2003. Free amino acid pool and muscle protein bal-ance after resistance exercise. *Med Sci Sports Exerc* 35:784–792.

Plisk, S.S., and M.H. Stone. 2003. Periodization strate-gies. *Strength Cond J* 25(6):19.

Plyley, M.J., R.J. Shephard, G.M. Davis, and R.C. Goode. 1987. Sleep deprivation and cardiorespiratory func-tion. Influence of intermittent submaximal exercise. *Eur J Appl Physiol Occup Physiol* 56:338–344.

Pockelé, J., E. Cumps, F. Piacentini, and R. Meeusen. 2004. Online training diary for the early detection of overreaching & overtraining. Paper presented at the First International Conference on IT and Sport, Cologne, Germany.

Poortmans, J.R. 1993. Protein metabolism. In *Principles of exercise biochemistry*, ed. J.R. Poortmans, 186–229. Basel, Switzerland: Karger.

Portero, P., F. Canon, and F. Duforez. 1996. Massage et récupération: Approche électromyographique et biomécanique. Entretiens de Bichat—Journées de médecine physique et de rééducation, 114–119.

Portero, P., and J.M. Vernet. 2001. Effets de la technique LPG sur la récupération de la fonction musculaire après exercice physique intense. Ann Kinésithér 28:145–151.

Portier, H., J.C. Chatard, E. Filaire, M.F. Jamet-Devienne, A. Robert, and C.Y. Guézennec. 2008. Effects of branched-chain amino acids supplementation on physiological and psychological performance during an offshore sailing race. Eur J Appl Physiol 104:787–794.

Pournot, H., F. Bieuzen, R. Duffield, P.M. Lepretre, C. Cozzolino, and C. Hausswirth. 2010. Short term effects of various water immersions on recovery from exhaustive intermittent exercise. Eur J Appl Physiol 111(7):1287–1295.

Preisler, B., A. Falkenbach, B. Klüber, and D. Hofmann. 1990. The effect of the Finnish dry sauna on bronchial asthma in childhood. Pneumologie 44(10):1185–1187.

Prentice, W.E. 1982. An electromyographic analysis of the effectiveness of heat or cold and stretching for inducing relaxation in injured muscle. J Orthop Sports Phys Ther 3(3):133–140.

Price, T.B., G. Perseghin, and A. Duleka. 1996. NMR studies of muscle glycogen synthesis in insulin-resistant offspring of parents with non-insulin-dependent diabetes mellitus immediately after glycogen-depleting exercise. Proc Natl Acad Sci 93:5329–5334.

Proske, U., and D.L. Morgan. 1999. Do cross-bridges contribute to the tension during stretch of passive muscle? J Muscle Res Cell Motil 20:433–442.

Putkonen, P.T.S., and E. Elomaa. 1976. Sauna and physiological sleep: Increased slow-wave sleep after heat exposure. In Sauna studies: Papers read at the VI International Sauna Congress in Helsinki on August 15-17, 1974, ed. H. Teir, Y. Collan, and P. Valtakari, 270–279. Helsinki, Finland: Vammalan Kirjapaino.

Putman, C.T., N.L. Jones, L.C. Lands, T.M. Bragg, M.G. Hollidge-Horvat, and G.J. Heigenhauser. 1995. Skeletal muscle pyruvate dehydrogenase activity during maximal exercise in humans. Am J Physiol 269:E458–E468.

Pyne, D.B., I. Mujika, and T. Reilly. 2009. Peaking for optimal performance: Research limitations and future directions. J Sports Sci 27(3):195–202.

Quod, M.J., D.T. Martin, and P.B. Laursen. 2006. Cooling athletes before competition in the heat: Comparison of techniques and practical considerations. Sports Med 36:671–682.

Raedeke, T.D., and A.L. Smith. 2001. Development and preliminary validation of an athlete burnout measure. J Sport Exercise Psy 23:281–306.

———. 2004. Coping resources and athlete burnout: An examination of stress mediated and moderation hypotheses. J Sport Exercise Psy 26:525–541.

Raglin, J.S. 2001. Psychological factors in sport performance: The mental health model revisited. Sports Med 31:875–890.

Raglin, J., and W. Morgan. 1994. Development of a scale for use in monitoring training-induced distress in athletes. Int J Sports Med 15:84–88.

Raglin, J., W. Morgan, and P. O'Connor. 1991. Changes in mood state during training in female and male college swimmers. Int J Sports Med 12:585–589.

Rehrer, N.J. 2001. Fluid and electrolyte balance in ultraendurance sport. Sports Med 31:701–715.

Rehrer, N.J., M.C. Van Kemenade, T.A. Meester, F. Brouns, and W.H.M. Saris. 1992. Gastrointestinal complaints in relation to dietary intakes in triathletes. Int J Sports Nut 2:48–59.

Reilly, T., and M. Piercy. 1994. The effect of partial sleep deprivation on weight-lifting performance. Ergonomics 37:107–115.

Rennie, M.J., R.H.T. Edwards, M. Davies, S. Krywawych, D. Halliday, J.C. Waterlow, and D.J. Millward. 1981. Effect of exercise on protein turnover in man. Clin Sci 61:627–639.

Rhea, M.R., and B.L. Alderman. 2004. A meta-analysis of periodized versus nonperiodized strength and power training programs. Res Q Exerc Sport 75(4):413–422.

Richalet, J.P., M. Marchal, C. Lamberto, J.L. Le Trong, A.M. Antezana, and E. Cauchy. 1992. Alteration of aerobic and anaerobic performance after 3 weeks at 6542 m (Mt Sajama). (Abstract). Int J Sports Med 13:87.

Richardson, A., P. Watt, and N. Maxwell. 2009. Hydration and the physiological responses to acute normobaric hypoxia. Wild Environ Med 20:212–220.

Riché, D. 1998. Guide nutritionnel des sports d'endurance (2nd ed.). Paris: Vigot.

Richendollar, M.L., L.A. Darby, and T.M. Brown. 2006. Ice bag application, active warm-up, and 3 measures of maximal functional performance. J Athl Train 41:364–370.

Richmond, L., B. Dawson, D.R. Hillman, and P.R. Eastwood. 2004. The effect of interstate travel on sleep patterns of elite Australian Rules footballers. J Sci Med Sport 7:186–196.

Richter, E.A., K.J. Mikines, H. Galbo, and B. Kiens. 1989. Effects of exercise on insulin action in human skeletal muscle. J Appl Physiol 66:876–885.

Riddell, M.C., S.L. Partington, N. Stupka, D. Armstrong, C. Rennie, and M.A. Tarnopolsky. 2003. Substrate utilization during exercise performed with and without glucose ingestion in female and male endurance trained athletes. Int J Sport Nutr Exerc Metab 13:407–421.

Riedesel, M.L., D.Y. Allen, G.T. Peake, and K. Al Qattan. 1987. Hyperhydration with glycerol solutions. J Appl Physiol 63:2262–2268.

Rietjens, G., H. Kuipers, J. Adam, W. Saris, E. Van Breda, D. Van Hamont, and H. Keizer. 2005. Physiological, biochemical and psychological markers of strenuous training-induced fatigue. Int J Sports Med 26:16–26.

Rinard, J., P.M. Clarkson, L.L. Smith, and M. Grossman. 2000. Response of males and females to high-force eccentric exercise. *J Sports Sci* 18:229–236.

Robach, P., D. Biou, J.P. Herry, D. Deberne, M. Letournel, J. Vaysse, and J.P. Richalet. 1997. Recovery processes after repeated supramaximal exercise at the altitude of 4,350 m. *J Appl Physiol* 82(6):1897–1904.

Robazza, C., M. Pellizzari, M. Bertollo, and Y.L. Hanin. 2008. Functional impact of emotions on athletic performance: Comparing the IZOF model and the directional perception approach. *J Sports Sci* 26:1033–1047.

Roberts, A.C., G.E. Butterfield, A. Cymerman, J.T. Reeves, E.E. Wolfel, and G.A. Brooks. 1996. Acclimatization to 4,300-m altitude decreases reliance on fat as a substrate. *J Appl Physiol* 81(4):1762–1768.

Roberts, A.D., R. Billeter, and H. Howald. 1982. Anaerobic muscle enzyme changes after interval training. *Int J Sports Med* 3:18–21.

Roberts, G.C. 2001. *Advances in motivation in sport and exercise*. Champaign, IL: Human Kinetics.

Robertson, A., J.M. Watt, and S.D. Galloway. 2004. Effects of leg massage on recovery from high intensity cycling exercise. *Br J Sports Med* 38:173–176.

Robey, E., B. Dawson, C. Goodman, and J. Beilby. 2009. Effect of postexercise recovery procedures following strenuous stair-climb running. *Res Sports Med* 17(4):245–259.

Rodriguez, N.R., N.M. DiMarco, and S. Langley. 2009. Position of the American Dietetic Association, Dietitians of Canada, and the American College of Sports Medicine: Nutrition and athletic performance. *J Am Diet Assoc* 109:509–527.

Roehrs, T., and T. Roth. 2008. Caffeine: Sleep and daytime sleepiness. *Sleep Med Rev* 12:153–162.

Roehrs, T., J. Yoon, and T. Roth. 1991. Nocturnal and next day effect of ethanol and basal level of sleepiness. *Hum Psychopharmacol* 6:307–311.

Roepstorff, C., C.H. Steffensen, M. Madsen, B. Stallknecht, I.L. Kanstrup, E.A. Richter, and B. Kiens. 2002. Gender differences in substrate utilization during submaximal exercise in endurance-trained subjects. *Am J Physiol Endocrinol Metab* 282:E435–E447.

Roky, R., F. Chapotot, F. Hakkou, M.T. Benchekroun, and A. Buguet. 2001. Sleep during Ramadan intermittent fasting. *J Sleep Res* 10:319–327.

Romine, I.J., A.M. Bush, and C.R. Geist. 1999. Lavender aromatherapy in recovery from exercise. *Percept Mot Skills* 88:756–758.

Romo, M. 1976. Heart-attacks and the sauna. *Lancet* 9;2(7989):809.

Ronglan, L.T., T. Raastad, and A. Børgesen. 2006. Neuromuscular fatigue and recovery in elite female handball players. *Scand J Med Sci Sports* 16:267–273.

Rønsen, O., E. Børsheim, R. Bahr, B. Klarlund Pedersen, E. Haug, J. Kjeldsen-Kragh, and A.T. Høstmark. 2004. Immunoendocrine and metabolic responses to long distance ski racing in world-class male and female cross-country skiers. *Scand J Med Sci Sports* 14(1):39–48.

Roose, J., W.R. de Vries, S.L. Schmikli, F.J. Backx, and L.J. van Doornen. 2009. Evaluation and opportunities in overtraining approaches. *Res Q Exerc Sport* 80:756–764.

Roques, C.F. 2003. Agents physiques antalgiques. Données cliniques actuelles. *Annales de Réadaptation et de Médecine Physique* 46:565–577.

Rosekind, M.R. 2008. Sleep medicine: Past lessons, present challenges, and future opportunities. *Sleep Med Rev* 12:249–251.

Ross, A., and M. Leveritt. 2001. Long-term metabolic and skeletal muscle adaptations to short-sprint training: Implications for sprint training and tapering. *Sports Med* 31:1063–1082.

Ross, E.Z., N. Middleton, R. Shave, K. George, and A. Nowicky. 2007. Corticomotor excitability contributes to neuromuscular fatigue following marathon running in man. *Exp Physiol* 92:417–426.

Rousseaux, A. 1990. *Retrouver et conserver sa santé par le sauna*. Paris: Rousseaux.

Rowbottom, D., D. Keast, C. Goodman, and A. Morton. 1995. The haematological, biochemical and immunological profile of athletes suffering from the overtraining syndrome. *Eur J Appl Physiol* 70(6):502–509.

Rowell, L.B., G.L. Brengelmann, and J.A. Murray. 1969. Cardiovascular responses to sustained high skin temperature in resting man. *J Appl Physiol* 27:673–680.

Rowsell, G.J., A.J. Coutts, P. Reaburn, and S. Hill-Haas. 2009. Effects of cold-water immersion on physical performance between successive matches in high-performance junior male soccer players. *J Sports Sci* 27(6):565–573.

———. 2010. Effect of post-match cold-water immersion on subsequent match running performance in junior soccer players during tournament play. *J Sports Sci* 29(1):1–6.

Roy, B.D., K. Luttmer, M.J. Bosman, and M.A. Tarnopolsky. 2002. The influence of post-exercise macronutrient intake on energy balance and protein metabolism in active females participating in endurance training. *Int J Sport Nutr Exerc Metab* 12:172–188.

Rubini, E.C., A.L. Costa, and P.S. Gomes. 2007. The effects of stretching on strength performance. *Sports Med* 37:213–224.

Ruby, B.C., and R.A. Roberts. 1994. Gender differences in substrate utilisation during exercise. *Sports Med* 17:393–410.

Ruiz, D.H., J.W. Myrer, E. Durrant, and G.W. Fellingham. 1993. Cryotherapy and sequential exercise bouts following cryotherapy on concentric and eccentric strength in the quadriceps. *J Athl Train* 28:320–323.

Russ, D.W., I.R. Lanza, D. Rothman, and J.A. Kent-Braun. 2005. Sex differences in glycolysis during brief, intense isometric contractions. *Muscle Nerve* 32:647–655.

Rutkove, S.B. 2001. Effects of temperature on neuromuscular electrophysiology. *Muscle Nerve* 24(7):867–882.

Ryan, R.M., and E.L. Deci. 2001. On happiness and human potentials: A review of research on hedonic and eudaimonic well-being. *Annu Rev Psychol* 52:141–166.

Ryan, R.M., and C.M. Frederick. 1997. On energy, personality and health: Subjective vitality as a dynamic reflection of well-being. *J Pers* 65:529–565.

Rymaszewska, J., D. Ramsey, and S. Chladzinska-Keijna. 2008. Whole-body cryotherapy as adjunct treatment of depressive and anxiety disorders. *Arch Immunol Ther Exp* 56:63–68.

Rymaszewska, J., A. Tulczynski, Z. Zagrobelny, A. Kiejna, and T. Hadrys. 2003. Influence of whole-body cryotherapy on depressive symptoms: Preliminary study. *Acta Neuropsychiatrica* 15:122–128.

Saat, M., Y. Tochihara, N. Hashiguchi, R.G. Sirisinghe, M. Fujita, and C.M. Chou. 2005. Effects of exercise in the heat on thermoregulation of Japanese and Malaysian males. *J Physiol Anthropol Appl Human Sci* 24:267–275.

Saboisky, J., F.E. Marino, D. Kay, and J. Cannon. 2003. Exercise heat stress does not reduce central activation to non-exercised human skeletal muscle. *Exp Physiol* 88:783–790.

Sahlin, K., A. Alvestrand, R. Brandt, and E. Hultman. 1978. Intracellular pH and bicarbonate concentration in human muscle during recovery from exercise. *J Appl Physiol* 45(3):474–480.

Sandberg, M.L., M.K. Sandberg, and J. Dahl. 2007. Blood flow changes in the trapezius muscle and overlying skin following transcutaneous electrical nerve stimulation. *Phys Ther* 87:1047–1055.

Sargent, C., S. Halson, and G.D. Roach. 2013. Sleep or swim? Early-morning training severely restricts the amount of sleep obtained by elite swimmers. *Eur J Sport Sci.*

Sartori, S., and R. Poirrier. 1996. Syndrome affectif saisonnier et photothérapie: Concepts théoriques et applications cliniques. *Encéphale* 22:7–16.

Satoh, T., and Y. Sugawara. 2003. Effects on humans elicited by inhaling the fragrance of essential oils: Sensory test, multi-channel thermometric study and forehead surface potential wave measurement on basil and peppermint. *Annal Sci* 19:139–146.

Sawka, M.N., R. Francesconi, A. Young, and K. Pandolf. 1984. Influence of hydration level and body fluids on exercise performance in the heat. *J Am Med Assoc* 252:1165–1169.

Sawka, M.N., R.R. Gonzalez, and K.B. Pandolf. 1984. Effects of sleep deprivation on thermoregulation during exercise. *Am J Physiol* 246:R72–R77.

Sawka, M.N., and K. Pandolf. 1990. Effects of body water loss on physiological function and exercise performance. In *Perspectives in exercise science and sports medicine, Vol 3. Fluid homeostasis during exercise,* ed. C. Gisolfi and D.R. Lamb, 1–38. Carmel, IN: Benchmark Press.

Sawka, M.N., C. Wenger, and K. Pandolf. 1996. Thermoregulatory responses to acute exercise: Heat stress and heat acclimatation. In *Handbook of physiology: Environmental physiology,* ed. M.J. Fregly and C.M. Blatteis, 157–186. New York: Oxford University Press.

Sawyer, P.C., T.L. Uhl, C.G. Mattacola, D.L. Johnson, and J.W. Yates. 2003. Effects of moist heat on hamstring flexibility and muscle temperature. *J Strength Cond Res* 17(2):285–290.

Sayers, S.P., and P.M. Clarkson. 2001. Force recovery after eccentric exercise in males and females. *Eur J Appl Physiol* 84:122–126.

Scanlan, A.T., B.J. Dascombe, P.R. Reaburn, and M. Osborne. 2008. The effects of wearing lower-body compression garments during endurance cycling. *Int J Sports Physiol Perform* 3:424–438.

Schaal, K., M. Tafflet, H. Nassif, V. Thibault, C. Pichard, M. Alcotte, T. Guillet, N. El Helou, G. Berthelot, S. Simon, and J.F. Toussaint. 2011. Psychopathology within high level sport: Gender-based differences and sport-specific patterns. *PLoS ONE* 6(5):e19007.

Schaser, K.D., J.F. Stover, I. Melcher, A. Lauffer, N.P. Haas, H.J. Bail, U. Stockle, G. Puhl, and T.W. Mittlmeier. 2006. Local cooling restores microcirculatory hemodynamics after closed soft-tissue trauma in rats. *J Trauma* 61:642–649.

Schmidt-Nielsen, K. 1995. *Animal physiology: Adaptation and environment.* Cambridge, UK: Cambridge University Press.

Schniepp, J., T.S. Campbell, K.I. Powell, and D.M. Pincivero. 2002. The effects of cold-water immersion on power output and heart rate in elite cyclists. *J Strength Cond Res* 16(4):561–566.

Schoene, R.B. 1997. Control of breathing at high altitude. *Respiration* 64:407–415.

Scott, J.P., L.R. McNaughton, and R.C. Polman. 2006. Effects of sleep deprivation and exercise on cognitive, motor performance and mood. *Physiol Behav* 87:396–408.

Seggar, J.F., D.M. Pedersen, N.R. Hawkes, and C. McGown. 1997. A measure of stress for athletic performance. *Percept Mot Skills* 84:227–236.

Seiler, S., O. Haugen, and E. Kuffel. 2007. Autonomic recovery after exercise in trained athletes: Intensity and duration effects. *Med Sci Sports Exerc* 39:1366–1373.

Seligman, M.E.P., and M. Csikszentmihalyi. 2000. Positive psychology: An introduction. *Am Psychol* 55:5–14.

Sellwood, K.L., P. Brukner, D. Williams, A. Nicol, and R. Hinman. 2007. Ice-water immersion and delayed-onset muscle soreness: A randomised controlled trial. *Br J Sports Med* 41(6):392–397.

Selye, H. 1936. A syndrome produced by diverse nocuous agents. *Nature* 138:32.

Sen, C.K. 1995. Oxidants and antioxidants in exercise. *J Appl Physiol* 79:675–686.

Seo, J.Y. 2009. [The effects of aromatherapy on stress and stress responses in adolescents]. *J Korean Acad Nurs* 39:357–365.

Sewright, K.A., M.J. Hubal, A. Kearns, M.T. Holbrook, and P.M. Clarkson. 2008. Sex differences in response to maximal eccentric exercise. *Med Sci Sports Exerc* 40:242–251.

Shephard, R.J. 2000. Exercise and training in women, Part I: Influence of gender on exercise and training responses. *Can J Appl Physiol* 25:19–34.

Sherman, W.M., L.E. Armstrong, T.M. Murray, F.C. Hagerman, D.L. Costill, R.C. Staron, and J.L. Ivy. 1984. Effect of a 42.2-km footrace and subsequent rest or exercise on muscular strength and work capacity. *J Appl Physiol* 57:1668–1673.

Sherman, W.M., and D.R. Lamb. 1988. Nutrition and prolonged exercise. In *Perspectives in exercise science and sports medicine, Vol. 1: Prolonged exercise*, ed. D.R. Lamb and R. Murray, 213–280. Indianapolis: Benchmark Press.

Sherry, J.E., K.M. Oehrlein, K.S. Hegge, and B.J. Morgan. 2001. Effect of burst-mode transcutaneous electrical nerve stimulation on peripheral vascular resistance. *Phys Ther* 81:1183–1191.

Shilo, L., H. Sabbah, R. Hadari, S. Kovatz, U. Weinberg, S. Dolev, Y. Dagan, and L. Shenkman. 2002. The effects of coffee consumption on sleep and melatonin secretion. *Sleep Med* 3:271–273.

Shintani, F., T. Nakaki, S. Kanba, K. Sato, G. Yagi, M. Shiozawa, S. Aiso, R. Kato, and M. Asai. 1995. Involvement of interleukin-1 in immobilisation stress-induced increase in plasma adrenocorticotropic hormones and in release of hypothalamic monoamines in rat. *J Neurosci* 15:1961–1970.

Shirreffs, S.M., M.N. Sawka, and M. Stone. 2006. Water and electrolyte needs for football training and match play. *J Sports Sci* 24:699–707.

Shirreffs, S.M., A.J. Taylor, J.B. Leiper, and R.J. Maughan. 1996. Post exercise rehydration in man: Effects of volume consumed and drink sodium content. *Med Sci Sports Exerc* 28:1260–1271.

Shoemaker, J.K., P.M. Tiidus, and R. Mader. 1997. Failure of manual massage to alter limb blood flow: Measures by Doppler ultrasound. *Med Sci Sports Exerc* 29:610–614.

Shoenfeld, Y., E. Sohar, A. Ohry, and Y. Shapiro. 1976. Heat stress: Comparison of short exposure to severe dry and wet heat in saunas. *Arch Phys Med Rehabil* 57(3):126–129.

Shrier, I. 2004. Does stretching improve performance? A systematic and critical review of the literature. *Clin J Sport Med* 14:267–273.

Shumate, J.B., M.H. Brooke, J.E. Carroll, and J.E. Davis. 1979. Increased serum creatine kinase after exercise: A sex-linked phenomenon. *Neurology* 29:902–904.

Siegel, R., J. Maté, M.B. Brearley, G. Watson, K. Nosaka, and P.B. Laursen. 2010. Ice slurry ingestion increases core temperature capacity and running time in the heat. *Med Sci Sports Exerc* 42:717.

Siems, W., and R. Brenke. 1992. Changes in the glutathione system of erythrocytes due to enhanced formation of oxygen free radicals during short-term whole body cold stimulus. *Arct Med Res* 51:3–9.

Silva, J.M. 1990. An analysis of the training stress syndrome in competitive athletics. *J Appl Sport Psychol* 2:5–20.

Simmons, S.E., T. Mündel, and D.A. Jones. 2008. The effects of passive heating and head cooling on perception of exercise in the heat. *Eur J Appl Physiol* 104:281–288.

Skein, M., R. Duffield, J. Edge, M.J. Short, and T. Mundel. 2011. Intermittent-sprint performance and muscle glycogen following 30 h sleep deprivation. *Med Sci Sports Exerc* 43(7):1301–1311.

Skurvydas, A., S. Kamandulis, A. Stanislovaitis, V. Streckis, G. Mamkus, and A. Drazdauskas. 2008. Leg immersion in warm water, stretch-shortening exercise, and exercise-induced muscle damage. *J Athl Train* 43(6):592–599.

Sleivert, G.G., J.D. Cotter, W.S. Roberts, and M.A. Febbraio. 2001. The influence of whole-body vs. torso pre-cooling on physiological strain and performance of high-intensity exercise in the heat. *Comp Biochem Physiol A Mol Integr Physiol* 128:657–666.

Sluka, K.A., and D. Walsh. 2003. Transcutaneous electrical nerve stimulation: Basic science mechanisms and clinical effectiveness. *J Pain* 4:109–121.

Smith, D.J. 2003. A framework for understanding the training process leading to elite performance. *Sports Med* 33(15):1103–1126.

Smith, L.L., M.N. Keating, D. Holbert, D.J. Spratt, M.R. McCammon, S.S. Smith, and R.G. Israel. 1994. The effects of athletic massage on delayed onset muscle soreness, creatine kinase, and neutrophil count: A preliminary report. *J Orthop Sports Phys Ther* 19:93–99.

Smith, M., L. Robinson, J. Saisan, and R. Segal. 2011. How to sleep better: Tips for getting a good night's sleep. www.helpguide.org/life/sleep_tips.htm.

Smith, R.E. 1986. Toward a cognitive-affective model of athletic burnout. *J Sport Psychol* 8:36–50.

Smolander, J., J. Leppäluoto, T. Westerlund, J. Oksa, B. Dugué, M. Mikkelson, and A. Ruokonen. 2009. Effects of repeated whole-body cold exposures on serum concentrations of growth hormone, thyrotropin, prolactin and thyroid hormones in healthy women. *Cryobiology* 58:275–278.

Snellen, J., and D. Mitchell. 1972. Calorimetric analysis of the effect of drinking saline solution in whole-body sweating. II. Response to different volumes, salinities and temperature. *Pflügers Arch* 331:134–144.

Snow, R.J., M.J. McKenna, S.E. Selig, J. Kemp, C.G. Stathis, and S. Zhao. 1998. Effect of creatine supplementation on sprint exercise performance and muscle metabolism. *J Appl Physiol* 84:1667–1673.

Snyder, A.C. 1998. Overtraining and glycogen depletion hypothesis. *Med Sci Sports Exerc* 30:1146–1150.

Snyder, A., A. Jeukendrup, M. Hesselink, H. Kuipers, and C. Foster. 1993. A physiological/psychological indicator of overreaching during intensive training. *Int J Sports Med* 14:29–32.

Sparling, P.B. 1995. Expected environmental conditions for the 1996 summer Olympic Games in Atlanta. *Clin J Sport Med* 5:220–222.

———. 1997. Editorial: Environmental conditions during the 1996 Olympic Games—A brief follow-up report. *Clin J Sports Med* 7:159–161.

Speechly, D.P., S.R. Taylor, and G.G. Rogers. 1996. Differences in ultra-endurance exercise in performance-matched male and female runners. *Med Sci Sports Exerc* 28:359–365.

Spencer, M., D. Bishop, B. Dawson, and C. Goodman. 2005. Physiological and metabolic responses of repeated-sprint activities specific to field-based team sports. *Sports Med* 35:1025–1044.

Spencer, M., D. Bishop, B. Dawson, C. Goodman, and R. Duffield. 2006. Metabolism and performance in repeated cycle sprints: Active versus passive recovery. *Med Sci Sports Exerc* 38:1492–1499.

Spencer, M., B. Dawson, C. Goodman, B. Dascombe, and D. Bishop. 2008. Performance and metabolism in repeated sprint exercise: Effect of recovery intensity. *Eur J Appl Physiol* 103:545–552.

Stacey, D.L., M.J. Gibala, K.A. Martin Ginis, and B.W. Timmons. 2010. Effects of recovery method on performance, immune changes, and psychological outcomes. *J Orthop Sports Phys Ther* 40(10):656–665.

Stahl, M.L., W.C. Orr, and C. Bollinger. 1983. Postprandial sleepiness: Objective documentation via polysomnography. *Sleep* 6:29–35.

Stamford, B.A., A. Weltman, R. Moffatt, and S. Sady. 1981. Exercise recovery above and below anaerobic threshold following maximal work. *J Appl Physiol* 51:840–844.

Stampi, C., J. Mullington, M. Rivers, J.P. Campos, and R. Broughton. 1990. Ultrashort sleep schedules: Sleep architecture and recuperative value of 80-, 50- and 20-min naps. In *Sleep'90*, ed. J.A. Horne, 71–74. Bochum, Germany: Pontenagel Press.

Standage, M., D.C. Treasure, J.L. Duda, and K.A. Prusak. 2003. Validity, reliability, and invariance of the situational motivation scale (SIMS) across diverse physical activity contexts. *J Sport Exer Psychol* 25:19–43.

Steffensen, C.H., C. Roepstorff, M. Madsen, and B. Kiens. 2002. Myocellular triacylglycerol breakdown in females but not in males during exercise. *Am J Physiol Endocrinol Metab* 282:E634–E642.

Stein, M.D., and P.D. Friedmann. 2005. Disturbed sleep and its relationship to alcohol use. *Subst Abus* 26:1–13.

Steinacker, J.M., and M. Lehmann. 2002. Clinical findings and mechanisms of stress and recovery in athletes. In *Enhancing recovery: Preventing underperformance in athletes,* ed. M. Kellmann, 103–118. Champaign, IL: Human Kinetics.

Steinacker, J.M., W. Lormes, Y. Liu, A. Opitz-Gress, B. Baller, K. Günther, U. Gastmann, K.G. Petersen, M. Lehmann, and D. Altenburg. 2000. Training of junior rowers before world championships. Effects on performance, mood state and selected hormonal and metabolic responses. *J Phys Fitness Sports Med* 40:327–335.

Steinacker, J.M., W. Lormes, S. Reissnecker, and Y. Liu. 2004. New aspects of the hormone and cytokine response to training. *Eur J Appl Physiol* 91:382–393.

Stone, M.H., H.S. O'Bryant, B.K. Schilling, R.L. Johnson, K.C. Pierce, G. Haff, and M. Stone. 1999. Periodization: Effects of manipulating volume and intensity. Part 1. *Strength Cond J* 21(2):56–62.

Stupka, N., S. Lowther, K. Chorneyko, J.M. Bourgeois, C. Hogben, and M.A. Tarnopolsky. 2000. Gender differences in muscle inflammation after eccentric exercise. *J Appl Physiol* 89:2325–2332.

Stupka, N., and P.M. Tiidus. 2001. Effects of ovariectomy and estrogen on ischemia-reperfusion injury in hindlimbs of female rats. *J Appl Physiol* 91:1828–1835.

Suhonen, O. 1983. Sudden coronary death in middle age and characteristics of its victims in Finland. A prospective population study. *Acta Med Scand* 214(3):207–214.

Sullivan, S.J., L.R. Williams, D.E. Seaborne, and M. Morelli. 1991. Effects of massage on alpha motoneuron excitability. *Phys Ther* 71:555–560.

Sutton, J.R., N.L. Jones, and C.J. Toews. 1981. Effect of pH on muscle glycolysis during exercise. *Clin Sci* 61:331–338.

Suzuki, K., J. Peake, K. Nosaka, M. Okutsu, C.R. Abbiss, R. Surriano, D. Bishop, M.J. Quod, H. Lee, D.T. Martin, and P.B. Laursen. 2006. Changes in markers of muscle damage, inflammation and HSP70 after an Ironman triathlon race. *Eur J Appl Physiol* 98:525–534.

Suzuki, M., T. Umeda, S. Nakaji, T. Shimoyama, T. Mashiko, and K. Sugawara. 2004. Effect of incorporating low intensity exercise into the recovery period after a rugby match. *Br J Sports Med* 38:436–440.

Swank, A., and R.J. Robertson. 1989. Effect of induced alkalosis on perception of exertion during intermittent exercise. *J Appl Physiol* 67:1862–1867.

Swart, J., and C. Jennings. 2004. Use of blood lactate concentration as a marker of training status. *S Afr J Sports Med* 16(3):3–7.

Sweet, T.W., C. Foster, M.R. McGuigan, and G. Brice. 2004. Quantitation of resistance training using the session rating of perceived exertion method. *J Strength Cond Res* 18(4):796–802.

Swenson, C., L. Sward, and J. Karlsson. 1996. Cryotherapy in sports medicine. *Scand J Med Sci Sports* 6:193–200.

Symons, J.D., T. VanHelder, and W.S. Myles. 1988. Physical performance and physiological responses following

60 hours of sleep deprivation. *Med Sci Sports Exerc* 20:374–380.

Taggart, P., P. Parkinson, and M. Carruthers. 1972. Cardiac responses to thermal, physical, and emotional stress. *Br Med J* 3:71–76.

Takahashi, M., A. Nakata, T. Haratani, Y. Ogawa, and H. Arito. 2004. Post-lunch nap as a worksite intervention to promote alertness on the job. *Ergonomics* 47:1003–1013.

Takahashi, T., and Y. Miyamoto. 1998. Influence of light physical activity on cardiac responses during recovery from exercise in humans. *Eur J Appl Physiol Occup Physiol* 77:305–311.

Takase, B., T. Akima, K. Satomura, F. Ohsuzu, T. Mastui, M. Ishihara, and A. Kurita. 2004. Effects of chronic sleep deprivation on autonomic activity by examining heart rate variability, plasma catecholamine, and intracellular magnesium levels. *Biomed Pharmacother* 58(1):S35–S39.

Taoutaou, Z., P. Granier, B. Mercier, J. Mercier, S. Ahmaidi, and C. Prefaut. 1996. Lactate kinetics during passive and partially active recovery in endurance and sprint athletes. *Eur J Appl Physiol Occup Physiol* 73:465–470.

Tarnopolsky, L.J., J.D. MacDougall, S.A. Atkinson, M.A. Tarnopolsky, and J.R. Sutton. 1990. Gender differences in substrate for endurance exercise. *J Appl Physiol* 68:302–308.

Tarnopolsky, M.A. 2000. Gender differences in metabolism, nutrition and supplements. *J Sci Med Sport* 3:287–298.

———. 2008. Sex differences in exercise metabolism and the role of 17-beta estradiol. *Med Sci Sports Exerc* 40:648–654.

Tarnopolsky, M.A., M. Bosman, J.R. MacDonald, D. Vandeputte, J. Martin, and B.D. Roy. 1997. Postexercise protein-carbohydrate supplements increase muscle glycogen in men and women. *J Appl Physiol* 83:1877–1883.

Tarnopolsky, M.A., M. Gibala, A.E. Jeukendrup, and S.M. Philips. 2005. Nutritional needs of elite endurance athletes. Part I: Carbohydrate and fluid requirements. *Eur J Sport Sci* 33:117–144.

Tarnopolsky, M.A., J.D. MacDougall, and S.A. Atkinson. 1988. Influence of protein intake and training status on nitrogen balance and lean body mass. *J Appl Physiol* 64:187–193.

Tarnopolsky, M.A., C. Zawada, L.B. Richmond, S. Carter, J. Shearer, T. Graham, and S.M. Phillips. 2001. Gender differences in carbohydrate loading are related to energy intake. *J Appl Physiol* 91:225–230.

Tatár, P., M. Vigas, J. Jurcovicová, R. Kvetnanský, and V. Strec. 1986. Increased glucagon secretion during hyperthermia in a sauna. *Eur J Appl Physiol Occup Physiol* 55(3):315–317.

Taylor, D.C., J.D. Dalton Jr., A.V. Seaber, and W.E. Garrett Jr. 1990. Viscoelastic properties of muscle-tendon units. The biomechanical effects of stretching. *Am J Sports Med* 18:300–309.

Taylor, S.R., G.G. Rogers, and H.S. Driver. 1997. Effects of training volume on sleep, psychological, and selected physiological profiles of elite female swimmers. *Med Sci Sports Exerc* 29:688–693.

Terrados, S.N. 1992. Altitude training and muscular metabolism. *Int Sports Med* 13:206–209.

Terry, L. 1985. *Stretching and muscle soreness. An investigation into the effects of hold-relax stretch on delayed post-exercise soreness in the quadriceps muscle: A pilot study (Thesis).* Adelaide, Australia: South Australian Institute of Technology.

Terry, L. 1987. Stretching and muscle soreness: An investigation into the effects of a hold-relax stretch on delayed post-exercise soreness in the quadriceps muscle: A pilot study. *Aust J Physiother* 33(1):69.

Tessitore, A., R. Meeusen, C. Cortis, and L. Capranica. 2007. Effects of different recovery interventions on anaerobic performances following preseason soccer training. *J Strength Cond Res* 21(3):745–750.

Tessitore, A., R. Meeusen, R. Pagano, C. Benvenuti, M. Tiberi, and L. Capranica. 2008. Effectiveness of active versus passive recovery strategies after futsal games. *J Strength Cond Res* 22:1402–1412.

Thevenet, D., M. Tardieu-Berger, S. Berthoin, and J. Prioux. 2007. Influence of recovery mode (passive vs. active) on time spent at maximal oxygen uptake during an intermittent session in young and endurance-trained athletes. *Eur J Appl Physiol* 99:133–142.

Thiriet, P., D. Gozal, D. Wouassi, T. Oumarou, H. Gelas, and J.R. Lacour. 1993. The effect of various recovery modalities on subsequent performance, in consecutive supramaximal exercise. *J Sports Med Phys Fitness* 33:118–129.

Thomas, L., I. Mujika, and T. Busso. 2008. A model study of optimal training reduction during pre-event taper in elite swimmers. *J Sport Sci* 26:643–652.

———. 2009. Computer simulations assessing the potential performance benefit of a final increase in training during pre-event taper. *J Strength Cond Res* 23:1729–1736.

Thomas, M.M., S.S. Cheung, G.C. Elder, and G.G. Sleivert. 2006. Voluntary muscle activation is impaired by core temperature rather than local muscle temperature. *J Appl Physiol* 100:1361–1369.

Thompson, E.R. 2007. Development and validation of an internationally reliable short-form of the positive and negative affect schedule (PANAS). *J Cross Cult Psychol* 38:227–242.

Thorell, A., M.F. Hirshman, J. Nygren, L. Jorfeldt, J.F.P. Wojtaszewski, and S.D. Dufresne. 1999. Exercise and insulin cause GLUT-4 translocation in human skeletal muscle. *Am J Physiol* 277:E733–E741.

Tiidus, P.M., K.A. Dawson, L. Dawson, A. Roefs, and E. Bombardier. 2004. Massage does not influence muscle soreness or strength recovery following a half-marathon. *Med Sci Sport Exer* 36:S15–S16.

Tiidus, P.M., M. Deller, E. Bombardier, M. Gul, and X.L. Liu. 2005. Estrogen supplementation failed to attenuate biochemical indices of neutrophil infiltration or damage in rat skeletal muscles following ischemia. *Biol Res* 38:213–223.

Tiidus, P.M., D. Holden, E. Bombardier, S. Zajchowski, D. Enns, and A. Belcastro. 2001. Estrogen effect on postexercise skeletal muscle neutrophil infiltration and calpain activity. *Can J Physiol Pharmacol* 79:400–406.

Tipton, C.M. 1997. Sports medicine: A century of progress. *J Nutr* 127(5):S878–S885.

Tipton, K.D., E. Borsheim, A.P. Sanford, S.E. Wolf, and R.R. Wolfe. 2003. Acute response of net muscle protein balance reflects 24-h balance after exercise and amino acid ingestion. *Am J Physiol Endocrinol Metab* 284:E76–E89.

Tipton, K.D., B.B. Rasmussen, S.L. Miller, S.E. Wolf, S.K. Owens-Stovall, and B.E. Petrini. 2001. Timing of amino acid carbohydrate ingestion alters response of muscle to resistance exercise. *Am J Physiol Endocrinol Metab* 281:E177–E206.

Tochikubo, O., S. Ri, and N. Kura. 2006. Effects of pulse synchronized massage with air cuffs on peripheral blood flow and autonomic nervous system. *Circ J* 70:1159–1163.

Todd, G., J.E. Butler, J.L. Taylor, and S.C. Gandevia. 2005. Hyperthermia: A failure of the motor cortex and the muscle. *J Physiol* 1:621–631.

Tong, K.C., S.K. Lo, and G.L. Cheing. 2007. Alternating frequencies of transcutaneous electric nerve stimulation: Does it produce greater analgesic effects on mechanical and thermal pain thresholds? *Arch Phys Med Rehabil* 88:1344–1349.

Toyokawa, H., Y. Matsui, J. Uhara, H. Tsuchiya, S. Teshima, H. Nakanishi, A.H. Kwon, Y. Azuma, T. Nagaoka, T. Ogawa, and Y. Kamiyama. 2003. Promotive effects of far-infrared ray on full-thickness skin wound healing in rats. *Exp Biol Med* 228(6):724–729.

Tremblay, F., L. Estephan, M. Legendre, and S. Sulpher. 2001. Influence of local cooling on proprioceptive acuity in the quadriceps muscle. *J Athl Train* 36:119–123.

Trenell, M.I., N.S. Marshall, and N.L. Rogers. 2007. Sleep and metabolic control: Waking to a problem? *Clin Exp Pharmacol Physiol* 34:1–9.

Turner, A. 2011. The science and practice of periodization: A brief review. *Strength Cond J* 33(1):12.

Turner, R.W. 1980. Fats and heart disease: Points for controversy. *Nurs Times* 76(50):2189–2190.

Uckert, S., and W. Joch. 2007. Effects of warm-up and precooling on endurance performance in the heat. *Br J Sports Med* 41:380–384.

Udagawa, Y., and H. Nagasawa. 2000. Effects of far-infrared ray on reproduction, growth, behaviour and some physiological parameters in mice. *In Vivo* 14(2):321–326.

Uhde, T.W., B.M. Cortese, and A. Vedeniapin. 2009. Anxiety and sleep problems: Emerging concepts and theoretical treatment implications. *Curr Psychiatry Rep* 11:269–276.

Urhausen, A., H. Gabriel, and W. Kindermann. 1995. Blood hormones as markers of training stress and overtraining. *Sports Med* 20:251–276.

———. 1998. Impaired pituitary hormonal response to exhaustive exercise in overtrained endurance athletes. *Med Sci Sports Exer* 30:407–414.

Urhausen, A., H. Gabriel, B. Weiler, and W. Kindermann. 1998. Ergometric and psychological findings during overtraining: A long-term follow-up study in endurance athletes. *Int J Sports Med* 19:114–120.

Urhausen, A., and W. Kindermann. 2002. Diagnosis of overtraining: What tools do we have? *Sports Med* 32:95–102.

Uusitalo, A.L.T. 2001. Overtraining. Making a difficult diagnosis and implementing targeted treatment. *Physician Sportsmed* 29:35–50.

Uusitalo, A.L., A.J. Uusitalo, and H.K. Rusko. 2000. Heart rate and blood pressure variability during heavy training and overtraining in the female athlete. *Int J Sports Med* 21:45–53.

Uusitalo, A.L.T., M. Valkonen-Korhonen, P. Helenius, E. Vanninen, K. Bergstrom, and J. Kuikka. 2004. Abnormal serotonin reuptake in an overtrained insomnic and depressed team athlete. *Int J Sports Med* 25:150–153.

Vaile, J.M., N.D. Gill, and A.J. Blazevich. 2007. The effect of contrast water therapy on symptoms of delayed onset muscle soreness. *J Strength Cond Res* 21(3):697–702.

Vaile, J., S. Halson, N. Gill, and B. Dawson. 2008a. Effect of cold water immersion on repeat cycling performance and thermoregulation in the heat. *J Sports Sci* 26:431–440.

———. 2008b. Effect of hydrotherapy on recovery from fatigue. *Int J Sports Med* 29(7):539–544.

———. 2008c. Effect of hydrotherapy on the signs and symptoms of delayed onset muscle soreness. *Eur J Appl Physiol* 102(4):447–455.

Vaile, J., C. O'Hagan, B. Stefanovic, M. Walker, N. Gill, and C.D. Askew. 2011. Effect of cold water immersion on repeated cycling performance and limb blood flow. *Br J Sports Med* 45:825–829.

Vanderthommen, M., K. Soltani, D. Maquet, J.M. Crielaard, and J.L. Croisier. 2007. Does neuromuscular electrical stimulation influence muscle recovery after maximal isokinetic exercise? *Isokinet Exerc Sci* 15:143–149.

Van Dongen, H.P., and D.F. Dinges. 2005. Sleep, circadian rhythms, and psychomotor vigilance. *Clin Sports Med* 24:237-249, vii-viii.

van Hall, G., J.A.L. Calbet, H. Søndergaard, and B. Saltin. 2001. The re-establishment of the normal blood lactate response to exercise in humans after prolonged acclimatization to altitude. *J Physiol* 536:963-975.

van Hall, G., S.M. Shirreffs, and J.A.L. Calbert. 2000. Muscle glycogen resynthesis during recovery from cycle exercise: No effect of additional protein ingestion. *J Appl Physiol* 88:1631-1636.

VanHelder, T., and M.W. Radomski. 1989. Sleep deprivation and the effect on exercise performance. *Sports Med* 7:235-247.

van Loon, L.J.C., W.H.M. Saris, M. Kruijshoop, and A.J.M. Wagenmakers. 2000. Maximizing post-exercise muscle glycogen synthesis: Carbohydrate supplementation and the application of amino acid or protein hydrolysate mixture. *Am J Clin Nutr* 72:106-111.

Verducci, F.M. 2000. Interval cryotherapy decreases fatigue during repeated weight lifting. *J Athl Train* 35:422-426.

Versey, N., S. Halson, and B. Dawson. 2010. Effect of contrast water therapy duration on recovery of cycling performance: A dose-response study. *Eur J Appl Physiol* 111(1):37-46.

Vgontzas, A.N., D.A. Papanicolaou, E.O. Bixler, A. Kales, K. Tyson, and G.P. Chrousos. 1997. Elevation of plasma cytokines in disorders of excessive daytime sleepiness: Role of sleep disturbance and obesity. *J Clin Endocrinol Metab* 82:1313-1316.

Vogel, J.A., L.H. Hartley, J.C. Cruz, and R.P. Hogan. 1974. Cardiac output during exercise in sea level residents at sea level and high altitude. *J Appl Physiol* 36:169-172.

Vogt, M., A. Puntschart, H. Howald, B. Mueller, C. Mannhart, L. Gfeller-Tuescher, P. Mullis, and H. Hoppeler. 2003. Effects of dietary fat on muscle substrates, metabolism, and performance in athletes. *Med Sci Sports Exerc* 35:952-960.

Volek, J.S., C.E. Forsythe, and W.J. Kraemer. 2006. Nutritional aspects of women strength athletes. *Br J Sports Med* 40:742-748.

Volek, J.S., and M.J. Sharman. 2005. Diet and hormonal responses: Potential impact on body composition. In *The endocrine system in sports and exercise*, ed. W.J. Kraemer and A.D. Rogol, 426-443. Oxford, UK: Blackwell.

Vollestad, N.K., and O.M. Sejersted. 1988. Biochemical correlates of fatigue. *Eur J Appl Physiol* 25:960-965.

Von Duvillard, S.P., W.A. Braun, M. Markofski, R. Beneke, and R. Leithauser. 2004. Fluids and hydration in prolonged endurance performance. *Nutrition* 20:651-656.

Vuori, H., H. Urponen, and T. Peltonen. 1978. The prevalence of chronic disease in children in Finland. *Public Health* 92(6):272-278.

Wallas, C.H., J.R. Warren, and M.M. Kowalski. 1979. Energy metabolism and Na$^+$, K$^+$ redistribution in human erythrocytes treated with lipopolysaccharide endotoxin. *Proc Soc Exp Biol Med* 161(3):255-259.

Walsh, N.P., M. Gleeson, D.B. Pyne, D.C. Nieman, F.S. Dhabhar, R.J. Shephard, S.J. Oliver, S. Bermon, and A. Kajeniene. 2011. Position statement. Part two: Maintaining immune health. *Exerc Immunol Rev* 17:64-103.

Walsh, N.P., M. Gleeson, R.J. Shephard, J.A. Woods, N.C. Bishop, M. Fleshner, C. Green, B.K. Pedersen, L. Hoffman-Goetz, C.J. Rogers, H. Northoff, A. Abbasi, and P. Simon. 2011. Position statement. Part one: Immune function and exercise. *Exerc Immunol Rev* 17:6-63.

Walsh, R.M., T.D. Noakes, J.A. Hawley, and S.C. Dennis. 1994. Impaired high-intensity cycling performance time at low levels of dehydration. *Int J Sports Med* 15:392-398.

Walter, G., K. Vandenborne, K.K. McCully, and L.S. Leigh. 1997. Noninvasive measurement of phosphocreatine recovery kinetics in single human muscles. *Am J Physiol* 272:C525-C534.

Walters, P.H. 2002. Sleep, the athlete, and performance. *Strength Cond J* 24:17-24.

Ward-Smith, A.J., and P.F. Radford. 2000. Investigation of the kinetics of anaerobic metabolism by analysis of the performance of elite sprinters. *J Biomech* 33:997-1004.

Wassinger, C.A., J.B. Myers, J.M. Gatti, K.M. Conley, and S.M. Lephart. 2007. Proprioception and throwing accuracy in the dominant shoulder after cryotherapy. *J Athl Train* 42:84-89.

Waterhouse, J., G. Atkinson, B. Edwards, and T. Reilly. 2007. The role of a short post-lunch nap in improving cognitive, motor, and sprint performance in participants with partial sleep deprivation. *J Sports Sci* 25:1557-1566.

Waterhouse, J., B. Drust, D. Weinert, B. Edwards, W. Gregson, G. Atkinson, S. Kao, S. Aizawa, and T. Reilly. 2005. The circadian rhythm of core temperature: Origin and some implications for exercise performance. *Chronobiol Int* 22:207-225.

Waterhouse, J., S. Folkard, H. Van Dongen, D. Minors, D. Owens, G. Kerkhof, D. Weinert, A. Nevill, I. Macdonald, N. Sytnik, and P. Tucker. 2001. Temperature profiles, and the effect of sleep on them, in relation to morningness-eveningness in healthy female subjects. *Chronobiol Int* 18:227-247.

Watson, D., L.A. Clark, and A. Tellegen. 1988. Development and validation of brief measures of positive and negative affect: The PANAS scales. *J Pers Soc Psychol* 54:1063-1070.

Watts, P.B., M. Daggett, P. Gallagher, and B. Wilkins. 2000. Metabolic response during sport rock climbing and the effects of active versus passive recovery. *Int J Sports Med* 21:185-190.

Waylonis, G.W. 1967. The physiologic effects of ice massage. *Arch Phys Med Rehabil* 48:37-42.

Weber, S.T., and E. Heuberger. 2008. The impact of natural odors on affective states in humans. *Chem Senses* 33:441–447.

Webster, J., E.J. Holland, G. Sleivert, R.M. Laing, and B.E. Niven. 2005. A light-weight cooling vest enhances performance of athletes in the heat. *Ergonomics* 48:821–837.

Weerapong, P., P.A. Hume, and G.S. Kolt. 2005. The mechanisms of massage and effects on performance, muscle recovery and injury prevention. *Sports Med* 35:235–256.

Weinberg, R., and A. Jackson. 1988. The relationship of massage and exercise to mood enhancement. *Sport Psychol* 2:202–211.

Weitzmann, M.N., and R. Pacifici. 2006. Estrogen deficiency and bone loss: An inflammatory tale. *J Clin Invest* 116:1186–1194.

Wells, A.S., N.W. Read, K. Uvnas-Moberg, and P. Alster. 1997. Influences of fat and carbohydrate on postprandial sleepiness, mood, and hormones. *Physiol Behav* 61:679–686.

Wendt, D., L.J. van Loon, and W.D. Lichtenbelt. 2007. Thermoregulation during exercise in the heat: Strategies for maintaining health and performance. *Sports Med* 37:669–682.

Weppler, C.H., and S.P. Magnusson. 2010. Increasing muscle extensibility: A matter of increasing length or modifying sensation? *Phys Ther* 90(3):438–449.

Wessel, J., and A. Wan. 1994. Effect of stretching on the intensity of delayed onset muscle soreness. *Clin J Sport Med* 4:83–87.

White, S.C., C.A. Berry, and R.R. Hessberg. 1972. Effects of weightlessness on astronauts—A summary. *Adv Space Res* 10:47–55.

Whitehead, N.P., J.E. Gregory, D.L. Morgan, and U. Proske. 2001. Passive mechanical properties of the medial gastrocnemius muscle of the cat. *J Physiol* 536(3):893–903.

Whitelaw, G.P., O.J. Oladipo, B.P. Shah, K.A. DeMuth, J. Coffman, and D. Segal. 2001. Evaluation of intermittent pneumatic compression devices. *Orthopedics* 24:257–261.

Wiemann, K., and M. Kamphövner. 1995. Verhindert statisches Dehnen das Auftreten von Muskelkater nach exentrisxhem Training? *Deutsche Zeitschrift für Sportmedizin* 46:411–421.

Wigernaes, I., A.T. Hostmark, P. Kierulf, and S.B. Stromme. 2000. Active recovery reduces the decrease in circulating white blood cells after exercise. *Int J Sports Med* 21:608–612.

Wigernaes, I., A.T. Hostmark, S.B. Stromme, P. Kierulf, and K. Birkeland. 2001. Active recovery and post-exercise white blood cell count, free fatty acids, and hormones in endurance athletes. *Eur J Appl Physiol* 84:358–366.

Wilcock, I.M., J.B. Cronin, and W.A. Hing. 2006. Physiological response to water immersion: A method for sport recovery? *Sports Med* 36(9):747–765.

Willems, M.E.T., T. Hale, and C.S. Wilkinson. 2009. Effects of manual massage on muscle-specific soreness and single leg jump performance after downhill treadmill walking. *Medicina Sportiva* 13:91–96.

Williams, C. 2004. Carbohydrate intake and recovery from exercise. *Science & Sports* 19:239–244.

Williams, M.B., P.B. Raven, D.L. Fogt, and J.L. Ivy. 2003. Effects of recovery beverages on glycogen restoration and endurance exercise performance. *J Strength Cond* 17:12–19.

Wilson, G.J., A.J. Murphy, and J.F. Pryor. 1994. Musculotendinous stiffness: Its relationship to eccentric, isometric, and concentric performance. *J Appl Physiol* 76:2714–2719.

Wojtaszewski, J.P.F., P. Nielson, B. Kiens, and E.A. Richter. 2001. Regulation of glycogen synthase kinase-3 in human skeletal muscle: Effects of food intake and bicycle exercise. *Diabetes* 50:265–269.

Wolever, T.M.S., Z. Cohen, L.U. Thompson, M.J. Thorne, M.J.A. Jenkins, E.J. Propikchuk, and D.J.A. Jenkins. 1986. Ideal loss of available carbohydrate in man: Comparison of a breath hydrogen method with direct measurement using a human ileostomy model. *Am J Gastro* 81:115–122.

Wong, T.S., and F.W. Booth. 1990. Protein metabolism in rat gastrocnemius muscle after stimulated chronic concentric exercise. *J Appl Physiol* 69:1707–1717.

Wurtman, R.J., J.J. Wurtman, M.M. Regan, J.M. McDermott, R.H. Tsay, and J.J. Breu. 2003. Effects of normal meals rich in carbohydrates or proteins on plasma tryptophan and tyrosine ratios. *Am J Clin Nutr* 77:128–132.

Wüst, R.C., C.I. Morse, A. de Haan, D.A. Jones, and H. Degens. 2008. Sex differences in contractile properties and fatigue resistance of human skeletal muscle. *Exp Physiol* 93:843–850.

Wyndham, C.H. 1974. 1973 Yant Memorial Lecture: Research in the human sciences in the gold mining industry. *Am Ind Hyg Assoc J* 35(3):113–136.

Yackzan, L., C. Adams, and K.T. Francis. 1984. The effects of ice massage on delayed muscle soreness. *Am J Sports Med* 12:159–165.

Yamane, M., H. Teruya, M. Nakano, R. Ogai, N. Ohnishi, and M. Kosaka. 2006. Post-exercise leg and forearm flexor muscle cooling in humans attenuates endurance and resistance training effects on muscle performance and on circulatory adaptation. *Eur J Appl Physiol* 96(5):572–580.

Yamauchi, T. 1989. Whole-body cryotherapy is a method of extreme cold: 175 °C treatment initially used for rheumatoid arthritis. *Z Phys Med Baln Med Klin* 15:311.

Yanagisawa, O., Y. Miyanaga, H. Shiraki, H. Shimojo, N. Mukai, M. Niitsu, and Y. Itai. 2003. The effects of various therapeutic measures on shoulder strength and muscle soreness after baseball pitching. *J Sports Med Phys Fitness* 43:189–201.

Yanagisawa, O., M. Niitsu, H. Takahashi, K. Goto, and Y. Itai. 2003. Evaluations of cooling exercised muscle with MR imaging and 31P MR spectroscopy. *Med Sci Sports Exerc* 35:1517–1523.

Yokota, M., G.P. Bathalon, and L.G. Berglund. 2008. Assessment of male anthropometric trends and the effects on simulated heat stress responses. *Eur J Physiol* 104:297–302.

Yoshida, T. 2002. The rate of phosphocreatine hydrolysis and resynthesis in exercising muscle in humans using 31P-MRS. *J Physiol Anthropol Appl Human Sci* 21:247–255.

Yoshida, T., H. Watari, and K. Tagawa. 1996. Effects of active and passive recoveries on splitting of the inorganic phosphate peak determined by 31P-nuclear magnetic resonance spectroscopy. *NMR Biomed* 9:13–19.

Yu, J.G., D.O. Fürst, and L.E. Thornell. 2003. The mode of myofibril remodelling in human skeletal muscle affected by DOMS induced by eccentric contractions. *Histochem Cell Biol* 119:383–393.

Yu, S.Y., J.H. Chiu, S.D. Yang, Y.C. Hsu, W.Y. Lui, and C.W. Wu. 2006. Biological effect of far-infrared therapy on increasing skin microcirculation in rats. *Photodermatol Photoimmunol Photomed* 22(2):78–86.

Zagrobelny, Z. 2003. *Local and whole body cryotherapy.* Wroclaw, Poland: Wydaw Mictwo Medyczne Urban and Partner.

Zainuddin, Z., M. Newton, P. Sacco, and K. Nosaka. 2005. Effects of massage on delayed-onset muscle soreness, swelling, and recovery of muscle function. *J Athl Train* 40:174–180.

Zawadzki, K.M., B.B. Yaspelkis, and L.L. Ivy. 1992. Carbohydrate-protein complex increases the rate of muscle glycogen storage after exercise. *J Appl Physiol* 72:1854–1859.

Zehnder, M., M. Ith, R. Kreis, W. Saris, U. Boutellier, and C. Boesch. 2005. Gender-specific usage of intramyocellular lipids and glycogen during exercise. *Med Sci Sports Exerc* 37:1517–1524.

Zelikovski, A., C.L. Kaye, G. Fink, S.A. Spitzer, and Y. Shapiro. 1993. The effects of the modified intermittent sequential pneumatic device (MISPD) on exercise performance following an exhaustive exercise bout. *Br J Sports Med* 27:255–259.

Zemke, J.E., J.C. Andersen, W.K. Guion, J. McMillan, and A.B. Joyner. 1998. Intramuscular temperature responses in the human leg to two forms of cryotherapy: Ice massage and ice bag. *J Orthop Sports Phys Ther* 27:301–307.

Zhong, X., H.J. Hilton, G.J. Gates, S. Jelic, Y. Stern, M.N. Bartels, R.E. Demeersman, and R.C. Basner. 2005. Increased sympathetic and decreased parasympathetic cardiovascular modulation in normal humans with acute sleep deprivation. *J Appl Physiol* 98:2024–2032.

作者简介

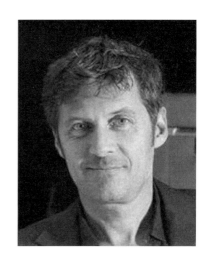

　　克里斯托弗·豪斯沃斯（Christophe Hausswirth）博士，自1995年以来一直担任法国国家体育运动学院（INSEP）高级生理学家（Senior Physiologist），并在研究部担任运动恢复与营养指导副教授和负责人。他于1996年在法国奥赛大学（University of Orsay）获得人体运动生物力学和生理学博士学位，并于2000年获得指导长距离运动能量消耗研究的文凭（Diploma）。在INSEP新组建的运动、竞技与表现（Sport, Expertise and Performance, SEP）实验室中，他主要负责高水平运动员竞技能力提升的多学科复合研究。

　　他还担任Human Kinetics出版社旗下的《国际运动生理学与运动表现杂志》（International Journal of Sports Physiology and Performance）学术委员会成员。

　　豪斯沃斯博士就步频控制对耐力运动表现的影响进行了广泛研究。出版过3本专著，在同行评议类期刊发表过70余篇专业论文，并参与编写过10个章节的图书内容。此外，他还负责一个项目的运行，旨在为运动员提供医务咨询和教育服务，并且还包括相关研究、学生指导与培训、教育资源开发以及发布膳食营养宣传材料。豪斯沃斯博士的研究方向包括：如何合理补液以提升运动表现；小轮车极限运动的碳水化合物代谢与运动表现；铁人三项运动的配速策略；花样游泳、足球和手球运动员的恢复策略；不同环境温度条件（中等温度和高温）下运动的预冷策略；运动后恢复。

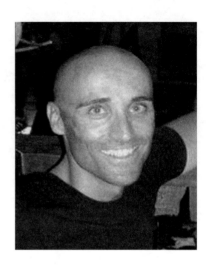

伊尼戈·姆吉卡（IñigoMujika）博士，是西班牙国立巴斯克大学生理学部医学与牙科学系副教授、著名运动生理学者兼教练，是业界公认的赛前训练和竞技状态调节专家。

姆吉卡博士自1992年以来一直致力于应用运动生理学的研究，出版过3本专著，在同行评议类期刊发表过80余篇专业论文，参与编写过28个章节的图书内容，并在世界范围内进行过200余场运动生理学和训练学学术报告。

作为运动生理学专家，他曾与多个集体和个人项目的高水平运动员和教练员进行过密切合作。2003~2004年，担任澳大利亚体育学院（Australian Institute of Sport）高级生理学专家；2005年，在巴斯克电信职业公路自行车队担任生理学专家和训练师；2006~2008年，担任西甲毕尔巴鄂竞技队研究与发展部主任；备战2012年奥运会期间，担任西班牙国家游泳队生理学专家。此外，他还是一位世界级的铁人三项教练，培养过多名奥运会铁人三项运动员，包括连续参加过3届奥运会（2004年雅典、2008年北京和2012年伦敦奥运会）的著名运动员阿因奥阿·穆鲁亚（AinhoaMurua）和参加过2004年雅典奥运会的埃内科·利亚诺斯（Eneko Llanos）。

姆吉卡博士还担任《国际运动生理学和运动表现杂志》（International Journal of Sports Physiology and Performance）的副主编。他于1995年获得法国圣艾蒂安大学（University of Saint-Etienne）运动生物学博士学位，并于1999年在西班牙国立巴斯克大学获得第二个博士学位（体力活动与运动科学），并被授予杰出博士奖。2002年和2007年，他获得了西班牙奥维耶多大学（the University of Oviedo）颁发的国家运动医学研究奖。他还因在铁人三项领域的工作获得了西班牙铁人三项联合会颁发的最佳女运动员教练奖（2006年）和巴斯克体育基金会颁发的最佳巴斯克体育奖（2007年）。

姆吉卡博士精通四种语言（巴斯克语、英语、法语和西班牙语），曾经在美国加利福尼亚州、法国、南非和澳大利亚生活过，现居西班牙巴斯克。他的个人爱好有冲浪、骑自行车、游泳、力量训练、远足及看电影和旅行。

版权声明

书名：Recovery for Performance in Sport

版权合同登记号：图字01-2021-1587